신전개

피부과학

천병수 · 허정록 · 손은선
이용행 · 이선옥 공저

yh 도서출판 유한문화사

머리말

오늘날 나날이 발전하는 의료기술, 정교한 성형기술의 발달은 피부미용에 관한 풍부한 지식을 토대로 더욱 발전하고 있는 실정이다. 특히 현대 의료기기의 발달은 예뻐지고자 하는 욕심의 한계를 넘어서고 경제 부가가치성 추구의 속성 의학으로까지 발전하게 되었다.

인간의 욕심은 자연에서 태어나 희미해지는 인생관의 종착역 과정을 어떻게 아름답고 슬기롭게 지내느냐 하는 삶의 질 향상에 신경을 쓰는 시대에까지 이르고 있다. 취업을 위한 면접시험에서 인상의 혐오감을 덜 주기 위한 방학동안의 남자 대학생들의 쌍꺼풀 수술 등 이제는 남성에게도 부드러운 이미지 관리를 위해서 자기 관리를 해야 하는 신세대의 견적 관리에 경제적 효과를 일으키고 있는 것은 사실이다.

여성들만 가지고 싶어 하는 전유물이던 미의 추구는 이미 평준화 되어 가고 있는 실정이다. 그러나 자연현상에 의한 노화현상, 자외선 과다노출에 의한 피부의 변이들은 날로 진화하여 더욱 관심을 가지고 나를 지킬 줄 아는 현명한 지혜를 터득하지 않으면 무상식의 인간으로 전락할 수도 있다. 즉 노화는 생명과 관계가 있다지만 삶의 질에는 노화란 단어는 불쾌한 어휘로 전락한 것은 이미 오래 전의 사고로 변질되어 버렸다.

늙어야만 생명은 연장을 할 수 있다지만 피부를 어떻게 관리 하느냐에 따라 젊은 피부를 유지 가능하다는 연구가 속속 나오고 있으며, 화장품의 역사적 발달은 자외선을 차단하는 썬 크림의 발달이 피부암, 노화에 가장 외부적 기능면으로 끼치는 요인을 해결할 수 있었다. 어느 화장품 회사 사장은 자연 그대로를 지킬 수 있는 방법이 피부노화를 지킬 수 있다는 의미 있는 말을 하기도 했다. 화학약품으로 만들어진 화장품의 남발은 오히려 피부의 손상과 노화를 촉진시킨다는 의미도 되겠다.

현대는 미용과 성형의 시대로 특히 피부미용은 중요한 관건의 하나로 대두되어 대학에서도 뷰티 디자인, 피부미용과 등 인기과로 인식되어 올바른 피부과학을 알아야 하는 학문적 필수 불가결한 학문으로 대두되고 있다. 피부의 과학적 이해는 피부 손상의 원인을 규명할 수 있으며, 노화를 방지하고 질환들의 원인을 조기에 알아 예방이 가능하기 때문에 더욱 인간은 젊어지려는 욕구가 커질 수밖에 없는 것이다.

저자는 자연 그대로의 피부의 재생을 추구하기 위해 아토피, 알레르기를 정확히 이해하고 피부노화의 원인을 활성산소 측면과 식품은 물론 자연 화장품을 사용하는 방법에 이르기까지 다방면의 전문 지식인들의 조언을 받아 이 책을 저술하게 되었다. 현장에선 피부과 의사의 소견으로 부록에 레이저의 시술과 과제를, 피부 실험방법 등을 제시하고, 피부미용 교수들에 의한 피부 보호법 등을 과학적 근거에 입각한 내용으로 첨부 가능하였다.

지금까지의 피부과학의 저서는 과학적 증명과 원인을 무시하고 아주 쉽고 깊이가 없는 내용으로 학점을 따기 위한 저서에 불과했다면, 본서는 의과대학 피부과 전공 학생들까지도 알아야 하는 내용을 수록하게 되었다. 또한 피부 트러블의 근본 원인을 찾아 예방할 수 있는 과학적 사실을 알기 쉽게 열거 하였으며, 그림은 조금 수록한 대신 충실한 내용에 비중을 두었으며, 일반인에게는 자연 화장품을 만드는 방법까지 제시하고 있다. 또한 노화에 좋은 식품들을 제시하여 먹고 외부적으로 관리할 수 있는 방법까지 수록하였다.

끝으로 이 책이 명실상부한 피부과학의 총괄 서적이 되기 위해 앞으로도 시대의 흐름에 부응한 내용을 계속해서 과감하게 수정 보완해 나가도록 하겠으며, 저술에 부분적으로 조언과 감수를 맡아 내용의 충실에 일임해주신 공동 저자 여러분들에게도 깊은 감사를 드린다. 이 책의 출판을 위해 기획하고 노력을 아끼지 않으신 유한문화사 천승배 사장님 이하 편집부 여러분께도 깊은 감사를 표한다.

2010년 찌는 여름 미국 하버드 골에서

공동저자 대표 천 병 수

차 례

제 1장 피부의 구조와 기능 / 15

제 2장 피부의 부속기관 / 33

제 3장 피부의 생리와 건강법 / 37

제4장 피부노화 / 51

제5장 피부질환 / 87

제6장 여드름 피부와 트러블 / 139

제7장 자외선과 피부손상 / 169

第8장 피부노화와 다른 기관들과의 관련성 / 203

第9장 활성산소와 피부노화 / 215

第10장 현대인과 아토피 / 229

제 11장 알레르기와 면역체계 / 253

제 12장 노인의 피부구조와 노화질환 / 259

제 13장 피부노화와 모발 / 263

제 14장 입술과 피부 섹시함의 심볼 / 271

제 15장 피부의 박피와 스케일링 / 281

제 16장 피부 귀의 성형과 배꼽, 보조개, 문신 성형법 / 303

제 17장 피부 검사방법 / 315

제 18장 피부와 영양 / 331

제 19장 피부와 화장품 / 339

제 1 장

피부의 구조와 기능

1. 피부의 구조

피부는 일반 성인 몸무게의 7%를 차지하며, 두께는 개인마다 다양 하지만 평균적으로 1.5 mm이다. 그러나 발바닥이나 손바닥은 피부 중 가장 두꺼운 부분으로 대략 6 mm 정도이며, 반면에 눈꺼풀, 외음부, 고막 부위의 두께는 약 0.5 mm 정도이다. 전체적으로 피부의 겉모습은 사람의 건강상태를 알 수 있는 중요한 임상지표가 된다.

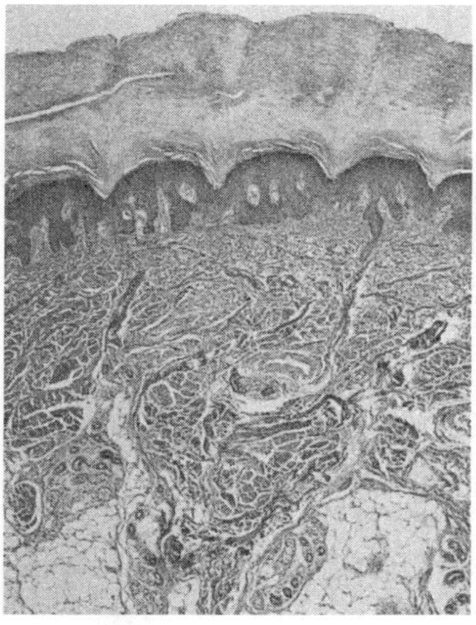

그림 1-1. 피부층의 구조

2. 피부의 모식도

2.1 표피

표피는 피부의 가장 표층부에 있는 보호층으로 중층편평상피로 구성되어 있으며, 그 두께는 대략 0.007～0.12 mm 정도이다. 가장 심층부를 제외하고는 모두 죽은 세포로 이루어져 있는데 손바닥과 발바닥 부위는 5층이고, 그 외의 다른 부위는 4층으로 구분된다.

2.2 진피

진피는 표피의 안쪽에 있는 2개의 층으로, 두께는 0.5～3 mm 정도로 표피보다 더 두껍다. 진피 내에 있는 탄력섬유와 교원섬유(아교섬유)는 특정한 패턴으로 배열되어 있어서 피부의 선과 긴장도를 결정한다. 또한 진피에는 한선, 피지선, 신경말단 그리고 모낭(털주머니)이 분포되어 있으며, 혈관 또한 광범위하게 분포하고 있어 표피에 영양을 공급해준다. 진피는 두 층으로 이루어져 상층의 유두층과 하층(심청)의 망상층으로 나뉜다.

2.3 피하조직

피하조직은 사실 피부의 일부분이 아니며, 진피를 그 밑의 장기와 연결시켜 주는 부분으로 생긴 결합조직과 지방세포로 이루어져 있다. 결합조직은 내부의 구조와 단단히 연결하는 작용을 하며, 지방조직은 지질의 저장, 절연작용, 충격완충작용 그리고

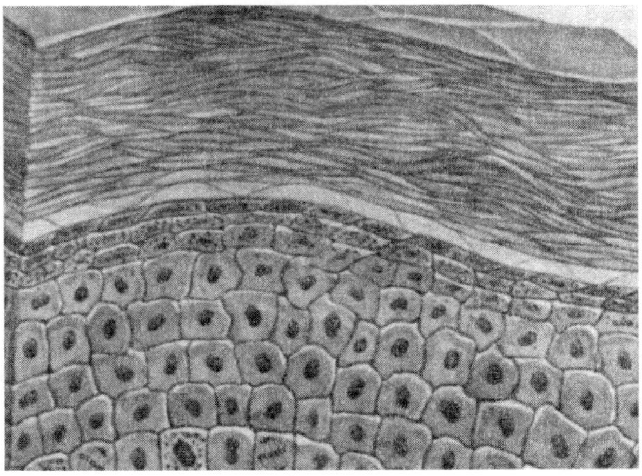

그림 1-2. 섬세 피부층 모식도

체온조절 작용을 한다. 또한 지방조직의 양은 신체부위, 성, 연령 그리고 개개인의 영양상태에 따라서 다르며, 대체적으로 여성은 남성보다 8%정도 더 많다.

2.4 각질층

표피 중 가장 바깥쪽에 있는 층으로 25～30개의 납작한 비늘과 같은 세포층으로 이루어져 있으며, 매일 수천 개의 죽은 세포들이 피부 표면에서 각질화 되어 박리된다. 이러한 각질화 현상은 피부를 보호하는 데 중요한 작용을 하며, 피부 표면의 마찰이 생길수록 기저층과 가시층에서 세포분열이 활발해져서 결과적으로 굳은살이 더 형성되어서 보호작용이 강화된다.

2.5 피부의 신경과 혈관 분포

진피에는 광범위하게 신경이 분포되어 있다. 진피 내에 있는 평활근과 선(샘)들은 특수화된 외피계 효과기이며, 이들은 자율신경섬유에 의하여 중추신경에서 전달된 흥분충동에 반응을 한다. 또한 피부에는 감각수용체가 있어서 촉각, 압력, 온각, 간지럼 또는 통각에 반응을 한다. 특히 손바닥 발바닥 입술 같은 곳에는 감각수용체가 밀집되어 있어서 유난히 민감하다.

3. 광학현미경으로 본 표피(25x)

(1) 각질층은 핵이 없고, 납작하고 각질화 된 죽은 세포(중층)층으로 이루어졌다.
(2) 투명층은 입술, 손바닥, 발바닥에만 존재하는 얇고 투명한 층으로 이루어졌다.
(3) 과립층은 케라틴 섬유와 주름진 핵을 함유한 과립세포로 구성된 단일 또는 여러 층으로 이루어졌다.

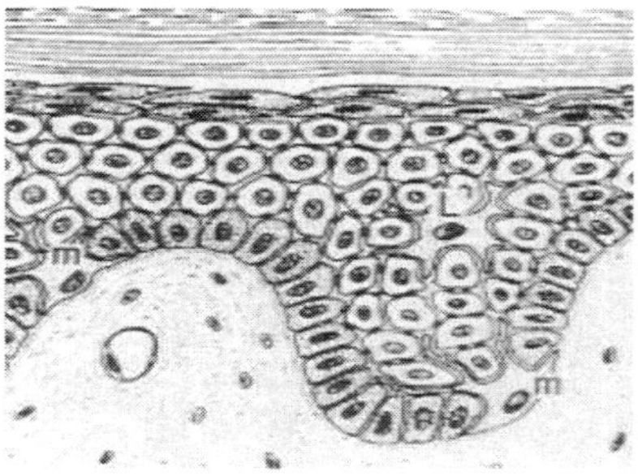

그림 1-3. 표피의 수직단면

(4) 유극층은 여러 층의 세포이며, 중심에는 큰 타원형 핵이 있고 가시와 같은 돌기들이 있다(제한된 유사분열).
(5) 기저층은 입방형 세포의 단일 층이며, 유사분열이 일어나는 기저막과 접해 있다(색소를 생성하는 멜라닌 세포를 함유한다).

4. 피부선(기름샘)의 종류

모발은 포유류에서 두드러지게 나타나는 특징으로 1차적인 기능은 인체를 보호하는 작용을 한다.

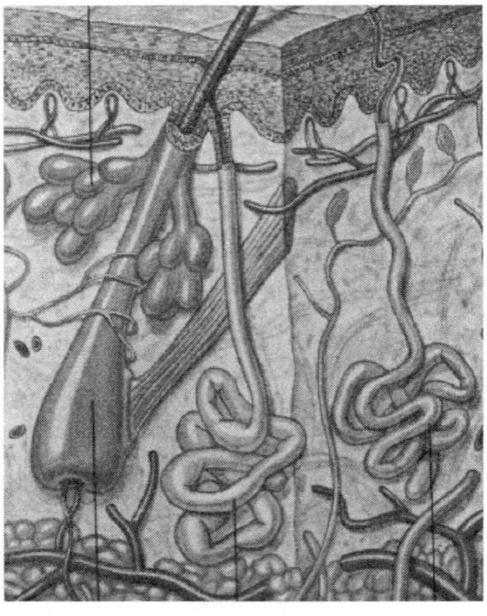

그림 1-4. 모발과 모낭의 구조(모발, 모낭, 피지선, 입모근)

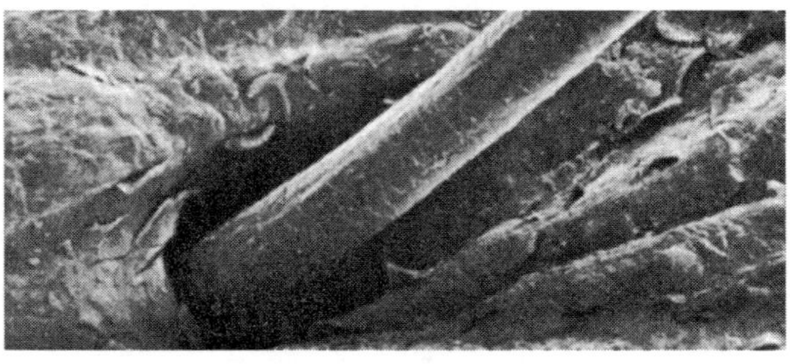

그림 1-5. 모발과 모낭의 구조(모구와 모낭 내에 있는 모근의 현미경 사진(63x))

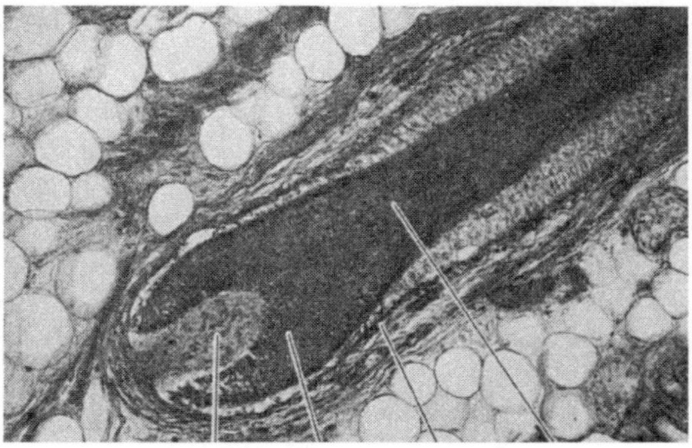

그림 1-6. 모발과 모낭의 구조(모낭에서 뻗어 나오는 모발의 전자현미경 관찰(280x))

5. 피부의 구조와 기능

5.1 표피층

피부의 맨 바깥층이다. 신체 부위에 따라 두께가 다 다르다. 어렴풋이 알고 있듯 눈꺼풀 표피는 얇고, 손바닥 표피는 두껍다. 발바닥 표피는 더 두껍지 않을까. 어쨌든 평균 표피 두께는 0.1 mm로 표피는 아주 얇은 조직이다. 이 얇은 조직이 신체 내부의 중요한 장기를 지켜주는 보호막 구실을 한다. 표피에는 산성막이 있어 세균, 바이러스, 유해한 화학물질을 막아 준다. 표피는 각질형성 세포, 멜라닌 세포, 랑게르한스 세포로 구성되어 있다.

5.2 각질형성 세포

표피의 대부분을 구성하는 가장 중요한 세포이다. 말 그대로 각질을 만드는 세포가 각질형성 세포이다. 각질형성 세포는 각질층 외에도 털이나 손톱, 발톱 등의 구조까지 만들어 낸다. 각질층의 바깥 부분은 어느 정도 시간이 지나면 떨어져 나가는데, 이것이 '때'이다. 심하게 때를 밀면 피부를 보호하는 각질층이 없어져 피부세포가 갖고 있는 수분이 쉽게 증발해서 피부가 건조해진다. 목욕도 세수하듯 가볍게 하는 게 좋다.

5.3 멜라닌 세포

자외선으로부터 피부를 보호하는 것이 멜라닌 세포이다. 멜라닌 세포가 하는 중요한 역할은 멜라닌을 분비하여 햇빛에 포함된 자외선을 직접 흡수하거나 산란시키는 멜라닌을 분비하여 피부세포를 보호하는 것이다.

5.4 랑게르한스 세포

랑게르한스 세포는 피부의 면역반응에 중요한 구실을 한다. 이물질이 피부에 침투하면 이것을 알아차려 제거하는 것이다. 자극성 성분이 피부에 닿으면 생기는 알레르기 반응에도 관여한다.

5.5 진피층

말 그대로 진짜 피부이다. 표피는 끊임없이 떨어져 나가고 새로 재생되는데 비해, 진피는 피부의 중간층으로서 피부에 꼭 필요한 혈관, 신경, 모낭, 피지선, 땀샘 등을 포함한다. 여러 종류의 감각을 느끼는 감각신경, 땀 분비, 혈관 팽창과 수축에 관여하는 자율신경으로 이루어진다.

5.6 피지선

피지선은 태아기에 모낭과 함께 만들어져서 모낭과 관련이 깊다. 피지선은 피부 전체에 고루 분포하는 것이 아니라 한 곳에 많이 몰려 있거나 어떤 부위엔 아예 없기도 한다. 피지선에서 만들어진 피지는 모낭을 통해 피부 밖으로 나가는데, 피지 분비가 많은 부위의 피부는 모공이 넓어진다.

피지선은 신생아 때 크게 발달했다가 점점 줄어서 사춘기 때 다시 왕성해지기 전까지는 줄어든 상태로 있다. 사춘기 이후에는 안드로겐의 영향으로 피지선이 다시 커지게 된다.

5.7 모낭

모낭은 모발(털)을 만들어 내는 기관이다. 우리가 보는 털의 뿌리 정도로 생각하면 된다. 모낭에서 만들어진 각질 세포 덩어리가 바로 털이다. 모낭의 수는 변하지 않으며, 각각의 모낭은 일정 주기로 성장과 퇴행을 반복한다.

5.8 피하지방층

피부 가장 안쪽에 피하지방층이 있다. 지방세포가 뭉쳐서 만들어진 작은 주머니로 이루어져 있으며, 진피와 연결되어 있다. 피하지방은 체온의 손실을 막으며, 인체에서 소모되고 남은 에너지를 저장하고, 피부로 전해지는 충격을 흡수해준다. 피하지방 층

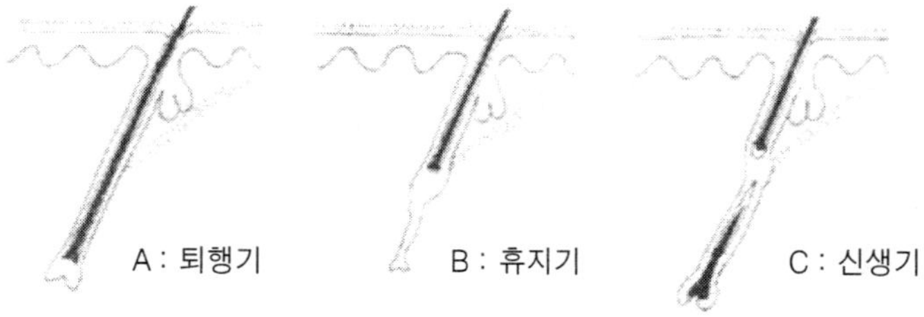

그림 1-7. 털의 성장 모형도

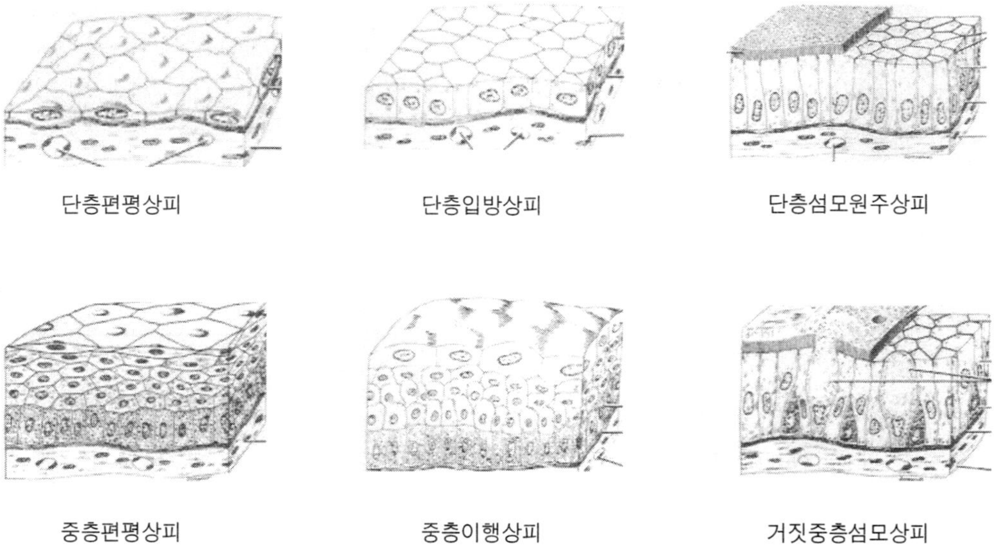

그림 1-8. 상피 조직 구조

의 두께 역시 부위마다 차이가 난다. 또 성별에 따라서 남성보다 여성의 피하지방층이 두꺼운 것을 알 수 있다.

피부는 우리 몸 안으로 해로운 이물질이 침투하는 것을 막아주는 소중한 장벽이다. 그 밖에도 체온을 조절하고, 감각을 느끼며, 면역기능을 하는 등 피부는 다양한 기능을 묵묵히 감당한다. 그러나 피부에 대한 무지와 무관심으로 피부 관리를 소홀히 하면 피부는 트러블을 일으키고 망가지게 된다.

6. 피부가 노화 한다

(1) 피부 표면의 보호기능이 약화되고, 약물이나 자극에 쉽게 반응하는 민감성 피부가 된다.
(2) 표피를 지탱하는 콜라겐의 합성량이 감소되고, 엘라스틴이 변성되어 주름이 생긴다.
(3) 모세혈관의 혈액순환 기능이 저하되어 알레르기나 자극 반응이 쉽게 사라지지 않는다.
(4) 땀샘의 기능이 저하되어 땀 분비가 감소되면서 체온조절이 잘 되지 않는다.
(5) 멜라닌 세포수가 감소되어 자외선에 대한 저항력이 떨어져 피부가 많이 손상되어 노화가 촉진되며, 색소침착 현상이 일어나기도 한다.
(6) 기름샘의 기름 분비량이 감소되어 피부가 건조해지고, 피부 표면에 비늘 증상이 일어나며, 면역기능도 저하되어 세균에 감염되기 쉽다.

7. 피부의 기능

피부의 기능은 다음의 여섯 가지로 나눌 수 있다.

(1) 보호작용(protect action)

신체의 세균 침입은 피부가 완전할 때 막을 수 있다. 즉 피부 밑에 있는 조직으로의 체내의 모든 기관을 외계로부터 보호하고 기계적 외력, 온열, 한랭작용, 화학적 독물의 침해, 미생물의 침입, 일광, 그 밖의 조사를 막는다. 피부 표면은 약산성(pH 4.5 ~6)으로 산에 침입당하면 단백질이 응고하기 때문에 그 장해는 비교적 표층에서 머

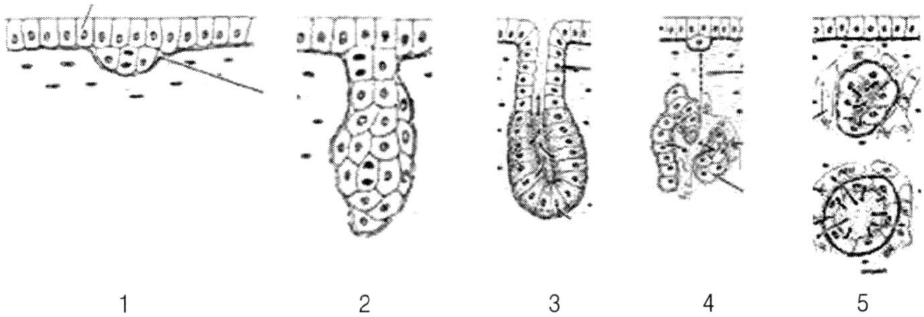

그림 1-9. 상피로부터 샘 형성과정

물지만, 알칼리에 침해당할 경우에는 단백질이 용해되기 때문에 장해가 깊은 곳까지 미치는 경향이 있다.

(2) 감각, 지각작용(sensory action)

피부 및 여기에 접촉되는 점막에서는 냉, 온, 압, 통 등의 지각을 일으키는 감각이 있는데 이것을 피부감각 작용이라 한다.

(3) 배설 및 분비작용(excretory or sensory action)

① 배설은 체내의 노폐물을 땀으로 배설하여 신장의 기능을 보충하고, 수분이나 나트륨과 질소노폐물 및 독물의 배설에 큰 역할을 한다.
② 지선에서 분비된 피지는 피부 표면에 얇은 지방막을 만들어서 수분의 침입 등을 막고, 피지를 분비하여 피부를 매끄럽게 한다.

(4) 체온 조절작용(heat regulation action)

환경이나 기온 상태가 변화하는 대로 이에 맞추어 발한이나 피부혈관의 확장, 수축에 의하여 열의 발산을 조절하여 체온을 항상 일정하게 유지한다.

(5) 호흡작용은 정도의 차이는 있지만 사람의 피부에서도 볼 수 있으며, 이것을 피부호흡이라 한다.

(6) 비타민 D의 생산 및 흡수

자외선은 피부에 있는 비타민 D 전구물질을 활성화시킨다. 일반론으로는 수용성과 지용성을 겸해서 갖춘 물질은 피부를 투과하여 체내에 흡수되기 쉽다. 단백질은 근소하나마 통과한다.

8. 주름살

인간은 나이가 들어감에 따라 누구나 노화가 시작되며, 그 결과 얼굴에 주름살이 생기게 된다. 노화는 크게 내적 노화와 광노화로 나눌 수 있다. 내적인 노화는 자연적인 현상으로 모든 사람에게서 나이가 듦에 따라 얼굴에 미세한 주름살이 생기는 경우이며, 광노화는 자외선의 영향에 의해 얼굴에 거칠고 굵은 주름살이 생기는 것을 의미한다. 야외에서 일하는 시간이 많은 농부나 군인 등 실외 작업자의 얼굴과 도시 사무직 근로자의 얼굴을 비교해보면 광노화와 내적인 노화의 차이점을 잘 알 수 있다. 이 외에 주름살은 얼굴의 근육에 의해서도 영향을 받는데, 인위적으로 찡그림으로써 이마에 주름을 만들 수 있는 것이 비근한 예가 되며, 특히 이마나 눈가의 주름은 이런 영향이 크다고 한다.

8.1 주름살 예방

내적인 노화는 아직 방지할 수 있는 방법이 개발되어 있지 않으므로 누구나 피할 수 없다. 하지만 광노화는 장기적인 자외선 차단을 함으로써 얼마든지 방지할 수 있다. 효과적인 예방법으로 의복, 모자, 양산 등의 물리적 차단법을 이용하고, 일광차단제의 도포를 시행한다. 일광차단제는 미국 식품의약국(FDA)에서 화장품이 아닌 피

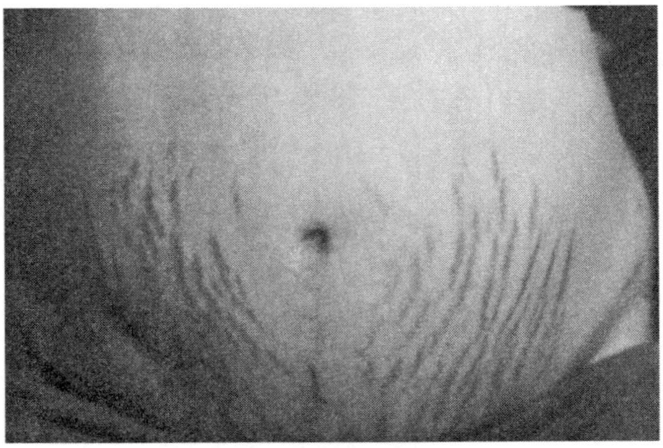

그림 1-10. 주름살에 의한 표시(튼 살)

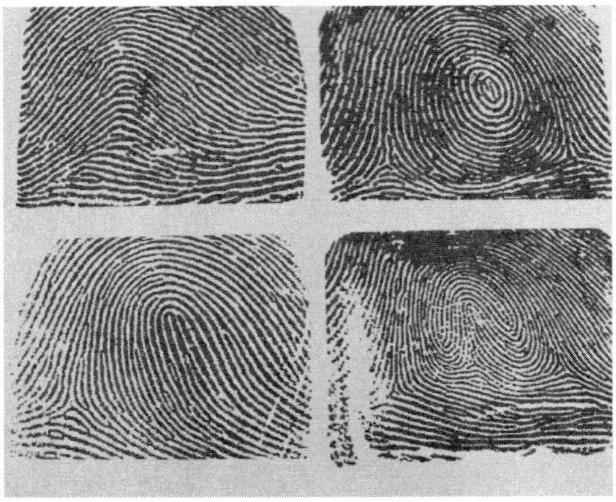

그림 1-11 지문 또한 주름살의 일부분

부의 구조와 기능을 보호하는 약제로 분류할 정도로 그 중요성이 증가하고 있다. 일광차단제를 선택할 때는 자외선 B뿐만 아니라 A도 같이 차단할 수 있는 제품을 선택하는 것이 바람직하며, 자외선 차단지수도 꼼꼼히 살펴보아야 한다. 일반적으로 SPF(자외선 차단지수) 15이상의 제품을 사용하면 무난하지만, 40이상의 제품도 출시되어 있다.

8.2 주름살 치료

노화된 피부는 사실상 치료가 불가능하지만 레티노이드 계열의 약을 도포하거나 박피술, 레이저 치료를 시행함으로써 미세한 주름을 개선시킬 수 있다. 최근에는 근육을 마비시키는 보톡스를 얼굴의 근육에 주입함으로써 표정근에 의해 유발된 주름을 개선할 수 있다. 시간이 지나면 효과가 떨어지기 때문에 수개월 간격으로 반복 시술한다.

9. 노년기의 피부

9.1 피부의 구조

노인의 피부문제는 노화로 인해 피부에 여러 가지 문제가 생길 수 있다. 그러나 노인의 경우는 적절한 관리를 못하여 여러 가지 피부질환으로 고생하게 되는 경우가 많다. 노인에게 올 수 있는 피부문제를 알고 대처하는 것이 중요하다.

피부는 표피, 진피, 피하조직과 혈관, 신경, 털, 손톱, 분비선 같은 피부의 부속기로 구성되어 있다.

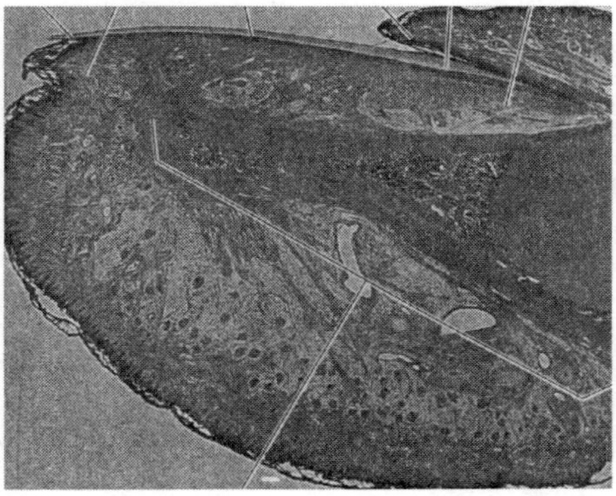

그림 1-12 피부 내부의 절편구조

9.2 피부의 기능

1) 보호 및 장벽 기능

피부는 다음과 같은 손상으로부터 몸을 보호한다.

(1) 물리적 손상

마찰, 충격, 압력과 같은 물리적 손상으로부터 몸을 보호한다(피하지방층, 탄력섬유, 신경).

(2) 화학적 손상

산과 알칼리와 같은 화학물질로부터 몸을 보호한다(각질층).

(3) 자외선

햇빛의 자외선이나 유해 광선으로부터 피부를 보호한다(멜라닌 세포).

(4) 생물학적 손상

바이러스, 세균이나 곰팡이의 침투를 막는다(각질층, 피부 표면의 지질).

(5) 수분과 전해질의 조절

체내의 수분과 전해질의 손실을 막는 역할을 한다(각질층).

2) 면역기능

피부의 각질형성 세포, 림프구, 랑게르한스 세포가 피부 내로 침범한 미생물이나 외부의 물질에 대해 면역반응이나 염증반응을 유발하여 피부를 보호한다.

3) 감각의 전달

진피에는 신경이 풍부하게 발달하여 있다. 이곳에 분포하는 신경은 압력, 온도, 통증, 촉감 등 다양한 감각을 피부로부터 뇌에 전달한다.

4) 체온 조절

체온은 피부에 도달하는 혈액량의 변화와 땀의 증발량에 의해 조절된다. 체온이 올라가면 땀이 분비되고, 분비된 땀은 증발되면서 피부의 온도를 떨어뜨린다. 반면 체온이 올라가면 피부의 혈관이 확장되어 몸속의 열이 몸 밖으로 발산되게 돕는다. 반면 체온이 낮아지면 피부의 혈관은 수축하여 주위로 열이 빼앗기는 것을 막는다.

5) 분비와 배설

몸속의 노폐물은 주로 콩팥이나 간을 통해 배설되지만 일부는 땀으로 배출된다.

6) 대사

태양광선은 피부에서 비타민 D를 합성한다. 이렇게 만들어진 비타민 D는 몸의 칼슘대사를 조절하고, 뼈의 구조와 성장에 중요한 역할을 한다. 그리고 피부의 피하지방층은 영양소를 지방의 형태로 저장하는 기능을 한다.

7) 흡수조절

각질층이나 각질형성 세포 사이, 또는 땀샘을 통해 약물이나 화장품 등의 흡수가 조절 된다.

8) 사회적 관계

피부는 피부색, 촉감, 냄새를 통해서 성적, 사회적 의미를 전달한다. 예를 들면 얼굴에 혈관확장에 따른 홍조는 당혹감을 의미하고, 얼굴의 여러 가지 표정은 다양한 감정을 나타낸다.

9) 피부 줄기 세포의 분화 조절 단백질 규명

정상 피부(왼쪽)에서 기저에 있는 줄기세포는 녹색으로 보이고, 피부세포로 분화된 것은 붉은 색으로 보인다. C/EBP-alpha와 C/EBP-beta가 결핍된 쥐의 피부(중간)에서는 이러한 분화가 차단되어 녹색 표지된 줄기세포가 피부의 상층에서 보이고, 분화된 피부세포는 보이지 않는다. 이것은 기저세포 암의 초기단계에서도 일어난다. 세포주기를 조절하는 분자인 E2F와 결합하는 능력은 잃어버린 C/EBP-beta가 있는 피부(오른쪽)에서는 줄기세포 프로그램(노랑/주황)이 적절하게 퇴장하기 전에 피부세포가 비정상적으로 분화되기 시작한다. 이것은 더 공격적이고 침윤적인 피부암인 편평상피암의 초기단계에서 관찰되는 것과 유사하다.

일정 시기에 피부의 기저층에 있는 줄기세포는 증식을 멈추고 피부 자체를 형성하는 세포로 분화된다. 그러기 위해 줄기세포는 유전자에서 줄기세포 프로그램을 끝내고 피부세포 프로그램을 작동시켜야 한다. 이 과정에 C/EBP 단백질들이 연관되어 있다고 추정했는데, 다른 종류의 줄기세포에서는 C/EBP 단백질이 분화를 조절하는 것

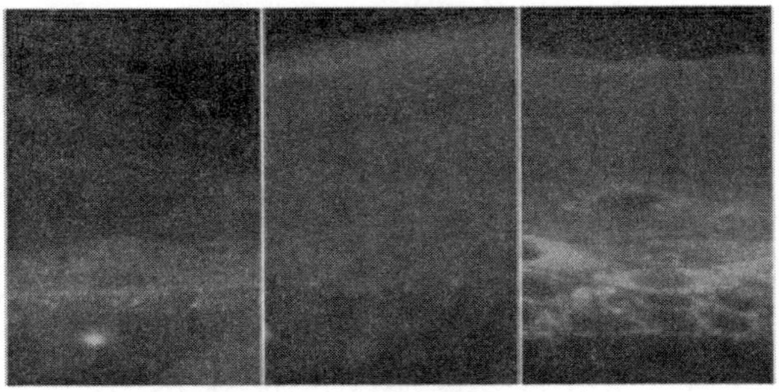

그림 1-13 정상세포와 줄기세포

이 알려져 있지만, 피부에서는 규명되지 않았다. 이러한 피부의 기능적인 측면으로 볼 때 노화에 의한 피부의 변형과 이상, 특이 현상을 받아 병 변화가 쉬워짐을 알 수 있다.

10) 미용과 피부보호

수분유지는 피부 속 히알루론산(HA)의 가장 중요한 생물학적 기능 중 하나이다. 우리 신체 내의 히알루론산(HA)은 나이가 들어갈수록 점차로 감소한다. 정상적인 신체 내의 HA함유량이 가장 많을 때는 수태되어지고 있을 때이다. 출생 후 HA는 나이가 들수록 점차 감소하게 된다. 만약 20세 때의 신체 내 HA수치가 100이라고 했을 경우 이 수치는 점차로 감소하여 30세 때는 65, 50세 때는 45, 그리고 60세가 되면 그 수치가 25에 이르게 된다. 이렇게 나이가 들수록 피부 또한 주름지고 메마르며 거칠어지는데, 이러한 현상의 가장 큰 원인은 피부 내 진피 속의 HA가 감소하기 때문이다.

피부 깊숙한 곳에서부터 재생을 돕는 유루라 HA-DS를 복용하는 것만으로도 우리 몸속의 HA, DS 그리고 CHS를 쉽게 회복할 수 있다. 이러한 무코다당질(HA, DS, CHS)의 긴 분자구조는 소화도 내에서 올리고당이라는 작은 조각으로 분리되어 혈액으로 흡수되는데, 이러한 올리고당은 피부와 다른 세포조직 내의 HA, DS, CHS를 합성하는 중요한 역할을 한다.

결과적으로 피부 속 무코다당질의 성분들은 표피와 그 내부의 진피를 증가시키고, 세포외 기질을 수분으로 가득 채워 피부를 탄력 있고, 부드럽게 하고, 더욱 건강하고 아름답게 보이도록 만드는 것이다.

유루라 HA-DS는 자외선으로부터 손상된 피부를 보호한다. 자유기의 청소도구 역할로서도 효과가 있는 HA, DS, CHS는 특히 HS의 급속한 재구성 능력이 표피의 유해한 물질을 깨끗이 제거함으로써 자외선에 의한 산소 발생으로부터 피부를 보호하여 준다. 또 DS는 피부세포의 밀도를 증가시켜 자외선이 피부 속으로 침투하는 것을 막아주며, 자외선으로부터 자극받은 피부에 물집과 출혈의 생성을 막아준다.

연구결과 우리의 피부가 자외선에 노출되면 피부 속 HA-DS의 생합성 작용을 자극하여 피부 보상치의 HA와 DS를 증가시키며, 이러한 HA와 DS는 태양과 자외선에 의해 생기는 주근깨와 검버섯의 생성을 억제하여 준다고 한다. 유루라 HA-DS는 피부세포를 활성화하며 모세혈관의 기능을 강화한다. DS는 피부세포의 신진대사를 활성화하고, 기본 세포조직의 분할과 증식을 촉진시키므로 표피조직의 순환을 정상화함과 동시에 주근깨의 발생을 억제하는 한편 피부 각질의 발생을 막아준다. 가장 중요한 모세혈관의 구성요소로서 DS는 피부 속 모세혈관의 기능을 강화하고, 혈액 순환을 증가시키며, 혈액의 산성화를 억제시킴으로써 주근깨의 형성을 막는다.

(1) 주름진 피부

교원질과 엘라스틴(탄력소)으로 이루어진 무코다당질은 ECM(세포외 기질)을 구성한다. 피부 내면에 속하는 진피소의 히알루론산(HA)이 감소함으로써 피부는 수축되어 주름지게 된다.

(2) 건강한 피부

진피 속의 HA, DS 그리고 CHS 등이 증가되어 세포외 기질(ECM)을 포화시키면 많은 양의 수분이 형성되고, 피부는 탄력 있고 부드러워지며, 따라서 건강해진다.

11) 피부타입과 목욕법

(1) 봄이면 각질이 괴로운 건성피부로 변한다.

환절기가 되면 피부가 건조해지고, 조금만 긁어도 각질이 하얗게 일어나는 건성피부의 최대 목욕 목표는 피부에 수분을 찾아주는 것이다. 목욕 제품도 산뜻한 느낌보다 사용감이 촉촉한 제품을 고른다.

① 보디 클렌저는 충분히 거품을 내 피부의 수분과 윤기는 지키면서 더러움만 제거한다.

② 목욕을 끝내기 직전에 바디오일을 발라 가볍게 전신을 마사지한 후 헹구면 수분 증발을 막는 보습막이 생긴다.

③ 목욕이 끝나면 바디로션을 사용해 피부에 수분과 영양을 공급한다.

(2) 조금만 자극해도 울긋불긋 민감성 피부

민감한 피부는 목욕타월로 세게 문질러 노폐물을 제거하는 것보다 보디용 브러시나 부드러운 스펀지를 사용해 피부결을 유지해야 한다. 햇빛으로 민감해진 피부는 보디로션 사용 전에 냉 타월이나 물 스프레이를 사용해 먼저 피부를 진정시킨다.

① 바디클렌저로 충분히 거품을 내어 5～10분간 심장에서 먼 곳부터 온몸을 부드럽게 마사지한다.
② 목욕 후 로션을 발라 피부를 촉촉하게 유지한다.

(3) 번들거리는 지성피부

지성피부는 땀과 피지 분비가 많아 노폐물이 쉽게 쌓이는 타입으로, 노폐물이 모공을 막아 트러블이 생긴다.

① 복합성 피부의 특징

㉠ 지성과 건성이 겹친 피부 타입이다.
㉡ 이마는 여드름이 생길 정도로 피지가 과잉인데 볼은 당길 정도로 건조해 각질이 일어나기도 한다.

② 복합성 피부의 피부 관리

㉠ 이마, 코 주위의 과잉 피지를 제거하고 볼에 수분을 공급하여 이상적인 중성으로 만드는 것이 목적이다.
㉡ 세안시 이마나 콧방울, 턱 부분은 스펀지를 사용하여 세심하게 문질러주고, 뺨은 간단히 더러움만 제거한다.
㉢ 세안 후 T zone 부위만 수렴 화장품을 화장 솜에 듬뿍 적시어 수렴 마스크를 해주거나 그 부위만 팩을 해준다. 지성피부라고 타월로 세게 문지르면 피부가 부분적으로 손상되기 마련이다. 부드러운 스펀지로 구석구석 깨끗이 닦는다. 목욕은 아침저녁으로 두 번 정도가 적당하다.

이러한 지성피부들은 담경과 간경을 강화시켜 주는 것이 중요하다. 눈꼬리와 귀둘레, 머리 등을 자주 자극하면서 지압해 주고, 목옆을 지나 어깨, 가슴 바깥쪽, 옆구리를 지나 다리 바깥쪽에서 네 번째 발가락까지를 자주 쓸어주면 담경의 흐름이 좋아진다. 간경은 엄지발가락에서 시작해서 다리 안쪽을 타고 올라가 배 바깥쪽을 지나 가슴 아래까지인데, 담경과 간경 모두 자주 쓸어주고 손바닥을 이용해 방향대로 두드려

주면 지성피부의 근본적인 원인을 해결하는 데 효과가 있다. 경락혈을 이용한 마사지 등의 견갑골 아래 부위(간유, 담유)를 쓸어준다. 눈썹 윗부분(양백)부터 머리의 양 옆쪽을(두임읍, 목창, 정영, 승령, 뇌공, 풍지)를 엄지로 눌러 주고, 전체적으로 사지로 튕겨준다.

제 2 장

피부의 부속기관

피부의 부속기관으로는 털, 손톱 및 발톱 그리고 피부샘인 기름샘과 땀샘이 있다.

1. 털

털은 표피와 진피가 함몰하여 생긴 털주머니에서 만들어지는데, 밖으로 나온 털 줄기와 피부 속에 묻혀 있는 즉, 털주머니에 박혀 있는 털뿌리로 구분된다. 털주머니 밑부분은 팽대되어 있어 털망울이라 하며, 털망울 끝에 있는 결합조직을 털유두라고 한다. 털주머니 속으로는 기름샘의 관이 개구하며, 평활근인 털세움 근이 있다. 입술, 손바닥, 발바닥 그리고 항문 근처 등에는 털이 분포하지 않는다.

2. 손톱 및 발톱

손, 발톱은 손가락 및 발가락의 끝마디 뼈의 등 쪽을 덮고 있는 부분으로 표피가 각질화 되어 형성된 각질판이다. 손, 발톱의 근위부는 피부 속에 묻혀 있어 손, 발톱

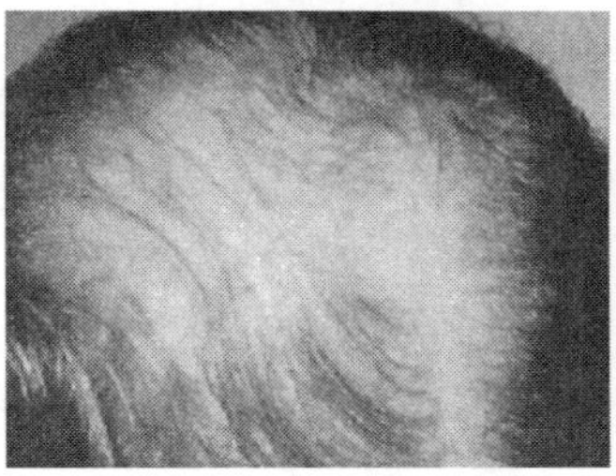

그림 2-1. 남성형 탈모증

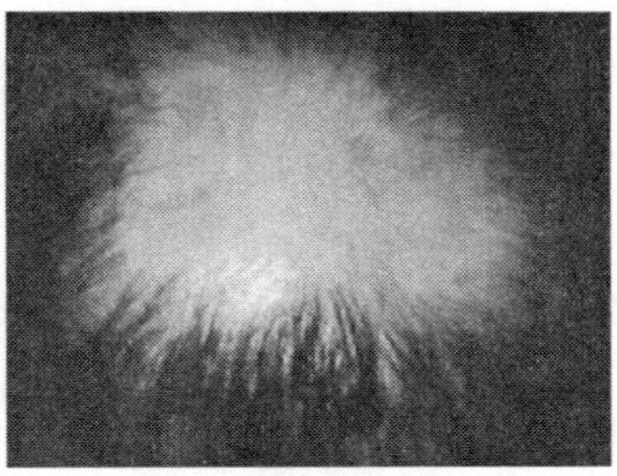

그림 2-2. 원형 탈모증

뿌리라 하며, 밖으로 나와 있는 부분은 손, 발톱 몸통이라 한다.

손, 발톱판을 받치고 있는 아래쪽을 손, 발톱 바닥이라 하며, 손, 발톱바닥의 손, 발톱뿌리에 있는 상피층에서는 손, 발톱판을 만들어 내므로 이곳을 손, 발톱기질이라 한다. 손톱의 표면에서 볼 위를 반달이라고 하며, 이곳이 가장 활발하게 성장하는 곳이기도 하다.

3. 피부의 샘

표피나 진피 혹은 피하조직 내에 함몰되어 생기는 샘으로, 피부샘의 종류에는 기름샘과 땀샘이 있다.

(1) 대부분의 기름샘은 진피층에 있는 털주머니에 개구하고 있으며, 손바닥과 발바닥에는 기름샘이 없다. 기름샘은 단순 혹은 분지된 포상샘으로 기름을 분비하여 털과 피부 표면의 건조를 방지한다.

(2) 땀샘

땀샘의 모양은 가늘고 긴 나선모양의 단순 관상샘으로, 진피의 깊은 곳이나 피부

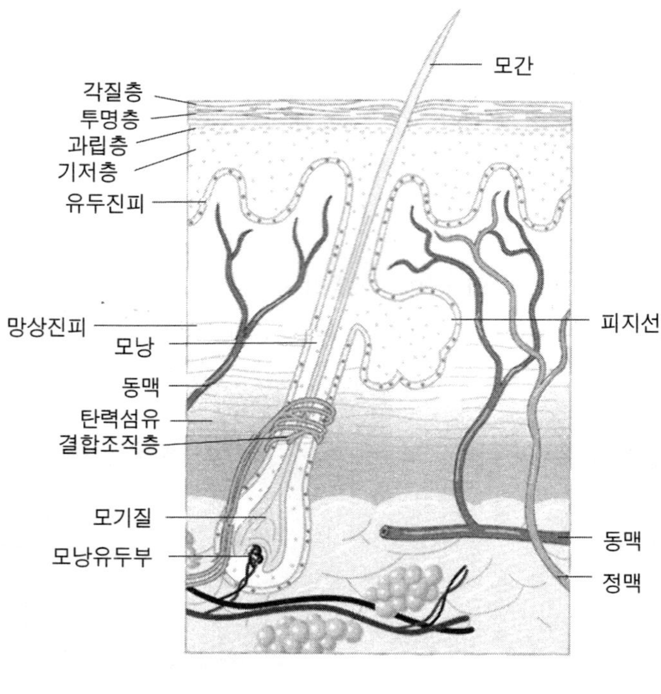

그림 2-3. 피부 속의 부속기관

밑층에 분포한다. 땀샘은 손, 발톱바닥, 입술, 귀두 및 고막을 제외한 전 피부에 분포하고 있으며, 특히 손바닥, 발바닥과 이마 등에 많이 분포되어 있다.

제 3 장

피부의 생리와 건강법

1. 피부 생리

1.1 피부의 생리기능

1) 보호기능

피부의 최외층인 각질층과 지질은 외부로부터 물리 화학적 자극으로부터 내부를 보호하는 방어기능을 한다.

2) 체온 조절기능

피부에서의 체온조절은 주로 모세혈관과 한선에 의해 이루어지는 것으로 모세혈관을 수축 또는 확장에 의해서 체온 조절을 하거나, 한선에서 땀을 분비하게 함으로써 체온조절 작용에 중요한 역할을 한다.

3) 감각기능

피부의 감각기관에는 온각, 냉각, 통각, 촉각, 입각이 있는데 피부의 감각을 받아들이는 신경의 말단은 표피, 진피, 피하조직 및 모낭의 주위에 분포되어 있다.

4) 분비, 배설작용

성인의 하루 피지 분비량은 1～2g이다. 피지의 분비는 피부 표면에 있는 피지막의 두께에 의해서도 지배된다.

5) 비타민 D의 형성작용

비타민 D는 표피 내에서 만들어진 프로비타민 D로부터 일광중의 자외선 조사에 의해 만들어진다.

6) 표정작용

피부의 표정작용으로는 얼굴에 있는 표정근의 작용에 의해 의사나 감정을 나타낸다.

7) 재생작용

피부는 상처를 입어도 곧 원래의 모양으로 되돌아가는 피부의 재생력이 있다.

8) 면역작용

피부의 표면에는 면역반응에 관련하는 세포들이 있어 면역반응을 통해서 생체방어 기전에 관여한다.

1.2 피부의 흡수

1) 피부의 흡수란

외부로부터 접촉된 물질이 피부를 통하여 혈관 내로 흡수되는 현상으로 피부의 최외층인 각질층에 의해 조절되는 수동적인 확산 현상을 말한다.

(1) 흡착

물질과 피부 구조 성분과의 결합을 말한다.

(2) 흡수

물질의 피부 각질층의 통과를 의미한다.

(3) 침투

물질의 총체적인 피부 침입을 말한다.

(4) 투과

침윤으로 보여지는 피부의 관통을 말한다.

2) 피부를 통한 흡수경로

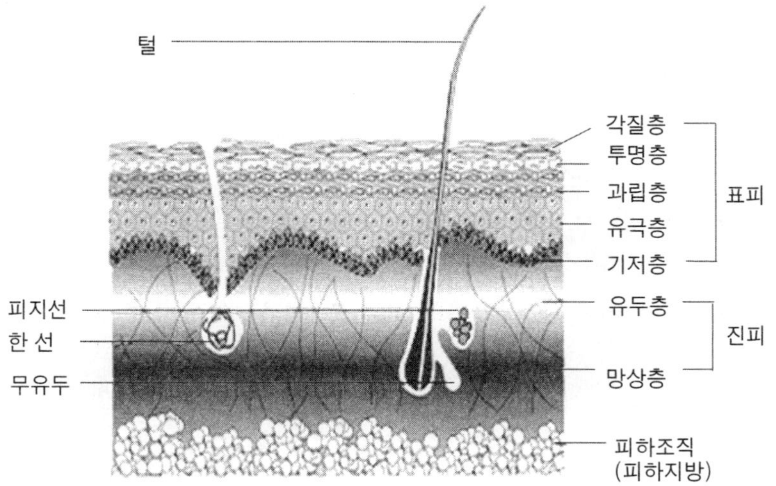

그림 3-1. 피부를 통한 흡수경로

(1) 표피를 통한 흡수경로

표피세포를 통과하는 피부 흡수로서 세포 자체를 투과하거나 세포 사이로 투과된다.

(2) 피부 부속기를 통한 흡수경로

모공 및 땀구멍을 통한 경로로서 표피 투과가 어려운 약물의 흡수 경로이다.

3) 피부 흡수에 영향을 주는 요인

(1) 물리화학적 요인

수분, 피부온도, 농도, 분자량, pH 등의 요인을 말한다.

(2) 물리적 요인

피부상태, 연령, 혈류량, 피부부위 등을 말한다.

(3) 생물학적 요인

개체 간의 차이, 성별의 차이, 환경적 요인으로는 계절, 습도, 기온 등을 들 수 있다.

2. 피부 건강법

2.1 피부의 호흡

1) 피부호흡이란

피부는 신체의 건강한 상태를 유지하기 위해서 호흡, 흡입, 방출, 산소호흡, 이산화탄소 방출 등이 필요하다. 이러한 피부 표면을 통한 산소의 흡수, 이산화탄소의 방출을 이용하여 에너지를 생산하는 일련의 과정을 피부호흡이라 한다.

2) 영향을 주는 요인

(1) 온도

온도가 높아지면 피부 혈관을 통한 혈류량과 혈류속도가 증가하기 때문에 산소 흡수속도와 이산화탄소 방출속도가 증가한다.

(2) 습도

상대습도가 20～80%일 때 이산화탄소의 방출속도도 증가한다.

(3) 주위 대기 중의 산소 압의 변화

산소 흡수속도는 대기 중 산소 함유량이 30% 이하일 때 산소 함유량에 비례해 증가한다.

(4) 주위 대기 중의 이산화탄소 변화

대기 중 이산화탄소 함유량이 50%일 때 이산화탄소 가스는 피부 안으로 들어가며, 이산화탄소 함량이 증가할수록 산소 흡수속도는 낮아진다.

(5) 연령과 성

나이가 증가할수록 피부호흡이 감소하며, 여성이 남성보다 피부호흡이 높다.

(6) 신체부위

손바닥 발바닥은 이산화탄소 방출 및 산소 흡수율이 높다.

3) 건강과 피부미용에 좋은 천연식품

날씨가 점점 덥고 습해지면 피부는 탄력을 잃어 축 처지고 자외선과 땀, 온갖 노폐물 등으로 뒤덮여 여드름, 뾰루지, 기미 등의 피부트러블을 유발할 것이다. 이런 때일수록 각별히 피부에 신경 쓰고 꾸준히 관리를 해주어야 어느 순간 늙어버린 자신의 얼굴을 보고 후회하는 일이 없을 것이다. 가장 우선적이고 손쉽게 신경 쓸 수 있는 부분은 바로 먹는 것이다. 현대의 젊은 여성들은 대부분 식사를 가볍게 하거나 인스턴트식품으로 대치하는 습관에 길들여져 영양공급이 불균형한 편이다. 영양수급이 원활하지 못하게 되면 피부 역시 점차 상하게 된다.

한의학적으로 보았을 때도 피부는 오장육부의 거울과 같다고 하는데, 올바르지 못한 식습관으로 인체 내부의 균형이 깨지면 반드시 피부 외적으로 트러블이 나타나게 된다고 할 수 있다. 그렇다면 건강한 피부로 가꾸기 위해서는 어떤 식이요법을 써야 할까. 가장 기본적인 것은 물론 균형 잡힌 식사라 하겠다. 식물성 위주로 자극적이지 않은 식단, 천연식품을 이용한 식단을 짜면 피부도 아름다워지고 몸도 건강해질 것이다.

(1) 매실

매실에는 살균과 항염효과가 있어 여드름이나 습진 등의 피부문제로 고민하는 사람들에게 매우 유익한 과실이다. 매실의 구연산은 피부미용에 직접적인 효과를 발휘할 뿐 아니라 변비 해소에도 좋고, 위와 장에 자극을 주어 장의 연동작용을 높이는 효과도 있어 소화기능 향상에도 도움을 주는데, 변비나 소화불량이 해소된다면 피부 역시 좋아질 수밖에 없다.

(2) 우엉

간혹 식탁에서 볼 수 있는 우엉은 알고 보면 피부미용에 매우 좋은 식품이다. 우엉에 들어가 있는 알긴이라는 성분은 성호르몬의 분비를 조절하는데, 이 성분은 여드름과 깊은 관계가 있다. 그래서 여드름이나 피부염증 등에 효과적이다.

(3) 다시마

해조류에는 미용에 좋은 성분이 많이 들어 있다. 특히 칼슘, 칼륨 등 각종 미네랄은 몸의 신진대사를 활발하게 해 주기 때문에 피부를 윤기 있게 하며, 머리카락을 튼튼하게 한다. 또한 해조류에는 비타민도 풍부해 피부에 탄력을 주며, 자외선 등으로 푸석해지기 쉬운 피부에 윤기를 더해 준다.

(4) 배추

배추는 장기간 저장해도 영양 손실이 거의 없어 싱싱한 자연식으로 섭취할 수 있으며, 섬유질이 많아 변비를 예방하고 탄수화물, 칼슘, 인 등과 비타민 A, B_1, B_2, C, 나이아신이 함유되어 있다. 배추에는 여러 효소가 많이 함유되어 있어 소화를 돕고, 독소를 내보내며, 간기능 강화, 조혈 등을 돕는다. 따라서 피부가 깨끗하게 되며, 여드름도 없어진다.

(5) 호박

인물이 못난 사람을 흔히 호박에 비유하지만, 사실 호박만큼 피부미용에 도움이 되는 야채도 드물다. 동의보감에 의하면 "호박은 성분이 고르고 맛이 달며, 독이 없고 오장을 편하게 한다"고 한다. 또한 호박은 쌀에 비해 열량이 1/10에 불과하고, 노화방지에 효능을 보이는 비타민 E와 카로틴이 풍부해 고운 피부를 만드는 데도 그만이며, 피부미용에 특효라 할 수 있다.

(6) 오이

오이의 주성분은 푸른색을 내는 엽록소와 비타민 C라고 할 수 있다. 피부적으로 보면 미백과 보습의 효과가 있고, 피부를 항상 촉촉하게 유지해주며, 인체에 열독이 올라오는 것을 막아주는 기능이 있어 여드름이나 뾰루지의 예방에 좋다. 또한 피부노화를 억제해주는 콜라겐도 다량 함유하고 있어 노화 방지를 위한 마사지 용품으로 많이 사용된다.

피부는 우리 몸의 건강 상태를 민감하게 나타내는 바로미터다. 바꾸어 말하자면 피부가 고운 사람은 신체 역시 건강하다고 볼 수 있는 것이다. 몸에 좋은 천연식품으로 자신의 건강을 돌보는 것이 곧 피부를 가꾸는 길이고, 피부에 신경 쓰는 것이 건강을 위해 노력하는 결과를 가져오는 것이다.

4) 피부의 윤택함을 한방(韓方)으로

① 가을을 앞둔 피부는 여름내 달아오른 열기를 내리고, 영양을 보충해 주어야 피부가 윤택하게 된다.
② 한방, 약침 및 한방약 찜으로 몸속의 열기를 내려 여드름 개선효과가 있다.
③ 거칠고 주름진 피부, 정안침으로 피부 자연재생 효과가 있다.

전통적인 오행(五行) 원리에 따르면 각 계절마다 고유한 기운이 있다. 예를 들면, 봄은 목(木)의 기운이, 여름에는 화(火)의 기운이, 가을에는 금(金)의 기운, 겨울에는 수(水)의 기운이 있다. 환절기는 이러한 기운들이 교차되는 시기로 우리 몸에도 영향을 미친다. 기운이 교차되는 시기에는 인체 내부의 기혈순환이 원활하지 못해서

탈이 나는 경우가 있다.

한방에서는 환절기에는 인체의 생리활동을 저해하고, 각종 피부질환 및 만성질환을 유발하는 원인을 제거하고, 기운을 북돋아 오장육부의 균형을 맞춰 피부의 자연스러운 재생을 유도하는 방법을 이용한다.

3. 붉게 달아오른 여드름, 피부 트러블

강한 자외선과 뜨거운 열기로 잔뜩 달아올랐던 피부를 더위는 한풀 꺾여 서늘한 바람이 불지만 아직 붉은 여름의 흔적이 있다면 찬바람이 불기 전에 관리해야 한다. 한방에서는 여드름이 생기는 근본 원인인 열기를 내리기 위해 한약과 함께 약침을 사용한다. 우선 염증을 가라앉히는 성분이 있는 '황련해독탕 약침'을 얼굴부위에 주입하고 기혈순환의 기능이 있는 한약을 함께 복용해주면 얼굴로 올라가는 화기를 줄여 여드름이 생기거나 번지는 것을 막아줄 수 있다.

평소 샤워를 할 때는 보습성분이 풍부하고, 피지 조절능력이 있는 바디 제품을 사용하고, 순한 약산성 비누를 사용하는 것이 효과적이다. 또 너무 뜨거운 물로 샤워하지 말고 미지근한 물로 헹군 다음 마무리는 찬물로 해주면 피부 진정과 함께 피부 탄력을 유지할 수 있다. 너무 자주 샤워를 하게 되면 피부가 건조해져 각질이 일어나게 되므로 샤워 후에는 바디오일이나 바디로션을 발라 피부를 촉촉하게 유지시켜 주어야 한다.

집에서 간단히 할 수 있는 피부 관리법으로는 일주일에 두세 번씩은 감자나 오이를 이용하여 피부를 진정시켜 주는 자연팩을 들 수 있다. 피부를 진정시키며, 열을 가라앉히고 염증을 진정시킨다.

4. 거칠고 주름진 피부

계절이 가을로 바뀌면서 갑작스런 기온변화에 피부는 쉽게 건조해진다. 건조해진 피부의 경우 관리가 소홀할 경우 쉽게 거칠어지고, 피부건조증이 생길 수도 있다. 그대로 방치할 경우 주름이나 노화를 촉진시키기 때문에 적극적인 관리가 필요하다.

한방에서는 거칠어진 피부에는 보습 및 영양보충 효과가 있는 약침과 콜라겐 생성을 돕는 침 요법으로 피부의 자연스러운 재생과 탄력 개선을 유도한다. 피부 재생에 주로 쓰이는 자하차(紫河車)를 이용한 약침과 얼굴과 머리 쪽의 혈행을 자극하는 정안침을 시술하는데, 이 경우 물리적인 자극 없이 피부 자체의 재생능력을 높이는 근본적인 치료이기 때문에 별다른 부작용 없이 효과를 볼 수 있다. 또 두꺼워진 각질을 무리하게 벗겨내기 보다는 녹두나 서목태와 같이 각질제거 효능과 보습기능이 있는 성분의 천연 한방재료로 만들어진 스크럽제를 사용하면 피부에 부담을 주지 않고 각질이 효과적으로 제거될 수 있다.

특히 가을철에는 평소 피부 수분도를 높여 주는 에센스와 보습크림을 꼭 사용해야 하며, 또 피부가 건조하고 당기는 느낌이 들 때마다 보습 스프레이나 산소 스프레이를 뿌려주는 것도 도움이 된다. 또 일주일에 한두 번씩은 쿨링 마스크팩이나 집중 진정이나 보습력을 높여주는 팩을 해줘야 예민한 피부가 다시 건강한 상태로 재생되는 것을 도울 수 있다.

5. 환절기 피부 관리법

전통적인 오행(五行)의 원리를 이용, 진단 → 휴식 → 치료 → 이완 → 생활 관리의 단계에 맞춰 피부의 트러블과 노화를 일으키는 근본 원인을 치료한다. 먼저 근육과 오장육부를 편안히 이완시킬 수 있도록 개인별로 맞춤 처방된 한약재로 한방약 찜 주머니를 만들어 긴장되고 뭉친 근육과 피부에 한약재 성분과 향기가 스며들도록 한다. 근육과 장기가 편안히 이완된 후 피부 진정과 회복에 도움이 되는 약침시술을 하고, 마지막 단계에서는 흡수와 진정을 돕는 에스테틱 관리를 시행한다. 이와 더불어 집에서도 개인의 피부타입에 맞게 처방된 한방 스크럽과 팩을 함께 하는 것도 피부 재생에 효과적이다.

삼백초, 감잎, 진피, 계피, 차전초, 소엽, 익모초, 녹차, 비파엽, 곽향을 기본 재료로 구성하여 떨어진 피부 탄력을 다시 재생시켜 줄 수 있는 장미와 박하로 처방된 오행 한방 약찜을 만들어 사용한다.

1) 가을, 피부에 좋은 한방차

(1) 피부 속 영양보충(모과차)

모과에는 비타민 C가 풍부해 건조하고 거칠어지기 쉬운 피부미용에 도움을 준다. 또 소화가 잘 되게 하고 입맛을 돋우는 효능이 있다.

《 마시는 법 》

① 모과는 껍질을 벗기고 씨를 발라내어 얇게 썬 다음 설탕이나 꿀에 재워둔다.
② 말려서 보관하기도 하는데, 말린 모과와 대추를 넣고 푹 고아 국물만을 따라

서 마신다.

(2) 피부를 광나게(국화차)

예로부터 국화는 머리를 좋게 하고, 피부를 밝고 광이 나게 한다고 알려져 있다.

《 마시는 법 》

① 꽃잎은 소금을 넣은 뜨거운 물에 데쳐낸 뒤 소쿠리에 건져 냉수로 헹구고 물기를 빼내어 보관한다.

② 찻잔을 뜨겁게 해두었다가 국화꽃을 서너 송이 넣고 끓는 물을 부어 잎이 펴오르기를 기다렸다가 기호에 따라 꿀을 넣어 마신다. 마실 때 꽃은 먹지 않는다.

2) 수분과 피부미용

성인의 경우 인체의 65～70%가 수분이다. 따라서 수분이 부족하면 피부가 바람 빠진 공처럼 쭈글쭈글해져 나이보다 늙어 보이게 되고, 그 상태가 오래도록 지속되면 늘어진 피부상태에 굵은 주름이 영구적으로 자리 잡게 된다. 반대로 부족한 수분을 바로 보충해 줌으로써 바람 빠진 공에 공기를 넣어주면 공이 팽팽하게 펴지듯 기존의 방식과는 차별화된 특징을 갖는다. 운동을 하면 땀을 계속 흘리게 되므로 운동 전에는 물을 300cc 정도씩 섭취하고, 운동 중에도 조금씩 자주 한 모금씩 꾸준히 마시는 것이 건강하게 운동하는 비결 중 하나다.

비타민 A와 E는 비타민 C와 마찬가지로 가장 중요한 항산화제 삼총사 중 하나다. 하지만 비타민 A는 과다 복용할 경우 오히려 피부 트러블을 더 일으킬 수 있고, 임산부에게는 기형을 일으킬 수 있으며, 흡연자에게는 폐암을 발생시킬 수 있다. 그렇기 때문에 비타민 A(베타 카로틴) 정제를 복용하는 것보다는 이런 성분이 많이 들어 있는 토마토, 수박, 호박, 당근 등을 꾸준히 복용하는 것이 도움이 된다. 비타민 E는 단독으로 쓰면 활성산소를 제거하면서 또 다른 활성산소를 만들기 때문에 반드시 비타민 C와 같이 복용해야 한다.

항산화제는 과거에는 비타민 A, C, E가 가장 중요한 항산화제로 꼽히곤 했으나, 요즘은 이런 성분보다 몇 배 더 강력하고 건강에 좋은 항산화제가 많이 밝혀지고 있다. 대표적인 것이 바로 토마토나 붉은 자몽, 수박 속에 들어있는 라이코펜 성분이다. 라이코펜은 활성산소를 제거하는데 뛰어난 효과를 보일 뿐만 아니라 흡연자들의 폐암예방에 도움이 된다. 코엔자인 Q10도 최근 항산화제로 각광받고 있는 물질이다. 항산화제는 각기 역할이 조금씩 다르므로 한 가지 성분만 복용하는 것보다는 최소한 두

세 가지 이상을 함께 복용하는 것이 효과적이다.

피부에 노화를 일으키는 가장 큰 원인이 바로 자외선이다. 자외선은 피부 속의 활성산소를 활성화시켜 기미, 주근깨, 주름뿐만 아니라 피부암도 일으킬 수 있기 때문이다. 직사광선은 물론이고 빗물이나 눈에 반사되는 자외선의 양도 만만치 않으므로 직접 햇빛에 노출될 때만 아니라 운동을 하거나 스키를 탈 경우에도 자외선 차단제를 최소한 30분 전에 바르는 게 중요하다.

아무리 강력한 자외선 차단제라도 두 시간 이상 가는 경우가 없으므로 두 시간마다 새로 발라주는 것이 자외선을 효과적으로 차단하는 비결이다. 처음에는 크림타입의 자외선 차단제를 바르고, 그 다음에는 외선 차단제를 사용하면 운동 중에도 편하게 바를 수 있다. 자외선 차단제는 피부에 막을 형성해 수분을 덜 증발시키므로 자외선 차단 뿐 아니라 피부도 촉촉하게 하기도 한다. 단 피부의 호흡이나 모공을 막을 수 있으므로 실내에 들어오면 바로 씻어내는 것이 좋다.

6. 피부의 생리와 노화

노화의 사전적 의미는 시간의 경과, 즉 연령 증가에 따라 수반되는 생체 구조의 완만한 변화로서 궁극적으로는 연령이 많아져 늙어서 사망에 이르는 것을 일컫는다. 지금까지 노화의 기전을 설명해 보려는 많은 가설들이 제시되어 왔으나 노화현상은 인체의 전반에 걸친 변화를 수반하므로 하나의 가설로 이 모든 현상을 설명하는 데는 한계가 있을 수밖에 없다. 그러나 노화에 따른 내분비기능의 변화(호르몬의 노화)는 부분적으로나마 노화현상을 설명할 수 있는 사실로 받아들여지고 있다.

인간은 40대가 되면서부터 여러 가지 인체 호르몬의 감소가 일어나고, 이러한 호르몬의 감소에 따라 노화의 징후가 나타나며, 호르몬의 양에 따라 변화의 정도에 차이가 난다고 알려져 있다. 우리 주위에서 건강하고 정력적으로 사는 80대나 90대의 사람들을 볼 수 있는 반면에 90대까지 장수를 하지만 건강하지 못한 경우도 볼 수 있는데, 악화되어 가는 생체 변화를 방지하고 뒤틀리는 신체 구조를 정상화시키려는 치료와 노력을 기울어야 된다.

노화는 복잡한 세포의 반응이다. 세포의 회복기능이 떨어지고, 정상적인 기능을 하는 것이 점차 어려워지면 노화가 진행하는 것이다. 이런 노화에 의해 생물체는 점점 더 외부환경의 변화, 질병 등에 쉽게 노출되어 문제를 일으키고, 결국에는 죽음에 이른다. 생물체의 종마다 비슷한 수명을 가지고 있는 것은 흥미로운데, 이런 생물 종마다 저마다의 정해진 유전자가 노화나 수명을 조정할 것이다. 이런 유전정보에 담겨진 수명의 조절 이외에도 개체마다 다르게 노출되는 환경의 영향도 중요하다. 이런 두 가지의 합이 생명체의 노화와 수명을 관장한다고 생각된다.

세포는 일생동안 필요한 만큼 분열하면서 딸세포를 낳게 된다. 이런 세포가 분열하는 동안에 유전자의 맨 마지막에 있는 부분은 딸세포에 다 전달이 되지 않고 점차 길이가 짧아지게 된다. 이렇게 세포분열마다 점점 유전자의 길이가 짧아지면 텔로머라는 부위가 손상 받아서 더 이상 세포분열이 불가능한 시기가 온다. 이렇게 유전자에 내재하여 생물체가 무한정으로는 살지 못하도록 방지한 기능을 "생물학적 시계" 기능이라고도 한다.

이외에 유전자는 살아가는 동안에 외부 환경에 의해 끊임없이 손상을 입게 된다. 사람이 살아가면서 에너지를 사용하기 위해서 호흡을 하게 된다. 즉, 숨을 쉬고 산소를 흡입하여 인체 구석구석까지 산소가 공급된다. 그러면 각 세포에서 산소를 이용한 호흡을 하게 된다. 이 호흡과정에서 생명에 필요한 에너지를 생산하지만 부산물로 유해산소가 발생하게 된다. 이런 유해산소의 발생이 노화와 생명단축의 큰 원인으로 알려져 있다.

유해산소는 주위에 있는 물질을 무차별적으로 공격을 하는데 이 과정에서 유전자가 손상을 입게 되고, 자가 치유능력을 벗어나서 손상을 입으면 유전자 손상이 회복되지 않게 된다. 이러한 과정이 노화를 진행시키게 된다. 이러한 손상 이외에도 피부는 늘 외부환경에 노출된 까닭에 여러 가지 유해물질에 의해 노화가 진행한다. 자외선이나 유독한 물질에 피부가 노출되면 유전자가 손상되어서 노화가 진행하는 것이다.

7. 피부노화의 종류 및 임상적 특징

피부의 노화현상은 내인성 노화와 외인성 노화로 나누어서 말한다. 내인성 노화는 유전자에 전해져 오는 것으로 거스를 수 없는 현상이다. 외인성 노화는 대부분 자외선에 노출되어서 발생하므로 조심하면 상당부분 피할 수 있다. 피부과 의사의 입장에서 자외선 차단에 대해 중요하게 생각하는 것은 바로 외인성 노화는 자외선을 철저히 차단함으로써 상당부분 예방할 수 있기 때문이다.

7.1 내인성 노화

내인성 노화는 세월의 흐름에 따라 자연히 발생하는 노화를 말한다. 이런 내인성 노화는 햇빛에 노출되지 않은 피부에서도 관찰된다. 엉덩이 피부가 대표적이다. 그 상태를 보면 비교적 경미하며, 잔주름, 피부 건조증, 탄력감소 등을 볼 수 있다. 피부의 표피와 진피 사이의 결합이 약해지고, 피부 각질형성 세포의 분열능력이 저하된다. 피부의 지질형성 능력이 떨어진다. 멜라닌세포의 기능도 저하되어 털이 희어지게 된다. 피부의 랑게르한스 세포라는 면역세포의 숫자도 감소한다. 진피에서는 진피의 위축(볼륨 감소)이 나타난다. 콜라겐이나 점액다당질이라는 진피 구성 물질이 감소하게 되고, 탄력섬유도 감소하게 된다. 이런 이유로 혈관도 약해져서 쉽게 피부 모세혈관이 터져서 멍이 들게 된다.

7.2 외인성 노화

외인성 노화는 그 원인이 외부에 있다는 뜻이며, 피부의 경우 그 대부분의 외부 원인이 햇볕이므로 광노화라고도 한다. 광노화의 임상적 특징은 내인성 노화에 비하여 심하고, 일찍부터 노화가 나타난다는 것이다.

내인성으로 노화된 피부에 겹쳐서 외인성 노화에 의한 노화가 나타나게 된다. 그래서 내인성 노화에 비하여 굵고 깊은 주름이 발생하며, 잔주름도 많이 발생한다. 피부가 매우 거칠고 건조해지며, 탄력성이 감소하여 심한 경우 피부가 처지게 된다.

대표적으로 얼굴과 목덜미, 손등 등 햇볕에 많이 노출된 부위에서 볼 수 있다. 광노화된 피부에서는 주름만이 아니라 여러 가지 광노화성 피부질환이 발생한다. 햇볕에 노출된 피부에 불규칙한 색소침착(주근깨, 잡티, 칙칙한 피부)이 발생하며, 흑자, 검버섯, 광선각화증(피부암 전구단계), 피부암 등이 발생한다.

8. 레이저와 피부반응

레이저 광선이 피부에 접촉되면 열에너지로 변하여 접촉한 피부에 온도가 상승하게 된다. 이 체온의 상승으로 피부조직에는 열 손상이 일어난다. 피부조직의 열 손상은 섭씨 100도 이상에서는 조직이 분해되며, 50～100도 사이에서는 비가역적 변성이 발생되어 흉터를 만들 수 있다. 50도 이하에서는 가역적 변성이 유발되어 정상상태로 환원이 가능하게 된다.

이 가역적인 반응을 이용하여 신체의 활성화를 이루어 치료를 한다. 열손상의 정도는 레이저의 파장, 빛의 세기, 조사시간, 흡수물질의 성질 등에 의해 결정되며, 이런 성질을 이용하여 외과적인 수술에 사용할 수 있으며, 피부질환 등의 부작용을 초래하지 않고 치료할 수가 있다.

〈레이저의 적용〉

색소, 혈관 레이저들은 피부에서 색을 보이게 만드는 발색단이라는 물질에 작용을 하여 치료효과를 보인다. 색소(Dye) 레이저, 구리증기(Copper vapor) 레이저, Diode 레이저 등은 oxyhemoglobin과 carboxyhemoglobin이 발색단이 된다. Q-switched Ruby laser, Q-switched Nd/YAG laser, Q-switched Alexandrite laser에서는 멜라닌(melanin)이 발색단이 된다. 이와 같은 레이저들은 발색단만을 파괴하고 주변 조직에는 영향을 적게 미치기 때문에 혈관 병변 및 색소성 질환을 부작용 없이 치료할 수 있게 되었다.

고출력 탄산가스(CO_2) 레이저인 나어븀-야그(Er/YAG) 레이저 등은 특별히 선택적으로 작용하는 발색단이 없고, 주로 조직의 수분에 흡수되므로 모든 조직에서 그 작용을 나타낼 수 있다. 그렇지만 사용할 때 주의하지 않으면 흉터 등의 부작용이 발생할 수도 있다.

제 4 장

피부노화

1. 피부노화

1.1 피부가 늙는다

노화란 곧 늙는다는 것이다. 노화는 서글픈 것으로 인생을 쇠잔하고 초췌하게 하며, 무기력한 모습으로 보이게도 한다. 그래서 모두 늙지 않으려고 안간힘을 쓰지만 거울 속엔 어느덧 늙어 버린 자신의 모습이 확연하게 남는다.

노화란 세월 따라 신체의 모든 생리적 기능이 퇴화되는 현상이다. 여성호르몬, 남성호르몬, 성장호르몬 등의 활성이 저하되어 근육 질량이 줄어들고, 지방과 수분은 오히려 증가되어 운동력이 떨어진다. 피부, 근육, 뼈, 폐, 혈관 등에 분포하는 콜라겐과 엘라스틴도 새로운 합성이 감소되고, 이미 생성된 물질들마저 제 기능을 못하게 된다. 따라서 피부 탄력성이 없어지고 주름이 지는가 하면, 뼈가 쉽게 부러지고 폐와 혈관 벽이 탄력을 잃어 혈압이 높아지고 심장이 약해진다. 또 눈이 나빠지고 청취능력이 저하되며, 식욕이 떨어진다. 대뇌피질의 세포 감소로 인한 기억력 저하로 특히 최근에 일어난 일들을 잘 기억하지 못하며, 근육이 약해지고 지방과 수분의 양이 많아져 허약한 체질이 된다.

1.2 왜 늙는가

현대의 불치병이라 불리는 암 환자를 살펴보면 재미있는 사실을 발견할 수 있다. 먹은 음식물이 산처럼 쌓여 질병을 유발한다는 뜻이기 때문이다. 이처럼 인간의 평균 수명이 줄어든 가장 큰 요인으로는 과다한 영양 공급을 들 수 있다. 대홍수 이후, 식량 부족으로 인해 노아의 후손들이 육식을 하게 되면서 점점 음식을 탐하게 되었다고 전해진다. 그 결과, 과도한 영양 공급으로 인해 인간 수명이 단축되었을 것이라는 추정을 하게 되는데, 소식을 하면 장수할 수 있다는 현대의 노화이론은 이를 잘 뒷받침해 주고 있다. 쥐를 이용한 실험 결과에서도 저칼로리의 사료로 키운 쥐가 정상 사료를 섭취한 쥐보다 약 30% 정도 수명이 연장되었음을 관찰할 수 있었다.

1.3 노화의 원인

노화의 원인은 크게 두 가지 가설에서 출발한다. 하나는 세포 내에서 이미 프로그램 되어진 것이고, 다른 하나는 세포 밖으로부터 받은 손상에 의한 것이다.

1) 소모(wear and tear) 이론

세포들의 혹사와 남용으로 인해 손상을 받게 된다는 이론으로 간, 위, 신장, 피부 등 장기들은 오염, 환경, 과도한 지방, 당분, 카페인, 알코올, 니코틴 등의 섭취와 자외선 등으로 인해 세포가 손상을 입게 된다.

2) 신경호르몬 이론

신경 내분비계가 장애를 일으키면 호르몬 분비의 불균형이 일어나고, 결국 신체기능의 장애를 초래한다는 이론으로 호르몬 보충요법은 신체의 호르몬 시계를 재조정하여 노화를 지연시키는 방법이다.

3) 유전자 조절 이론

유전자가 미리 수명을 결정한다는 이론으로, 이런 유전자 코드의 표현을 지연시키는 방법도 노화의 예방과 치료 중 하나이다.

4) 자유기(free radical) 이론

자유기란 자유로운 전자를 하나 가지고 있어서 전기적으로 매우 불안정한 분자를 일컫는 말로서, 이 중 대표적인 것이 산소 자유기(oxygen free radical)이며, 이들은 다른 전자를 빼앗아 안정을 찾으려 하는 과정에서 세포를 손상시키고, DNA의 단백질 합성을 방해하고, 세포가 살아가는데 필요한 지방 침전물에 산화를 일으켜 세포는 점차적으로 파괴되고, 결국 퇴행성 질환이 발생하여 노화와 사망에 이르게 된다는 이론이다.

5) 텔로미어 이론

텔로미어는 대부분 세포의 염색체의 말단 부위에 위치한 아미노산의 배열로 DNA

의 한 부분이다. 그런데 세포분열을 하게 되면 이 텔로미어가 점점 짧아지게 되어 결국 조그만 덩어리로 남게 되고, 세포분열이 정지되면서 결국 죽게 된다. 노화관련 유전자는 대체로 텔로미어에 덮여 있다가 노출되면서 활성화된다. 텔로미어의 소실을 막는 것이 텔로머라제라는 효소인데, 이 효소는 오직 생식세포와 암세포에만 존재하며, 이를 이용한 암 치료 연구가 한창이다.

가는 세월이야 잡을 수 없지만 노화를 방지하기 위해서는 나이에 부합하는 영양소 보충, 적절한 식이요법, 본인에 맞는 운동처방, 호르몬 조절요법, 적절한 스트레스 해소 등으로 자연에 순응하며 살아간다면 충분히 건강하게 100세 이상 장수하리라 본다.

1.4 노화현상을 가장 빨리 알 수 있는 피부

노화란 단순히 젊음과 성숙도가 약해져 간다는 의미라기보다 외부로부터의 악영향이나 질병 등 신체의 외상 시 대응하는 기관이나 조직 기능이 저하되어 있다는 것이다. 이 중 우리가 가장 현실적으로 빨리 느낄 수 있는 것이 피부이다. 거울 때문인지도 모른다. 거울은 거짓말을 하지 않는다. 거울을 들여다보며 우리는 현실을 직시할 수 있다.

개인의 조직이나 기관의 노화 정도를 측정하여 앞으로 얼마나 더 살 수 있는지의 추정은 가능하나 결론을 내리기는 힘들다. 왜냐하면 사람마다 노화의 속도가 각기 다르기 때문이다. 즉 노화란 극히 개인적인 문제이기에 젊은 사람도 나이 들어 보이는 경우가 허다하며, 나이가 들어도 젊은이 못지않게 활기차고 젊게 보여 나이테를 짐작하지 못하는 수가 많다. 그러나 보다 정확한 노화의 원인이 알려진다면 머지않아 모든 인간이 한 오백 년을 살 수 있는 꿈같은 시대가 올 것이다. 70세 청춘이요, 100세 장년인 시대가 현실로 이루어질 것이다.

1.5 피부노화의 강적, 자외선

건강하고 깨끗하며 주름 없는 피부를 간직하며 살 수 있는 비결은 개인이 타고난 피부 성질에 어느 정도 좌우는 되지만 대부분 어떻게 관리하느냐에 따라 나이보다 10년 이상 젊게 살 수 있다. 10년 이상 젊게 살 수 있다는 말을 자꾸 반복해서 안됐지만 실제로 당신의 나이에서 10년을 감해 보라. 얼마나 신나는 인생이 펼쳐질 것인가.

피부노화는 나이에 의한 내적 노화와 자외선에 의한 외적 노화로 구분된다. 그러나 세월에 따른 노화는 다행히도 미미하며, 대부분 자외선 등의 환경적 요인에 의하여 촉진된다. 실제로 농부, 어부, 운동선수처럼 다른 직종에 비해 햇빛에 노출이 심한 사람들은 나이에 비해 훨씬 피부노화가 촉진되어 있어 나이보다 더 늙어 보이며, 거친 잡티가 얼굴과 피부에 더 빨리, 더 많이 나타나게 된다. 자외선이 우리들 삶에 필수적이긴 하지만 장기간 노출 시 당장 피부에 큰 영향을 미치지 않는다 해도 누적되어 쌓이면 시간이 지남에 따라 조기에 피부노화가 촉진된다.

1.6 피부를 슬프게 만드는 것

자외선 외에 피부노화를 촉진시키는 환경적 외적 요인들은 흡연, 피부 건조증, 스트레스 및 수면 부족, 화장품, 질병 등이 있다. 흡연은 혈관을 좁게 만들어 심장 등 내부 장기와 혈관에 영향을 미쳐 고혈압, 암 등의 유발인자가 될 수 있으며, 아울러 피부에 분포하는 혈관에도 영향을 주어 피부에 충분한 산소 공급과 영양 공급을 방해함으로써 피부노화를 촉진시킨다.

피부가 건조해지는 것 그 자체는 직접적으로 노화를 촉진시키지 않으나 그 상태가 오래 지속되면 피부가 거칠어지고 노화가 촉진될 수 있다. 또 스트레스와 수면 부족 등은 만병의 근원이라고 할 만큼 모든 장기와 조직에 악영향을 주며, 여성들의 경우 화장품의 남용과 자신의 체질에 맞지 않는 제품을 사용할 때 역시 시간이 지남에 따라 피부노화를 촉진시킬 수 있다. 그밖에 전신적 신체 건강상태가 나쁠 경우, 건강하고 깨끗한 피부를 간직할 수 없게 되어 또한 피부노화가 야기된다.

1.7 노화된 피부, 이렇게 변한다

피부가 노화되면 변화가 오는 것은 당연하다. 피부 구석구석이 늘어지고 처지며, 잘 찢어지고 부서진다. 신경이 둔해지고 면역기능이 떨어지며, 땀도 잘 나지 않는다. 머리카락은 점점 빠져 가고, 상처는 빨리 낫지 않으며, 땀 분비가 줄어 피부가 건조하게 되며, 발 냄새도 없어진다. 모두 다 노화 탓이다.

1) 작아지고 쪼그라드는 표피층

울퉁불퉁하던 표피와 진피층 사이가 편편해져 표면적이 감소하므로 진피에서 표피로 공급되는 산소와 영양 공급이 감소하게 된다. 표피층 세포의 크기가 작아지고 쪼그라든다.

2) 부서지고 찢어지는 각질층

두께가 약간 두꺼워지는 느낌이나 세포 자체는 작아지며, 세포간 간격이 줄어 피부를 통한 수분 통과가 감소되고, 세포간 결착력이 줄어든다. 또한 국소 도포제의 흡수가 감소되고, 자극성 물질에 대한 반응이 떨어진다. 새로운 각질층이 재생되는 시간이 줄어들어 물리적 힘에 의해 부서지기 쉽고, 염증 시 쉽게 찢어진다.

3) 얼룩덜룩 색소침착

전체적으로 감소하나 노출 부위는 증가하고, 비노출 부위는 감소한다. 따라서 노출 부위의 피부는 더 진갈색을 띠나 비노출 부위는 훨씬 더 희어진다.

4) 면역기능이 감소되는 랑게르한스 세포

면역기능을 감시하는 표피 세포의 하나로 나이가 들면서 숫자가 감소하여 면역기능이 저하되는데, 특히 자외선에 노출이 심했던 피부의 경우 더 많이 파괴되어 감소한다. 따라서 이로 인해 세균 감염 및 암 발생률이 높아지게 된다.

5) 얇어져 주름지는 진피층

주름살, 거친 피부, 자반증, 흉터 등이 진피층의 손상으로 나타나는데, 나이에 의한 영향은 미미하며 대부분 자외선에 의한 진피층의 손상으로 초래된다. 또 피부의 내용물이 줄어들어 얇어지고 투명해짐으로써 핏줄, 힘줄, 근육 등이 외관으로 나타나며, 콜라겐 섬유, 탄력 섬유의 감소, 변성 등으로 피부에 주름이 지고 탄력성이 떨어진다.

6) 희어지고 없어지는 모발

나이가 들수록 가늘어지고 숫자가 감소하며, 40세 이후에는 색소 세포의 감소로 모발이 희어진다. 남성형 대머리는 나이보다 유전성 및 남성 호르몬에 연관되어 탈모가 시작되나, 일단 시작되면 세월이 감에 멈추지 않고 점점 악화된다.

7) 반으로 줄어드는 피지선

남성의 경우 피지 분비의 기능은 80세까지도 나이에 관계없이 일정하게 유지되며, 오히려 피지선의 크기가 두 배 이상 커지는 피지선증식증이 나타날 수도 있다. 폐경 이후 여성에서는 폐경기 이전보다 반으로 줄게 된다.

8) 잘 자라지 않는 손발톱

성장 속도가 느려지고 얇어져 부스러지기 쉽다.

9) 땀을 분비하지 못하는 땀샘

역시 크기가 줄어 땀 분비능력이 떨어진다. 젊은 시절, 남편의 발 냄새에 코를 막던 아내들이 언젠가부터 맑은 공기를 쐬게 된다. 이미 남편은 이미 늙어 버렸다는 것을 암시한 중요한 사실이다.

10) 두꺼워지는 혈관

동맥벽이 두꺼워지고 미세혈관이 감소, 없어지는데 특히 자외선 노출이 심했던 부위에 현저하다. 따라서 추위에 민감해지고 체온이 떨어진다.

11) 무감각해지는 신경

나이가 들면 기쁜 일이 기쁘지 않고, 슬픈 일이 슬프지 않다. 그래서 큰소리로 웃는 일도 줄어들고, 펑펑 눈물을 흘리게 되지도 않는다. 이처럼 신경 역시 촉감이 떨어져 화상을 입기 쉽다.

12) 낫지 않는 상처

어린 아이들의 상처는 금세 새살이 돋아 치유가 빠르나, 노인들은 치유 속도가 늦다.

1.8 피부노화란

1) 세포분열 및 표피재생의 감소

젊은 피부에 비하여 노인피부에서의 표피세포의 분열 및 재생속도가 떨어져 있다. 이러한 세포분열 및 표피재생 속도의 감소는 나이가 들면서 점차적으로 떨어지는 것이 아니라 50세 이후에 급격히 감소하게 된다. 대개 노인에서는 젊은 피부에 비하여 약 2배 정도 감소되어 있다. 또한 피부의 상처치유 속도도 젊은 피부에 비하여 노인에서 감소되어 있다. 따라서 노인에서는 더딘 상처치유 때문에 상처에 이차적인 세균감염의 위험이 증가하므로 더 세심한 주위가 필요하다.

2) 피부 양성 및 악성종양 증가

노인피부에는 각종 양성종양 및 악성종양의 빈도가 증가하고, 특히 65세 이상의 노인에서는 거의 모든 노인에서 1～2개 이상의 양성종양이 관찰된다. 가장 대표적인 양성종양은 지루각화증(검버섯, seborrheic keratosis)이다. 악성종양으로는 기저세포암과 편평상피세포암이 대표적이다. 이처럼 피부에 양성 및 악성종양이 증가하는 이유는 매우 복합적이다.

노인에서는 각종 유해화학물질에 대한 발암효과가 젊은 피부에 비하여 증가하는 경향이 있음이 알려져 있다. 노인에서는 자외선과 같은 피부암 유발인자에 평생 동안 노출되었기 때문에 피부암이 증가한다. 그 외에도 멜라닌 세포의 수와 기능이 감소되어 자외선으로부터 피부를 보호하는 기능이 떨어져 있으며, 랑게르한스 세포의 수와 기능이 감소되어 피부의 면역학적 기능이 떨어진 것도 중요한 원인이다.

또한 노인에서는 젊은이보다 더 오랫동안 화상반응 없이 자외선에 견딜 수 있는데, 그 이유로는 자외선에 의한 피부염증 반응이 노인에서는 감소하기 때문이다. 즉 우리 몸의 보호작용이라 할 수 있는 일종의 경계신호인 염증반응이 노화에 따라 감소한다.

3) 경피흡수

경피흡수 정도가 노인피부에서 증가되어 있다는 연구보고가 많이 발표되고 있으나 아직까지 확실한 결론에 이르지 못하고 있다. 그러나 흡수된 화학물질이 진피로부터 제거되는 정도는 진피 내 혈관 분포의 감소와 혈류량 감소 등의 이유로 노인피부에서 지체되고 있음은 잘 알려져 있다. 그 결과 노인에서는 접촉피부염이 오래 지속되는 경우가 많다.

즉, 노인피부에서는 유해한 화학물질에 대한 염증 반응이 젊은 피부에 비하여 감소되어 있기 때문에 계속적으로 원인 화학물질에 노출되어 일정 위험 수준이 넘어가서야 증상이 생기며, 대부분의 경우 심하고 치료가 잘 안 되는 습진이 발생하게 된다.

4) 면역반응

일반적으로 노인에서는 면역기능이 감소되어 있다. 세포 면역반응(cell-mediated immunity)의 감소는 각종 바이러스성 또는 진균성 감염질환의 위험성을 증가시키며, 피부 악성종양이 증가하게 된다. 또한 노인에서는 혈청 내의 자가 항체의 빈도가 증가하며, 그 결과 천포창, 유천포창과 같은 자가 면역기전에 의한 피부질환이 증가한다.

사람 피부에서 표피 내 랑게르한스 세포의 수는 비 노출부 피부(내인성 노화)에서는 젊은 사람의 피부에 비하여 감소된다. 노출부 피부(광노화된 피부)에서는 비 노출부 피부에서 보다 더욱 그 수가 감소되어 있다. 또한 랑게르한스 세포의 수뿐만 아니라 항원을 전달하여 T림프구를 감작시키고, 림프구의 분열을 촉진시키는 랑게르한스 세포의 수와 기능의 감소가 노인피부에서 관찰되는 접촉성 과민반응(contact hypersensitivity) 감소의 원인이 된다.

5) 비타민 D 합성

표피 내 비타민 D의 전구물질인 7-dehydrocholestero의 양이 나이가 들수록 감소한다. 이 전구물질이 자외선을 받으면 비타민 D의 전 단계인 previtamin D_3로 바뀌게 되며, 그 후에 비타민 D가 만들어진다. 따라서 노인에서는 비타민 D의 합성이 감소되고, 결과적으로 칼슘대사에 문제를 초래하여 골다공증과 같은 증상을 초래한다.

2. 노화 이론

많은 동물 연구 결과 음식 섭취를 제한하여 수명 연장이 될 수 있는 것으로 나타났다. 그것은 인간의 노화과정을 영양 여부에 의해 변경될 수 있다고 알려져 있지 않다.

1) 노화의 과정

노화의 과정은 잘 이해가 어렵다. 그것은 노화의 원인에 대한 지식이 불충분하기 때문이다. '프로그램' 이론 생물학적 시계에 inbuilt, 수명을 조절하는 유전자를 포함하고, 그 신호를 제어하기 위한 책임에 따라 그 영향을 다양하게 시험하는 시스템이다. 오류 이론과 미토콘드리아 DNA 손상이나 간 손상을 유발시키는 것으로 환경 스트레스를 들 수 있다. 노화의 원인은 노화의 필수적인 분자로 환경, 유전과 확률(무작위로 피해 간의 상호 작용과 관련된 복잡한 과정)에 의해 유동적으로 변화되어진다.

2) 분자 이론

(1) 유전자 조절은 유전자의 표현의 변화에 의한 노화조절 현상이다.

(2) 인슐린에 의한 통로가 신호에 이상을 일으켜 전사인자(정품 인증 감소에 대응하기 위해서는 인슐린과 연계되어 있다)의 연장 수명 신호에 이상이 생긴다.

(3) Codon 제한에 있어 불충분한 번역 mRNA로부터 mRNA에 codons의 디코딩의 결과에 의해 일어난다.

(4) 오류 파국이란 비정상적인 단백질의 유전자 발현 결과에 오류가 생긴다는 것이다.

(5) 체세포 돌연변이는 누적 분자 유전물질이 주로 피해를 준다.

(6) Dysdifferentiation는 detrimentally 유전자의 발현에 영향에 누적되어 분자 손상을 입는다.

3) 휴대 이론

세포 노화는 telomere에 의해 노화 세포의 증가에서 발생한다. Telomeres의 손실,

각 세포 분열시 DNA의 작은 양(노화와 함께 발생하는 것으로 알려짐. 반드시 각 염색체의 끝)이 손실된다. 텔로머라아제가 텔로미어 활성화 효소의 생성 telomeres 노화(replicative 노화)를 방지하고, 암 세포를 텔로머라아제가 텔로미어를 활성화하는 것으로 알려져 있다. 피해 DNA 손상은 다른 요인의 다양성으로 인해(스트레스는 노화 유발) 일어난다. 자유 라디칼은 지방, 신진대사를 하는 동안 산화에 의해 손상을 입어 자유 라디칼의 단백질 생산과 DNA 마멸, 정상 부위에서 누적 손상되어 복구를 못하고 있다는 자체가 스트레스를 받는 것이며, Apoptosis 이론은 프로그램 된 세포의 죽음으로 인해 전환이 가능하다.

4) 시스템 이론

이러한 이론에 따른 생리적 변화와 관련된 autoimmunity의 증가와 함께 neuro-endocrine이나 면역체계의 기능에 손실을 준다. 몸 전체의 신진대사와 에너지 지출이 이미 누적 에너지와 신진대사에 고정 지출 한도는 평생 동안 일어나지만, 어느 한도에 도달하면 신속하게 수명이 짧아진다.

5) 진화 이론

(1) 누적 변이란 어느 나이에 평생을 행동하는 것보다는 적극적인 생식기간 동안 축적 변이란(이미 진화를 위한 선택) 그 기간에 이미 병리현상과 노화를 생산했다. 헌팅턴 병은 일반적으로 35～55살 사이에 지배적이고 치명적인 돌연변이를 일으키는데, 개인의 영향이 크게 좌우한다.

(2) 일회용 소우마란 체세포 시신은 일회용으로 생식 후 성공을 위해 유지된다. 그 노화에 해로운 효과를 가지고 있다. 이 이론의 여러 구성 요소가 강한 영양, 장애와 나이가 적어도 부분적으로 인간의 종속성으로 인해 가난한 영양, 그리고 결핍이나 영양 불균형의 시정 장애 임계값 아래로 떨어져 함수에서 거부되지 않도록 할 수 있다는 이론이다.

6) 노폐물 축적(Waste Accumulation) 이론

일생을 통해 세포들은 그들이 적절하게 제거할 수 있는 것보다 더 많은 양의 노폐물을 만들어 낸다. 이러한 노폐물은 정상적인 세포 기능을 방해하며, 궁극적으로는 세포를 사망하게 하는 각종 독소들을 포함하고 있다. 이 이론을 지지하는 증거는 노화 반점, 또는 리포푸신으로 알려진 노폐물의 존재에서 찾을 수 있다.

리포푸신을 흔히 함유하는 세포는 생명 유지에 매우 중요한 신경과 심장 근육세포이다. 리포푸신은 세포 내에 있는 지방이 단백질과 결합하는 복잡한 반응에 의해 만들어지는데, 이 노폐물은 작은 과립으로 세포 내에 축적되며, 나이가 들수록 커진다. 이처럼 리포푸신이 나이에 따라 축적되기 때문에 "대사적 퇴화의 잔재물"로 불리기도 한다.

7) 세포분열 제한(Limited Number of Cell Division) 이론

세포분열의 횟수는 세포 노폐물의 축적에 의해 영향을 받는다. 노폐물이 많을수록 세포의 퇴화가 심해지는데, 예를 들어 보통의 닭은 20년 이상 살지 못하지만, 불란서의 카렐 박사는 닭의 심장 일부분을 혈액과 동일한 미네랄을 포함하는 생리식염수에 담가 28년 동안 살아 있도록 하였다. 그는 매일 쌓이는 노폐물을 제거함으로써 이것이 가능하다고 믿었다. 카렐의 이론은 후에 헤이플릭 박사에 의해 재 발전되었지만, 이 실험은 노폐물을 많이 포함한 늙은 세포가 젊은 세포에 비해 분열 횟수가 적은지를 설명하고 있다.

8) 헤이플릭 제한(Hayflick Limit) 이론

헤이플릭은 노화과정이 각 세포 내에 잇는 생물학적 시계에 의해 지배를 받는다고 생각하였으며, 특히 1961년 그는 인간의 섬유아세포(fibroblast)의 수명이 제한되어있다는 실험을 하였는데, 그들은 수년에 걸쳐 약 50회 분열을 하다가 갑자기 분열을 멈추는 것, 또한 여러 가지 조건 중 특히 영양 상태에 따라 분열 횟수가 영양상태가 양호한 경우에는 1년에 50회 정도 분열을 하지만, 불량하면 정상 세포의 분열속도에 비해 3배 정도나 느려진다고 판단, 이는 영양상태가 노화되는 세포의 교체와 생성에 영

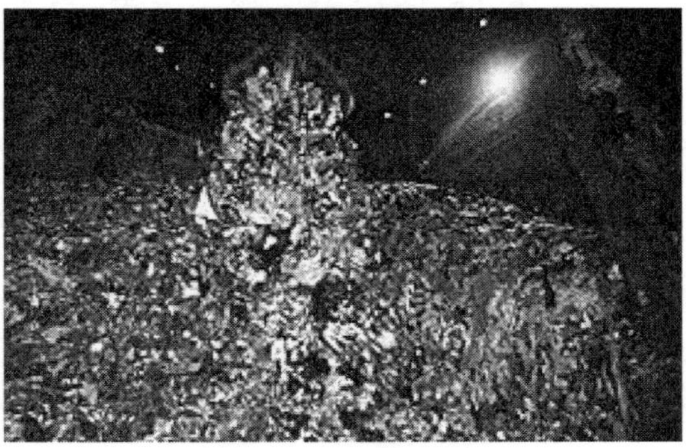

그림 4-1. 대사적 퇴화의 잔재물

향을 주기 때문이라고 말하였다.

9) 사망 호르몬(Death Hormone) 이론

신경세포들은 다른 세포와는 달리 재생되지 않는다. 우리는 약 120억 개의 신경세포를 가지고 태어나 일생을 통해 약 10%가 소실된다. 하버드대학 내분비 전문의였던 덴클라 박사는 뇌하수체에서 분비되는 사망 호르몬, 또는 산소 소모를 감소시키는 호르몬(DECO : decreasing oxygen consumption hormone)에 의해 신경세포가 소실된다고 주장하였다.

그의 실험 결과에 의하면 쥐의 뇌하수체를 제거하였더니 면역계가 활발해지고, 세포들의 교차결합이 감소하며, 심장혈관 기능이 좋아졌다. 결과적으로 사람이 노화가 이루어지면 음식물을 에너지로 변환시키는 속도조절에 관여하는 갑상선 호르몬의 사용을 억제하고, 그 결과 세포의 능력까지 억제하는 사망 호르몬이 뇌하수체에서 분비된다고 생각하였으며, 이로 인한 대사 속도의 변화를 가져와 노화를 촉진시킨다고 보았다.

10) 흉선자극(Thymic Stimulating) 이론

흉선은 면역계를 지배하는 분비선이라고 조지 워싱톤 대학의 생화학자인 골드스타인 박사는 말한다. 흉선의 크기는 출생 시 200~250 g인데, 그 후 계속 작아져 60세가 되면 3 g 정도까지 작아진다. 이렇듯 출생 시와 노년시의 흉선 크기의 변화를 일부 과학자들은 신체의 면역계를 약화시켜 노화과정을 일으키고 있다고 가정하였다.

연구에 의하면, 흉선 인자들이 흉선이 없이 태어난 소아의 면역계를 복원시키거나 노인들의 면역기능 저하를 회춘시키는 데 도움을 준다고 한다. 흉선 호르몬은 신경전달물질로부터 뇌와 내분비계 호르몬의 생성을 자극하고 조절하는 역할을 하는데, 이것은 흉선이 면역기능을 조절하는 주요한 기관일 뿐만 아니라 노화 자체를 조절한다는 것을 의미한다.

11) 미토콘드리아(Mitochondria) 이론

미토콘드리아는 우리의 일차적인 에너지의 근원인 ATP를 생성하는 세포 내에 있는 기관이다. 이들은 잠재적으로 해로운 자유기를 형성하는 과정을 통해 세포 에너지를 만들어 낸다. 그러나 미토콘드리아는 세포의 다른 부위에서 발견되는 방어벽이 없기 때문에 미토콘드리아 역시 자유기에 의해 가장 손상을 받기 쉬운 목표물 중 하나이다. 결과적으로 미토콘드리아 손상으로 인해 여러 종류의 축적된 DNA 손상을 가져와 결과적으로 질병을 일으키는 원인이 된다. 그러므로 미토콘드리아 회복에 관한 새로운 연구들은 노화와 맞서 싸우는 중요한 분야라 할 수 있다.

12) 오류와 복구(Errors and Repairs) 이론

1963년 오젤 박사는 세포에서 단백질을 만드는 기관이야말로 생명에 근본이며, 만일 이 기관에 손상이 생기면 치명적이라고 말했다. 신체의 DNA는 매우 중요하기 때문에 만일 오류가 생기면 자연적으로 손상을 복구하는 메커니즘이 발동한다. 그러나 매번 완전한 복구를 하지 못한다면 이러한 흠집들이 쌓여 질병이나 노화를 일으킬 수 있다. 만일 DNA 복구과정이 어떤 이유로건 작동이 안 되거나 존재하지 않는다면 1년 내에 세포 내에 손상이 축적되어 그들이 기능이 떨어지게 되며, 노화가 가속될 것이다.

13) DNA 과다(Redundant DNA) 이론

오류와 복구 이론과 마찬가지로 이 이론도 유전자에 오류가 축적되어 노화를 일으킨다고 본다. 그러나 여기에서는 DNA의 유전적 배열상의 과다가 함께 관여한다. 런던 국립의학연구소의 메드베데브 박사는 다양한 종의 수명은 이러한 반복된 유전적 배열 정도에 달려 있다고 주장한다.

14) 교차결합(Cross-Linkage) 이론

발전적인 노화와 교차결합은 1942년 비요크스텐 박사에 의해 처음 주장되었다. 그는 이 이론을 경화증과 같은 노화 질병, 기능이 점차 감소하는 면역계, 그리고 교차결합의 가장 뚜렷한 예라 할 수 있는 피부의 탄력성 소실에 적용시켰다.

피부, 건, 인대, 뼈, 그리고 연골에서 가장 흔히 발견되는 단백질이 바로 교원질(콜라겐)이다. 교원질 단백질은 사다리에 비유할 수 있으며, 각각의 단백질은 다른 계단에 의해 서로 연결되어 교차결합을 일으킨다. 젊은 사람에서는 교차결합이 적어서 오르내리기가 쉽다. 그러나 나이가 들면 교차결합의 수가 증가하여 피부가 주름지고 탄력성을 잃게 된다. 이러한 교차 결합들이 세포간의 영양물질과 노폐물의 이동을 방해한다.

교차결합은 노인들의 면역계가 혈액 내에 있는 과도한 당질을 제거할 수 없는 경우에도 일어날 수 있다. 이러한 당질은 단백질과 교차결합을 하여 해로운 자유기를 만들어 낸다. 활동적이고 건강한 식생활을 하는 사람들은 이러한 교차결합을 억제하거나 지연시킬 수 있다.

15) 자가면역(Autoimmune) 이론

면역계는 신체에 들어가는 이물질에 대한 가장 중요한 방어선이다. 나이가 들면 질병과 맞서 싸우는 항체를 생성하는 면역계의 능력이 감소할 뿐만 아니라 항체를 단백질과 잘 구별하지도 못하게 된다. 다시 말해 자기 자신의 조직을 외부에서 들어온 침입자로 잘못 인식을 하여 자체 조직을 파괴하게 된다. 자가 면역질환의 대표적인 예로는 류머티스 관절염, 루푸스 등을 들 수 있다.

16) 칼로리 제한(Calories Restriction) 이론

칼로리 제한 이론은 미국의 노년학자인 월포드 박사가 주장한 이론이다. 장수에 대한 수년에 걸친 동물실험을 통해 그는 영양소가 높고 칼로리가 낮은 식이를 개발하여 '영양실조 없는 과소 영양(under nutrition without malnutrition)'이 연령적이 아니라 기능적인 노화과정을 극적으로 지연시킬 수 있었다. 이러한 프로그램을 따르는 사람은 대사성 효율성이 최대한의 건강과 수명에 적합한 시점에 이를 때까지 점차적으로 체중이 줄어들게 되는데, 그 외 월포드 박사는 고 영양소, 저 칼로리 식이뿐만 아니라 규칙적 운동 병행과 적절한 양의 비타민과 미네랄의 중요성을 강조하였다.

17) 유전자 돌연변이(Gene Mutation) 이론

과학자들은 1940년대에 노화에 있어서 돌연변이의 역할에 대해 연구하였다. 돌연변이는 생명에 필수적인 유전자에서 일어나는 변화이다. 방사선은 동물 유전자의 돌연변이 속도뿐만 아니라 노화과정을 가속시킨다는 것이 관찰되었다.

18) 생명속도(Rate of Living) 이론

대사율과 신체 크기 및 장수와의 관계를 정립한 독일의 생리학자 루브너 박사는 1908년에 이 이론을 처음 도입하였다. 이 이론은 우리는 제한된 양의 에너지를 가지고 태어난다는 것으로, 만일 우리가 이 에너지를 천천히 사용하면 노화의 속도가 느려지고, 빨리 에너지를 소모하면 노화가 가속된다는 것이다.

19) 질서와 무질서(Order to Disorder) 이론

수태에서부터 성적인 성숙에 이르기까지 우리 신체는 하나의 질서 체계를 수행하고 있다. 헤이플릭 박사는 우리 에너지의 대부분은 질서 정연한 생산과 엄청난 양과 종류의 분자들을 배치하기 위해 유전적으로 이미 정해진 계획을 충족시키는데 방향이 맞추어져 있으나 성적 성숙이 이루어진 이후에는 이러한 에너지의 효율성이 감소한다고 주장하였다.

20) 노화의 텔로메라제(Telomerase) 이론

항노화 의학 분야에서 상당한 가능성을 가진 새로운 이론이 노화에 관한 텔로메라제 이론이다. 이 이론은 유전학과 유전공학 분야에서의 기술적 발전이 가속되어 탄생하게 되었다. 텔로미어는 우리 염색체를 보전하는 역할을 하는데, 우리의 세포가 분열할 때마다 텔로미어는 점점 짧아져서 노화와 관련된 세포 손상과 사망을 초래하게 된다. 과학자들은 이렇게 소실되는 텔로미어를 다시 복구할 수 있는 중요한 요소가 바로 불멸의 효소인 '텔로메라제'라는 것을 발견하였는데, 이 효소는 오직 생식세포와 암 세포에만 존재하는 것으로 알려져 있다.

텔로메라제는 각 세포의 수명을 조절하는 생물학적 시계를 조작하여 텔로미어를 복구시키거나 대치한다. 앞으로 텔로메라제 억제제가 더욱 발전하면 암 세포의 분열을 멈추게 하고, 심지어는 암 세포를 정상세포로 환원시킬 수 있을 것이다.

3. 노화의 기작과 예방법

근래에 노화현상에 대한 여러 가지 연구를 많이 하고 있는 동시에 노화 방지에 대한 대책을 수립하고 있는 실정이다. 진시황은 불노장생초를 구하기 위해 백방 노력하였으나 구하지 못하고 그리 오래 살지도 못했다. 노화현상은 생명의 활기가 줄고 모든 기능이 저하되면서 특히 면역 등의 기능이 저하하여 질병에 잘 걸리는 현상이라고 할 수 있다. 수명 연장이란 여러 기능의 저하와 여러 손상에 대항하여 그 기능을 보완하고 생명을 유지시키는 것이다.

1) 수명이란

첫째는 어떤 생물들의 나이가 증가함에 따라 어떤 시점에서 죽는 확률을 말한다.

둘째는 한정된 과정에서 시간에 따라 개체가 외형적으로 변화하는 것이다.

이 두 가지가 모두 수명에 관련이 되나 서로 다른 방법이다. 의학과 공중위생의 향상은 개발도상국가의 수명을 연장하였다. 우리나라도 1950년보다 수명이 10년 이상 연장되었다. 이러한 수명 증가현상의 원인은 의학의 발달, 충분한 식품과 영양소의 공급, 생활환경의 개선, 질병의 감소, 유아 사망률의 감소 등에 기인한다.

노화란 정자와 난자의 수정에서부터 시작하여 사람이 사망할 때까지 일어나는 과정으로서, 인체를 구성하고 있는 세포와 신체조직 전체에서 일어난다. 사람이 늙어감에 따라 세포와 조직단위에서 일어나는 변화는 기능적, 구조적, 생화학적 변화로 크게 대별할 수 있다.

이때 나타나는 현상으로는

① 세포조직 수의 감소
② 대사속도 저하
③ 질병 증가
④ 적응력의 저하 등이 있다.

2) 노화의 원인(분자생물학적인 모델)

분자생물학적인 모델이란 활성산소에 의한 손상, 유전자 손상 및 돌연변이, 유전자의 불안정성, 유전적으로 프로그램 된 기작, 세포 사멸과 몸 전체에 일어나는 노화 등이다.

3.1 산소에 의한 손상

대략 전체의 2～3% 산소가 전자 전달과정에서 이탈하여 활성산소가 된다. 대사과정, 특히 미토콘드리아의 전자전달 과정에서 활성산소가 발생되어 일생을 통하여 누진적으로 활성산소의 손상이 노화를 가져온다. 활성산소는 superoxide anion과 산화수소(hydrogen peroxide)와 hydroxyl radical 등을 들 수 있다.

이런 활성산소는 단백질, 지질과 핵산 등을 골고루 손상시키고, 특히 mitochondrial DNA의 손상이 크다. 연구 결과로서 O_2 + $O_2 \rightarrow H_2O_2$ superoxide를 촉매 하여 hydrogen peroxide를 만드는 superoxide dismutase(SOD)한 효소의 유전자를 과다하게 발현하면 초파리에 있어서 수명이 34%로 연장된다. 초파리에 motor neuron에 사람의 SOD를 발현하게 하면 수명이 40%나 연장된다. 정상보다 두 배 이상 오래 사는 지렁이(C. elegans)에서 SOD와 catalase의 양이 증가하고 또한 활성산소에 의한 저항, 열에 대한 저항과 UV에 의한 저항능력이 증가하였다.

초파리에서 clk-1 유전자의 돌연변이는 천천히 자라고 rhythmic behavior도 느리나 수명은 길어지는데 이것이 효모의 CAT5 같으며, 이것은 coenzyme Q를 합성하여 전자전달을 하는 작용을 한다.

clk-1의 돌연변이 된 초파리가 수명이 연장되는 것은 아마도 대사작용을 천천히 하는 데서 오는 것으로 본다. 더 재미있는 현상은 다 성장한 postmitotic cells이 ROS에 의한 손상이 더 가중되는데, 이는 어린 세포보다도 이 손상을 보완하기 어려운 결과로서 더 피해가 큰 것으로 본다.

3.2 Genome Instability(유전자의 불안정성)

유전자의 누적된 변화, 즉 반복된 DNA sequence의 손실, 재배열(rearrangements)과 염색체의 수 변화 등이 노화의 원인일 것으로 가정한 것이다. 이와 같은 변화는 세포분열이 활발히 일어나는 간에서 볼 수 있으나 뇌에서는 볼 수가 없다. 뇌 세포는 세포분열이 잘 일어나지 않는다.

3.3 Ribosomal DNA

효모에서 세포분열은 대칭이 아니고 어미세포에서 많이 일어나고, 딸세포에서 적게 일어난다. 어미세포에서는 나이에 따라 ribosomal DNA 변화가 온다. 어떤 시점에서는 rDNA circular copy가 chromosome 11에서 튀어나와서 세포에 많은 양이 들어있다. 이 Extrachromosomal rDNA(ERC) 세포주기 동안 복제가 되고, 그래서 ERCs는 어미세포에서 분리가 되고, 노화된 세포에선 1000 copies가 된다.

이 ERCs는 핵을 확대하고 조각(fragmentation)을 만들어서 rDNA가 전사되고 ribosome과 뭉쳐진다. Site-specific recombination에 의하여 인위적인 ERCs를 만들면 수명이 짧아짐으로 ERCs가 노화의 원인으로 본다. ERCs의 축적은 DNA 복제와 전사를 방해하여 세포성장을 저해하는 것으로 추측한다. SIR2와 SIR3에 있는 gene은 telomere를 못하게 하는데 이 유전자의 돌연변이는 수명을 짧게 하고, SIR4의 돌연변이는 수명을 길게 하였다. 후자의 allele은 telomere 바깥에서 SIR2/3/4p의 relocation을 nucleolus에 하게 하여 wild type같은 형태가 된다. 이와 같은 결과는 SIR complex의 relocation을 nucleolus로 하여 wild type 같이 수명이 연장된다.

3.4 Werner syndrome(베르너 증후군)

수명이 짧고 외형적으로 노화현상으로 한 gene(DNA helicase)의 mutation에 온 것이다. 이 DNA helicase는 DNA replication시에 unwinding 하는 작용을 하여 DNA 복제와 밀접한 관계가 있다. WRN gene은 RecQ family로서 DNA helicase를 encode하며, 효모의 SGS1 유전자와 유사하다. Bloom syndrome(BLM)은 BLM의 돌연변이로서 이 유전자 역시 인간의 RecQL과 homologous하다. SGS1의 단백질은 DNA topoisomerase II와 III에 결합하여 성장을 억제하고 mitotic recombination을 증가하며, 유전자를 분리하는 정확도가 낮아져서 문제가 된다. 또한 SGS1은 genomic DNA와 rDNA의 recombination을 억제한다.

Bloom과 werner syndrom은 chromosome의 instability의 특성이다. Bloom syndrome의 경우는 sister chromatid exchange와 rearrangements의 변화가 커서 환

자들이 암에 걸리기 쉽다. Werner 병을 가진 환자는 chromosome stability가 갑자기 변하고 deletion과 rearrangement가 자주 일어나서 역시 암에 걸리기 쉽다. 효모에 SGS1 deletion은 노화를 촉진하고, 이런 돌연변이는 ERCs가 핵에 축적되어 핵이 조각이 되는 현상되어 세포분열은 정상세포의 반 정도 된다.

근래에 SGS1이 DNA의 복제와 RNA polymerase1의 전사에 관여하고 있어 BLM 고 werner의 병을 설명할 수 있다. DNA의 복제 결여는 recombination과 유전자 상실과 핵의 이상을 가져와서 암 발생률이 높아진다. 또한 rRNA 사슬의 연장이 느리고 RNA polmerase I의 작용이 잘되지 않아서 rDNA의 양 가닥이 끊어져서 이런 결합을 보수하는 과정에서 유전자의 삭제가 쌓여 werner 환자에서 premature aging(성숙이전 노화)가 일어난다.

3.5 Progeria

조로증이며, 얼굴이 주름지고 백모가 생기며, 외관과 행동이 노인과 비슷하고, 한두 살 때 피부의 변화와 몸무게가 늘지 않는 것으로 진단할 수 있다. 뇨에서 hyaluronic acid가 많이 검출되며, 이 병의 진단에 이용할 수 있다. 이와 비슷한 증상이 werner 병에서 볼 수 있어 이 werner병을 progeria of adult(성인 progeria)라고 한다.

이 병의 유전자는 찾지 못하였지만 한 유전자의 결핍일 것으로 보고 있다. 가정으로는 일반적인 노화는 나이에 따라서 유전자의 손상이 축적이 되나 Progeria의 경우에는 세포 대사에 중요한 유전자의 손상으로 급속한 노화현상을 일으킨다.

3.6 Telomeres

Linear chromosomes 끝에 있는 반복된 DNA sequences로서 DNA polymerase에 의하여 완전 복제가 되지 않는다. 인간의 primary cell cultures에서 세포가 분열함에 따라 짧아지고, 반면 telomerase란 효소는 짧아진 반복된 DNA sequence를 복원시키는 효소이다. 만일에 효소를 다시 활성화하면 세포의 수명을 연장하므로 telomere가 짧아지는 것이 molecular clock으로서 세포의 성장을 억제하고 노화현상이 되는 것으로 보았다. 그러나 여러 가지로 telomere가 짧아지는 것이 노화와 관련이 되는 연구결과가 있으나 세포배양 실험과 실제로 노화된 사람의 세포에서는 현저한 차이가 있다. 노화된 fibroblast 세포와 노인의 skin에 있는 fibroblast 사이에는 세포모양과 유전자의 표현(Gene expression)에 차이가 있다.

반면, 예로서 T세포에서 telomeres가 짧아지고 세포 증식이 감소할 뿐만 아니라 노화현상이 이것과 관련이 깊다. 그러나 telomerase를 knock-out 한 생쥐에서 처음 S대까지는 별 이상이 없으며, 나중 세대에 분화가 잘 되는 세포(testis, skin, hematopoietic 세포)에서 염색체의 이상이 오는데 이것과 노화와는 별 관계가 없다. 나이가 든 것처럼 초기 세대에 어떤 변화가 있지를 알아보는 것은 의미 있는 일이다.

3.7 Mitochondrial DNA

핵에 있는 유전자 외에 다른 유전자의 instability가 노화와 기여한다는 보고가 있다. 그 중에서도 mitochondrial DNA의 돌연변이율이 핵 DNA보다 10~20배 높다. 그리고 mitochondrial DNA은 mitochondria의 작용과 깊은 관련이 있다고 믿는다. Mitochondria의 결핍은

① 전자전달계와 산화인산화의 결핍으로 ATP 생산이 줄고 NAD : NADH 비율이 감소한다.
② 전자전달계의 이상은 활성산소(Oxidative Free Radicals)를 증가하여 다시 mt DNA의 돌연변이를 가져온다.
③ 더 추정하기는 노화에 따른 mitochondrial 결함이 세포를 죽음에 이르게 한다.

인간과 동물이 나이가 들면서 mitochondria의 전자전달 작용이 감소하는 것은 밝혀졌다. 그리고 나이가 들면서 미토콘드리아DNA 돌연변이가 오고 산화 인산화에 이상이 온다. 그러나 mitochondrial genome 중에서 mutation된 것은 1%정도가 되고, 수백의 유전질병이 미토콘드리아DNA 돌연변이가 상당히 많이 축적이 되어야 질병이 된다. 근래에 발달된 polymerase chain reaction(PCR)로서 skeletal muscle의 16.5 kb 미토콘드리아DNA가 나이에 따라 deletion mutation이 일어난다.

한 mitochondria에서 돌연변이가 일어나서 이것이 wild-type 미토콘드리아DNA에 증폭된다. skeletal muscle에서 많은 양의 deletion은 cytochrome c oxidase에서 오는데, 이는 전자전달계의 이상을 가져온다. 그러나 C. elegans의 age-1 encode한 PI-3 kinase에서 이 유전자의 돌연변이가 수명이 관련이 있는데, 이 유전자는 미토콘드리아DNA deletion이 wild type보다 더 천천히 돌연변이가 축적된다.

3.8 Genetic Programs

노화의 현상은 유전적인 프로그램(genetic program)에 의하여 좌우된다고 본다. 유전적인 연구는 유전자가 밝혀진 C. elegans에서 많이 연구하였다. 부화가 된 후에 four larval stage(유충)를 거쳐서 곧 어미 지렁이가 되었으며, 많은 유전자가 지렁이의 발달(development)에 관련된다. Dauer formation(유충형성, daf)이 있고, dauer defective(daf-16)과 dauer constitutive(daf-2와 age-1) 등이 있다.

Age-1과 daf-2 두 유전자의 특정한 mutation은 어미가 되는 것을 지연시키고, 수명도 2배 이상 연장된다. 이와 같은 효력은 노화가 genetic program에 의하여 좌우된다는 것을 제시한다. 그리고 daf-16의 mutation은 dauer-constitutive mutation을 방해하여 daf-2와 age-1 mutant에 의한 수명 연장을 억제한다.

이 세 개의 유전자를 cloning 하여 유충형성이 되는 발달과정에서 signal을 연구할 수 있다. daf-2는 이런 지렁이류의 insulin-like receptor를 encode하고, age-1은 phosphatidyl-inositol 3-kinase(PI3-kinase)의 촉매 unit을 encode한다. 다른 유전자인 daf-8은 age-1의 mutation에 의한 수명 연장을 억제하는 작용으로 PI-3-phosphatase를 encode한다. daf-16는 hepatocyte nuclear factor 3/forkhead family of transcriptional activator로서 PI3-kinase를 negative하게 regulation한다.

age-1 and daf-2 어른 지렁이는 signal이 부분적으로 작용하여 생명을 연장할 수 있다. 생명의 연장은 어른 지렁이에 있어 세포의 방어기전을 증가함으로써 가능하다. 방어기전은 활성산소와 기타 손상을 막아준다. 이와 같은 발달 과정은 지렁이의 수명을 연장함으로써 genetic program이 더 보편적으로 노화과정을 조절할 수 있다는 견해를 지지한다.

3.9 Cell death

세포사멸은 necrosis(죽음)과 apoptosis(예정된 죽음)로 나눌 수 있는데, necrosis는 세포가 손상이 되어 오는 것으로 수동적이고 apoptosis는 예정된 죽음(a programmed cell death)로서 능동적이라고 볼 수 있다. Apoptosis는 여러 가지 자극, steroid hormone, DNA damage, 성장인자의 철수, receptor-mediated apoptosis 등이다. 예정된 세포 죽음의 dis-regulation(규제의 결함)이 노화에 기여할 것으로 관측한다. 여러 경우에도 세포의 죽음을 mitochondria가 기여한다.

Mitochondria의 결여는 cytochrome c를 내보내서 caspase를 활성화하고 전자전달계의 이상이 있고, 또한 ROS를 생산한다. 어떻든 genetic data는 나이가 많아짐에 따라서 세포가 죽는 현상이 노화를 촉진하지는 않는다. 그러나 인간이나 동물에 있어서 어떤 세포의 죽음은 노화와 관련이 있다. Neurodegenerative diseases인 Alzheimer(치매)는 신경의 손실과 관련이 있다. 그러나 일반적인 노화에서 신경의 손실은 생각보다 적은 편이다. 어떤 세포가 apoptosis로 갈 수 없는 현상이 노화와 노화에 관련된 질병에 기여하고 있다. 세포 배양된 fibroblasts는 apoptosis가 잘 되지 않는데, 이는 bcl2를 down regulation 할 수 없기 때문이다. 그래서 노화세포가 apoptosis로 갈 수 없어 해로운 결과가 온다. 흥미 있는 것은 caloric restriction한 쥐에서 마음대로 먹은 쥐보다 간세포의 apoptosis가 증가하여 간암을 줄이는 효과가 있다(연구결과에 의한 보고).

4. 노화에 따른 증상과 질병

4.1 노화와 관련한 체조직의 대사와 기능

1) 신체 근육조직(Lean Body Mass)의 감소

연령이 증가함에 따라 신체 근육조직의 감소율이 증가하게 된다. 즉, 근육이 줄어드는 대신 지방조직이 증가하는 경향이 많고, 따라서 신체의 전체 질량은 감소한다. 스웨덴 사람의 경우 70～75세에 평균 1 kg의 근육조직이 감소하고, 20～80세 사이에 골격 근육이 40% 감소했다는 연구 보고가 있었다.

2) 골밀도(Bone Desity)의 감소

신체의 노화현상은 뼈의 밀도를 감소시킨다. 따라서 뼈가 얇아지고 관절의 탄력성이 감소하며, 연골 관절인대의 기능이 저하된다. 80세에 이르기까지의 남녀의 골밀도 감소율의 통계를 예로 들어보면, 남자의 경우 평균 12%, 여자의 경우 평균 25% 감소하였다. 이러한 골밀도 감소에 따라 골다공증(Osteoporosis), 골절, 신경통의 이환율이 증가하게 된다. 골절율의 경우 남자는 9.5%, 여자는 27%로 나타나고 있다.

3) 단백질 합성의 감소

어린이는 단백질의 합성이 왕성하여 인체 성장에 쓰이고 있으나, 노인은 나이가 들어감에 따라 단백질의 용도가 줄어들기 때문에 자연히 합성률이 감소한다.

4) 조직기능과 순환기계 기능의 감퇴

노화와 함께 즉, 30～80세 사이에 신경전달(Nerve Conduction)이 15% 저하되고, 심장박출량(Carica output)이 30% 감소된다. 신장의 혈류량(Renal flow)도 50% 감소되는 것으로 나타났다. 또한 동맥의 탄력성이 저하되어 동맥의 경직화 현상이 나타나게 된다. 심장의 박출량은 노화에 따라 직선적으로 감소한다. 또한 동맥은 노화와 함께 탄력성을 잃고 굳어지기 때문에 수축기 혈압의 상승, 말초혈관의 저항 상승 등에 의해 각 장기의 혈액이 감소한다.

연령 증가에 따라서 동맥벽의 중막에 Ca의 침착이 생기며, 혈액 성분 중 특히 변화가 심한 지방으로서 가장 문제되는 콜레스테롤이 내막에 침착된다. 따라서 동맥은 점차 딱딱해져 혈관의 저항성이 증가된다.

5) 면역기능의 저하

각종 병원균에 의한 질병을 방지하는 면역기능과 질병 회복에 관여하는 면역기능이 감소하여 질병에 감염되기 쉽고, 또 감염 시 회복 기능이 떨어지게 된다.

6) 뇌와 신경기관

30세부터 70세 사이에 뇌의 양이 10% 감소하게 되며, 특히 60세 이후에는 학습능력과 기억력이 급격히 저하되고 우울증, 위축감 및 시야의 경직성이 나타나게 된다. 이외에도 뇌척수막이 두꺼워 지고, 뇌의 신경전달물질의 생산량이 감소하게 된다.

7) 내분비 기능의 감퇴

노화가 진행됨에 따라 신체대사율과 갑상선 기능이 저하되고, 인체 에너지 소모율이 떨어지므로 체조직 중 지방이 차지하는 비율이 증가한다. 따라서 비만증이 생기게 되는 경우가 많아진다. 이외에도 포도당내성(Glucose tolerance)이 감소되어 당뇨병의 이환율이 증가하게 되고, 이는 또 골밀도를 감소시켜 골다공증(Osteoporosis)을 유발시킨다.

내분비 기능의 가장 특징적인 변화는 성장호르몬, 프로락틴(Prolaction) 등의 호르몬의 수준은 감소하지 않으나 성선자극 호르몬이나 췌성 폴리펩티드는 노화와 함께 감소하다. 또한 원인 불명의 양성 전립선의 비대증이 증가하고, 결과적으로 배뇨곤란을 초래하게 된다. 따라서 전립선암 발병율이 높아진다. 또한 항이뇨 호르몬의 분비가 증가하는 경향이 있고, 조직세포 중 인슐린을 수용하는 특수한 세포막 수용체의 숫자 또는 기능이 감소하고 동시에 인슐린에 대한 항체 생산 등으로 인하여 당뇨병이 증가하게 된다.

8) 소화 흡수율의 저하

치아 및 잇몸조직이 손상되어 생기는 저작기능 장애, 소화효소 분비의 저하, 혼자 생활하는데 따른 심리적 고독감 등으로 인하여 소화흡수율이 저하된다. 소화기 질환은 한국인에서 가장 많이 나타나는 것으로 위암을 포함한 상부위장 질환이 많다. 원인으로는 아직도 확실히 밝혀진 것은 없으나 식생활에 의해 비롯된다고 믿는 이론이 우세하다. 구체적 세부 원인으로서는 담배, 술, 맵고 짠 음식, 과식, 탄수화물의 과다

의존성과 지질과의 불균형 섭취 등에 의한 것으로 보고되고 있다.

그러나 노인층의 소화기 질환 및 증세로는 주로 위산 분비의 감소(무산성위염)를 들 수 있으며, 이는 위벽의 점막세포가 노화되어 위산 분비가 감소하기 때문이다. 또한 음식물의 통과시간이 길어져서 장내 유해균이 생성, 장벽근육의 약화 등을 초래할 수 있으며, 소화에 관여하는 각각의 효소의 분비가 감소하여 소화율이 떨어지게 된다.

9) 영양소 섭취의 감소

혼자 사는 사람의 경우를 예로 들어보면, 70세부터 80세의 10년 사이에 전체 에너지 섭취량이 19% 감소하며, 단백질은 24%, 칼슘 18%, 철분 29%, 그리고 비타민 C 섭취량은 31%가 감소한 것으로 조사되었다. 이외에도 엽산섭취 및 체내 비타민 D의 합성량이 감소한 것으로 나타났다. 이런 제반 영양소 섭취의 감소가 인체조직의 기능을 저하시키는 데 큰 영향을 미칠 것으로 보인다.

10) 체내 항상성의 저하

다세포 생체에서는 혈액을 매개로 하여 외부환경과 물질교환이 이루어진다. 생체내의 변동이 없는 환경을 내환경이라 하며, 세포의 정상기능에 절대적으로 필요하다. 세포로 출입하는 물질의 이동을 담당하는 혈액에는 물질의 이동, 운반, 소모, 대사활동 등이 끊임없이 일어나는데도 불구하고 성분이 일정하게 조절된다. 40세 이후부터 장기의 생리적인 기능저하가 발생하며, 각 장기의 적응력, 저항력, 회복력 등이 떨어지고, 체내 항상성의 전체적인 감소를 초래한다.

5. 노화의 예방

5.1 노화를 억제하는 기본전략

1) 음식 조절

실험동물에서 먹이(음식) 조절이 평균수명과 최대수명을 관여한다. 음식 조절(dietary restriction)은 질병에 대한 저항을 증가시킨다. 예로서 radiation이나 발암물질에 의한 암 발생을 감소시킨다. 또한 이런 동물은 glucocorticoids hormone level 증가 억제와 oxidative stress에 대한 저항이 증가한다. 이 두 가지가 수명을 짧게 한다. 절식은 여러 가지 특별한 성격을 가지고 있다.

첫째로 생명을 연장하는 데 평균수명과 최대수명 모두를 포함한다. 40% 칼로리 제한은 50%의 평균수명과 최대수명을 가져온다. 둘째로 절식에 대한 수명 연장은 음식 먹는 양과 반비례한다. 셋째는 노화와 관련된 여러 질병의 빈도와 심한 정도가 절식으로 감소된다. 넷째 절식은 노화와 관련된 작용이 감소된다. 최종적으로 노화와 관련된 생식기능과 일반적인 효력(기능)을 절식 등에서 판단기준으로 삼을 수 있다.

2) 항산화제 급여

절식이 free radicals에 근거를 둔 oxidatvie stress theory of aging을 확신하여 주고 또한 잘 지지해 준다. 절식하는 동물이 항산화 능력을 나이에 따른 산화 손상과 변경을 줄여준다. 예로 glycation, mitochondrial DNA alteration과 lipid peroxidation 등이다. oxidative stress에 민감한 mitochondria는 좋은 예이고, mitochondria membrane을 유지하여 ADP/ATP translocase, respiration과 cytochrome c oxidation을 원활하게 한다. 더 나아가선 먹이를 절제한 동물에서 mitochondria의 Ca^{++} permeability를 감소시키고, 항산화 효소인 glutathione S-transferase와 peroxidase의 활성이 증가하고 serum iron ferritin 양이 여러 organs에서 감소한다. 아직 명확하게 다 밝혀지지는 않았으나 절식이 membrane 안정화하는 것과 항산화작용은 세포 수준에서 산화과정에서 일어나는 여러 현상을 막아준다고 설명할 수 있다.

Oxidative stress와 이 스트레스를 억제하는 항산화제를 첨가함으로써 이런 스트레스를 감소시킬 수가 있다. 근래에 free radical spin trapping 물질로서 phenyl-butyl nitrone(PBN)을 이용하여 superoxide와 hydroxy radicals을 잡는 작용을 한다. 이런 작용으로 수명이 10~20% 연장되고, 또한 기억과 인지 능력이 유지되는 등 효과가 있다. 아직 PBN 처리가 다른 생리현상을 감소시키거나 질병과정을 감소시키는 증거가 아직은 밝혀지지 않았다.

항산화제를 음식에 첨가하였을 경우 몇 가지 평가되어야 할 사항이 있다.

① 흡수 정도
② 혈액에 항산화 물질의 유지
③ 세포막 운반
④ 항산화의 세포 내에서 규제
⑤ 여러 항산화의 보완작용
⑥ 어떤 생리조건에서 항산화제가 pro-oxidants로 변화 등이다.

일반적으로 세포내의 redox balance를 유지하기 위해서는 신체는 외부적인 항산화제에 대응하여 방어기전을 가지고 있다. 예로서 비타민 C를 많이 먹으면 비타민 E의 흡수가 줄어든다. 항산화제는 총체적인 항산화 작용을 방해하지 않고 산화에 의한 손상을 방지하는 것이다. 근래에 절식(dietary restriction) 연구는 redox balance에 별 영향을 주지 않고 항산화작용을 증가시키는 것으로 나타났다.

3) Hormone의 항노화 작용

나이가 들어가면서 hormone의 양이 감소하는데, 이 부족한 hormone을 재충전하면 노화를 방지할 수 있다는 논거이다. Hormone 처리는 1990년대에서 노화와 관련된 여러 퇴화기능에 많이 사용하였다.

4) 성장호르몬

60세가 넘은 남자에게 성장호르몬을 주면 lean body mass가 증가한다. 6개월 처리 한 후에 IGF(insulin like growth factor)는 젊은 사람과 같은 수준으로 증가하는데, lean body mass는 8.8% 증가하고, 지방은 4.4% 감소하며, 살결의 두께는 7.1% 증가하였다. 이런 결과는 단기적인 것인데, 장기적으로 복용하였을 때 부작용은 어떻고 얼마동안 복용하여야 젊음을 유지할 수 있는지 등이 아직 검증되지 않았다. 여기에 남자의 경우 남성 호르몬인 testosterone을 투여하는 것이 여러 면에서 흥미가 있다.

5) Estrogen

여성 호르몬인 estrogen 투여는 폐경 이후에 골다공증을 방지하는 가장 성공적인 호르몬이다. 폐경 이후에 나이든 여자 분들에게 있어서 치매(vascular dementia or alzheimer's disease)를 방지한다. 이와 같은 estrogen에 의한 뇌의 기능은 acetyl-choline transferase란 효소를 증가시켜 신경전달물질의 합성을 촉진한다. 더 나아가선 estrogen이 심장질환을 방지하는 것은 plasma HDL(high density lipoprotein)을 증가하여 cholesterol 양을 줄인다.

Estrogen이 lipids 양을 줄이는 것이 30% 정도 심장질환을 예방하지만 더욱더 이 호르몬이 nitric oxide synthase란 효소를 증가하여 혈관을 확장하는 것이 중요한 작용을 한다. 또 다른 estrogen의 작용 방지는 PGI2을 생산하여 혈관을 확장시키고, 혈관을 수축시키는 thromboxane을 감소시킴으로써 심장 질환을 방지하는 것이다. 그래서 이런 좋은 효과로 estrogen이 노화를 방지하는 것은 어느 정도 보장이 된다. 그러나 estrogen 섭취에 대한 여러 가지 부작용을 줄이는 방법이 중요하다.

6) DHEA

Dehydroepiandrosterone(DHEA) 양은 성인이 되어서 가장 높고, 나이가 들면서 점점 감소한다. 현재 DHEA의 생리적인 역할은 잘 규명되지 않았다. 그러나 이런 불확실한 중에서도 DHEA는 항노화 물질로서 노화와 관련된 퇴행성 질환을 예방하는데 큰 도움을 주리라고 본다. 퇴행성 질환이란 인지기능 저하, 골다공증, 면역 감소와 암 등을 들 수 있다.

이와 같은 대부분의 연구는 쥐를 가지고 한 것이며, 인간에 실험한 것은 몇 건 되지 않는다. 쥐는 DHEA의 양이 아주 적고, DHEA가 먹이를 줄이는 등에 대한 여건들을 고려하지 않은 점이 인간에게 투여하였을 때 동물실험과 같은 기대를 하기에는 아직 미흡하다. 그리고 DHEA는 steroid hormone을 합성하는 중간물질로서 testosterone 등의 steroid hormones도 생산할 수 있다. DHEA를 사용하였을 경우 insulin 감도가 좋아지고, plasma lipid 변화가 있으며, 치매에 대하여 어느 정도 효과가 있다.

DHEA의 효과는 central nervous system과 심리적인 건강(well being)에 대한 지속적인 결과에서 오는 것으로 본다. 건강에 좋은 것과 관련된 DHEA의 효과는 행동과 기분 등으로 많은 연구가 진행되고 있다. 아마도 신경전달물질인 catecholamine과 serotonin에 관여할 것으로 추측한다. 여기서 DHEA가 뇌에 작용하면 뇌에 DHEA가 생산되는지 등은 잘 모르고 있다. 뇌에 DHEA가 작용하는 부위와 DHEA receptor 등이 연구가 되어야 할 것이다. 이 물질이 항노화물로서 인정되려면 동물과 인간에게 종합적인 연구를 하여 효과를 규명하는 것이 선행되어야 할 것이다.

7) Melatonin

Pineal grand에서 생산되는 melatonin은 circadian(24시간 주기) 형태로 분비가 된다. 이 호르몬의 생산은 나이에 따라 감소된다. 노화에 대한 이 호르몬의 연구는 circadian rhythm과 관련되어 간접적으로 시작되었다. Circadian rhythm을 변경하는 것이 노화억제와 어떤 관련이 있는지 여러 논란이 있었으나 아무튼 근래에 melatonin은 호르몬이나 신경전달물질로서 작용하기보다는 노화와 관련된 항산화제와 면역증강제로서 사용할 수 있다는 놀랄만한 보고가 있다. Melatonin은 항산화제로서 peroxy radicals을 비타민 E보다는 더 강력히 잡아주고 있어 생체 내에서 산화 손상을 방지할 수 있다.

이와 같은 역할을 증명하는 것으로써 melatonin이 membrane을 안정화한다. 이런 여러 연구 결과를 보면 호르몬에 의한 생리작용의 회복이 노화를 방지할 수 있을 것으로 본다. 그러나 다른 항노화 호르몬과 같이 해결해야 될 문제가 많다. 그래서 수명 연장과 건전한 노화에 대한 호르몬 작용은 최종적인 목적과 당장에라도 효과적인 치료라 할 수 있다. 호르몬을 투여하였을 경우 장점은 무엇이고, 부작용 즉 위험부담은 어느 정도이고, 이런 호르몬의 처리가 대사작용에 미치는 등 좀 더 자세한 여러

면을 살펴보아야 할 것으로 본다. 더욱더 이런 호르몬의 장기 복용에 따른 전체적인 호르몬의 균형과 종합적인 생리적인 균형이 아주 잘 평가되어야 한다. 이러한 관점에서 최적의 호르몬의 양을 알아내고, 노화에 따른 더 많은 연구가 되어야 한다.

6. 일반적 노화 방지법

1) 음식 섭취량을 감소시킬 것

절제된 음식섭취 특히, 에너지의 섭취 감소는 대사율을 느리게 하므로 성숙을 지연시켜 노화를 방지한다. 성적인 성숙이 빠를수록 일직 노화현상이 발생한다. 칼로리 섭취문제는 호르몬과 면역계에 영향을 미치므로 노화와 연관성이 많다.

실제로 한국인의 성인 남자는 칼로리 권장량이 2500 kcal, 여자는 2000 kcal로 되어 있으나 이것보다 조금 적게 섭취하는 것이 장수하는 데 도움을 준다는 이야기가 된다.

2) 가능한 한 낮은 체온을 유지할 것

냉혈동물처럼 정상 체온보다 조금 낮게 체온을 유지하면 수명이 연장된다. 그러나 인간의 체온은 거의 일정하게 36～37도에서 유지되고 있으므로 가능한 한 난방기구 사용 혹은 옷을 겹겹이 입은 상태 등에서의 인위적인 체온상을 피하는 게 좋다.

3) 유전자 조작(Cloning)

노화된 세포에 젊은 세포를 이식시켜 새로운 어린 핵이 분화하도록 유전자 조작을 해서 젊은 조직이 다시 분화하도록 하는 방법이 있으나 아직 현실적으로 적용하는데 어려움이 있다.

4) 사망호르몬(Death-Hormone)의 탐색

사망호르몬(Death-Hormone)을 분비할 것으로 보이는 내분비선을 절제하는 방법이 있다. 실험에 의하면 뇌하수체 내분비선을 제거한 경우의 쥐가 장수한다는 보고가 있는데, 뇌하수체가 사망호르몬을 분비할 것이라고 추측되고 있다.

5) 정신적, 육체적인 운동을 할 것

계속적인 생체리듬과 생리현상의 유지를 위해 정신적·육체적으로 운동을 하는 것이 절대적으로 필요하다. 가장 적극적인 노화 방지법 중의 하나가 이것이다.

6) 적절한 영양소를 섭취할 것

수명을 연장시키는 근본적인 문제는 적절한 식품에 따른 영양관리를 어떻게 하느냐에 크게 좌우된다.

7. 식품과 영양적인 노화 방지법

1) 비타민(Vitamins)

(1) 비타민 A(β-carotein)

비타민 A는 Free radical을 중화시켜 폐암 및 위암과 같은 암에 항암작용을 하며, 암 방지에 효과가 있다.

(2) 나이아신(Niacin)

현재까지 밝혀진 것 중에 콜레스테롤 및 중성지방(T.G) 수치를 낮추는 가장 강력한 것으로 알려져 있으며, 심장질환(Heart-Attack)과 동맥경화를 방지한다고 보고되고 있다.

(3) 비타민 B_6(Pyridoxine)

뇌의 신경전달물질에 작용하여 유아의 구토, 경련방지 및 신경기능 유지에 효과가 있으며, 면역기능을 강화시켜 특히 피부암의 일종인 흑색종(Melanoma)의 방지효과가 있다. 그러나 이 비타민은 다량 복용 시 신경조직에 손상을 주므로 다량 복용은 금물이다.

(4) 판토산(Pantothenic acid)

최근 류마티스성 관절염(Rhematoid Arthritis)에 치료효과가 있는 것으로 보고된 적이 있으며, 동물실험에서 투여 시 생명이 연장되었다고 한다.

(5) 비타민 C(Ascorbic acid)

항산화제로 널리 알려져 있으나 인체 암 예방효과에 대해서는 아직 입증이 되어 있지 않다. 암 유발물질로 알려져 있는 체내 nitrosamine의 생성을 차단하고, 체내 면역기능을 강화해 주는 효과가 있다.

이밖에도 혈액응고 억제, 상처회복 증진, 체내 생명현상을 위협하는 흡연이나 공해의 피해를 줄이는 효과를 가지고 있다.

(6) 비타민 E(α-Tocopherol)

비타민 C와 같이 항산화 효과를 가지고 있으며, 이는 무기질 중 셀레늄(Se)과 복합적으로 작용해 암 방지 상승효과를 가지기도 한다. 또한, 심장질환 및 혈액응고를 방지하는 것으로 알려져 있으며, 최근 연구에 따르면 유방암 발생을 억제시킨다고 보고되었다.

2) 무기질(Minerals)

(1) 칼슘(Calcium)

칼슘은 노인, 폐경기 이후의 여성, 섬유소를 많이 섭취한 사람, 임산부, 알루미늄을 포함한 위산 과다 약복용자, 과다 음주자의 경우에 결핍되기 쉽다. 이와 같이 칼슘이 결핍된 사람에게서는 뼈 밀도(bone density)가 낮아지고, 골절이 쉽게 일어나는 골다공증이 되기 쉽다. 이외에도 칼슘은 심근수축을 도와 고혈압을 낮추는 치료효과를 가지고 있다.

(2) 크롬(Cr)

크롬은 나이가 듦에 따라 적어지는 당내성(Glucose tolerance)을 높여주는 효과가 있다. 하지만 당뇨치료에 영향을 주는지는 아직 의문으로 남아 있다.

(3) 구리(Cu)

항산화 기능을 가지고 있어 항암효과가 있는 것으로 동물실험을 통해 보고되고 있다. 이외에도 구리는 심장질환 예방에 기여를 하며, 소염작용도 가지고 있어 신경통 치료에 유효할 것으로 기대되고 있다.

(4) 철(Fe)

철분이 결핍되면 체력, 지구력, 학습기능, 활동성 등이 저하되며, 빈혈 발생이 우려되므로 충분한 철분 섭취가 필요하다. 철분은 항산화 기능이 있으며, 세포면역을 강화시켜 질병 저항효과를 증진시킨다.

(5) 마그네슘(Mg)

마그네슘은 운동선수, 노인, 임신부 등에게 결핍되기 쉽고, 심장질환 예방효과가 있다. 그리고 마그네슘은 칼슘과의 균형을 이루도록 하는 것이 중요하다. 그렇지 않으면 심장조직 손상, 심장마비, 심장박동 불규칙 등의 부작용이 생길 수 있다.

(6) 망간(Mn)

뇌와 신경조직 질환을 예방하는 효과가 있다.

(7) 몰리브덴(Mo)

결핍 시 중국에서는 식도암이 되는 것으로 알려져 있다.

(8) 셀레늄(Se)

셀레늄은 항산화제로서 노화를 억제하는 효과가 있고, 암 예방 및 심장질환 예방과 밀접한 관련이 있는 것으로 입증되고 있다. 토양의 셀레늄의 양은 혈액 속의 셀레늄 양과 상호 관련성을 갖고 있는데, 우리가 먹는 채소와 과일을 통해 토양 속의 무기물인 셀레늄을 섭취하고 있기 때문이다.

토양 셀레늄이 낮은 지역에 사는 미국 조지아 주는 특히 토양 셀레늄이 지극히 낮아 심장마비 발병률이 가장 높은 지역으로 꼽히고 있다. 혈청 셀레늄이 낮은 경우 5년 후 암 유발 가능성을 추정할 수 있는데, 특히 위함, 식도암, 직장암, 전립선암, 유방암 등의 유발과 연관이 많다. 셀레늄은 너무 많은 양을 섭취하면 독성이 있으므로 주의를 요한다. 비타민 E와 함께 복용하면 노화 방지에 상승효과가 있다. 이것은 과산화물에 의한 세포막의 손상을 방지하는 효과를 셀레늄이 가지고 있기 때문이다. 이외에도 적혈구 보호, 성장촉진, 생식률 상승효과 등이 있다.

(9) 아연(Zn)

노화가 진행됨에 따라 면역기능이 떨어지는데, 아연을 투여하면 혈액 내의 면역에 관련하는 T-림프세포가 증가하여 항체기능을 증진시켜 면역기능이 유지된다. 이외에도 상처회복 증진 및 불임치료 기능이 있으며 암, 당뇨, 신경통 등의 예방효과가 있다.

3) 아미노산(Amino acids)

(1) 아르기닌(Arg)

성장호르몬의 촉진, 근육양의 증가, 지방소모 촉진, 상처회복 촉진, 면역기능 강화 등의 효과가 있고, 동물실험을 통해서 항암효과도 있는 것으로 밝혀졌다.

(2) 시스테인(Cys)

항산화 효과, 독성물질로부터의 보호효과, DNA 손상회복 증진효과 등의 기능이 있다.

(3) 타이로신(Tyr)

정신 우울증 치료 효과가 있고, 트립토판(Trp)은 진통효과가 있는 것으로 알려져 있다.

4) 핵 산

노화방지와 수명연장을 위해서 DNA 혹은 RNA를 입을 통해 먹는 것은 목표 조직에 도달하기 전에 소화관 내에서 파괴가 되므로 효과가 없다. 인공핵산인 poly a/poly u를 주사한 경우 유방암 수술환자의 수명을 연장시키고 면역기능을 상승시킨다.

5) 지 방(Lipids)

(1) 레시틴(Lecithin)

신경전달물질에 영향을 주어 기억력 증진에 도움을 주며, 진전된 치매 질환(Alzheimer's Dosease)의 개선에 효과가 있다.

(2) 콜 린(Choline)

신경전달물질과 연관이 있으며, 정맥주사 시 혈압을 낮추는 효과가 있다.

(3) EPA(Eicosa Pentaenoic Acid)

EPA는 생선 기름에 많이 함유되어 있는 긴 사슬의 지방산으로서 심근수축, 혈액응고 방지 등의 효과가 있는 Prostaglandin 합성의 전구물질로 이용된다. 생선, 물개, 고래 등을 주식으로 하는 그린란드 에스키모의 경우 심장질환 증세가 매우 낮은 것은 EPA 섭취 효과에 기인하는 것으로 보인다.

(4) 감마 리놀렌산(Gamma Linoleic Acid)

EPA와 마찬가지로 GLA도 심장질환 발병을 낮추는 효과가 있으며, 이것에 관해서는 더 많은 연구가 진행되어야 한다.

(5) 이노시톨(Inositol)

당뇨 및 말초신경마비 감소효과 외에 심장 보호효과와 연관성이 있다.

6) 기 타

(1) 섬유소(Fiber)

결장(colon) 및 직장(Rectum) 암, 당뇨에 유효하며, 혈청 콜레스테롤치를 감소시킨다. 이외에도 체중조절 효과가 있기 때문에 비만 다이어트로서 활용되고 있다.

(2) 마늘

혈청 콜레스테롤을 감소시키며, 항암작용이 있다.

(3) 인삼

인삼은 생리적 작용을 증진시키고, 면역촉진효과 및 에너지 증폭효과가 있다. 그러나 과다 섭취 시 인삼남용 신드롬(Ginseng Abuse Syndrome)에 의해 혈압이 상승되고, 피부가 각질화 되며, 설사를 유발하게 된다. 이외에도 인삼은 분위기를 증진시키고, 면역촉진효과 및 에너지 증폭효과가 있다.

(4) 항산화제(Superoxide Dismutase)

항산화제 및 항노화제로 쓰인다. 그러나 경구투여 시는 소화효소에 의해 파괴가 되므로 효과가 없다. 그러므로 주사재로 구리와 아연 및 SOD 복합제인 Orgotein이 사용되고 있다. 이것은 신경통에 유효한 것으로 보이며, 암세포 이식동물의 수명을 연장시키는 효과가 있다.

(5) 알로에 베라(Aloe Vera)

소염제, 화상치료, 피부질환 치료효과가 있는 것으로 알려지고 있다.

(6) 요쿠르트균(Acidophilus)

장 박테리아의 생태계 균형개선에 도움을 준다. 특히 항생제 사용자에게 더 효과가 있다.

(7) 벌의 화분

노화와 관련하여 아직 구체적 효과는 입증이 되지 않고 있다. 노화를 방지하기 위해서는 항산화 작용, 호르몬의 노화억제, 음식의 조절과 적당한 운동을 들 수 있고, 더 나아가서는 노화유전자를 찾아서 대책을 세우는 일일 것이다. 노화가 되는 원인과 노화과정 등이 여러 면에서 일어나고 있기 때문에 아무도 한 가지 방법으로 노화예방과 노화과정을 막을 수 있다고 보지 않는다. 앞으로 노화에 대한 연구는 나이에 관련된 쇠약 현상의 위험요소를 줄임으로써 노화를 천천히 오게 하거나 노화 관련 질병의 발생을 줄이는 방향이라고 본다.

8. 노화의 형태 변화(피부)

8.1 표피의 분자합성

피부노화의 가장 주요한 요인은 피부 상층인 표피 세포간의 분자합성이다. 이 노화 인자들은 직접 또는 간접적으로 콜라겐을 흡수하는 효소(collagenase)를 분비하게 하고, 활성산소를 반응하게 한다. 그 결과 피부를 지탱하는 구조가 천천히 붕괴되어 주름과 같은 눈에 띄는 변화가 나타나게 된다.

8.2 자연적인 현상

피부노화는 시간의 경과에 따른 인체의 신진대사 과정에서도 자연스럽게 진행된다. 여러 요인 중에서 글리케이션이라 알려진 반응은 글루코오스(혈당)가 단백질과 결합하는 현상인데, 이 때 콜라겐도 포함하여 결합될 수도 있다. 이것은 콜라겐의 고분자 조립을 어렵게 하고, 콜라겐이 정상적으로 형성되지 못하게 한다. 이러한 자연적인 콜라겐의 감소는 피부악화에 상당한 영향을 미치게 된다.

8.3 스트레스

중력과 같은 힘에 의한 신체에 대한 지속적인 압박은 피부에도 영향을 준다. 중력은 세포가 형성하는 구조에 지속적인 압박을 가하여 세포의 미토콘드리아에 의한 과산화기의 생성을 유발한다. 이것은 활성산소에 의한 손상으로 이어지고, 결국 콜라겐의 수치감소로 나타난다. 반면 중력과 같은 신체적 스트레스 이외에도 정신적인 스트레스 역시 피부노화에 영향을 줄 수 있다.

8.4 자외선의 노출

장기간 태양의 자외선 노출 역시 피부노화를 가져온다. 과거에는 그을린 구릿빛 피부는 건강의 상징이었으나, 현재는 대기층 위의 오존층의 변화로 태양에서 나오는 자외선의 영향은 그 전보다 훨씬 위험해졌다. 자외선에 노출된 피부는 단백질, 지질, DNA와 같은 물질을 산화시키는 활성산소가 발생하는데, 이는 세포의 구조를 손상시키고 항산화 능력을 떨어뜨린다. 또한 콜라겐은 활성산소에 의한 손상을 쉽게 입어 크로스링킹이라는 현상으로 경직되고, 활동이 저하되기 쉽다.

생리적인 노화는 성장 정지와 연관된 기능적 능력에서의 점진적인 퇴행을 의미한다. 생리적 노화의 일반적인 성향은 보유능력의 상실이다. 유전, 환경, 생활양식, 영양섭취 등이 모두 생리적 노화에 영향을 미치며, 생리적 노화는 남녀 모두 비슷하다.

8.5 피부노화와 주름이 생기는 이유

피부노화와 주름이 생기게 되는 원인에는 생리학적 과정의 끝없는 이유를 동반하는 매우 복잡한 과정이라 할 수 있다. 이 피할 수 없는 노화를 막아내거나 최소화시켜 준다고 주장하는 현실과는 거리와 먼데, 그 이유는 '노화' 과정이란 그 자체가 매우 복잡하고 난해한 문제이기 때문이다. 피부는 그 자체로도 수많은 방법으로 늙어가게 된다. 식물 추출액이나 비타민을 피부에 사용한다고 해서 노화를 촉진시키는 수많은 원인들을 모두 해결할 수는 없다.

외부에서 발생한 일련의 요소들(태양 손상, 공해, 활성산소 피해, 연기)과 내부에서 발생한 요소들(유전학적으로 결정된 세포 형성, 연대순에 따른 노화, 호르몬 감소, 면역 활동 억제)이 우리가 나이든 피부라고 말하게 되는 이유라고 할 수 있다. 단지 산소 고갈, 활성산소 피해, 콜라겐 파괴, 감소된 세포 전환, 세포 이상 형성, 감소된 지방 용적, 세포간의 결함, 유전학적으로 미리 결정된 세포활동 정지, 호르몬 손실 등만이 피부노화의 영향을 미치는 것은 아니다.

이러한 문제를 보다 객관적으로 봄으로써 우리의 피부에 어떠한 현상이 일어나는지, 그리고 이러한 현상에 대한 치료를 위해 할 수 있는 일이 무엇인가를 이해하도록 도와줄 것이다. 그리고 어떻게 해서 주름제거 제품 회사들이 그러한 주장을 펼치고 있는지, 그리고 그러한 주장이 사실이 될 수 없는지를 통찰하는 것은 우리의 피부 뿐 아니라 예산에 이득을 주게 될 것이다. 예를 들어 피부의 구조를 지지하는 콜라겐과 엘라스틴이 계속되는 햇빛의 노출로 인해 파괴될 때, 이러한 콜라겐과 엘라스틴은 나이가 들게 되면서 유연성을 잃게 되고 더 단단해 지게 된다. 즉 피부가 유연성을 잃게 된다는 뜻이다. 어떤 제품들은 오직 콜라겐을 촉진시키거나 엘라스틴만을 개선한다고 한다. 이것은 집을 지을 때 아무런 기초 없이 대들보로만 집을 짓는 것과 다를 바 없다. 이는 다른 하나가 없이는 둘 다 생존하지 못하는 원리와도 같다.

피부에 영향을 미치는 모든 요소, 즉 내부적 유전적인 요소와 외부적 환경적인 요소를 평가하려 한다. 예를 들면 나이 든 피부와 젊은 피부간의 두드러진 차이점은 젊은 피부가 나이 든 피부보다 표피에 더욱 많은 지방세포들을 가지고 있다는 것이다. 이것이 나이든 피부가 젊은 피부보다 투명하고 얇게 보이는 이유이다. 또한 30 파운드, 또는 그 이상의 몸무게가 더 나가는 사람이 더 적은 주름을 가지는 이유이기도

하다. 그리고 이유는 확실히 알려지지는 않았으나, 피부 내층을 지지하는 지방조직이 감소한다는 사실에도 불구하고 우리가 나이가 들어감에 따라 피부는 성장과 확장을 계속하게 된다. 이것이 바로 피부가 쳐지기 시작하는 이유이다. 너무 많은 피부가 생성되지만, 이를 지탱할 충분한 뼈(뼈 또한 나이와 함께 약화된다)나 지방이 충분히 존재하지 않는 것이다. 이와 동시에 얼굴 근육들이 그 형태와 탱탱함을 잃고 쳐지게 되는 것이다.

이외에도 나이가 들어감에 따라 감소하게 되는 피부의 특정 성분들이 있다. 세포 사이에 존재하는 수분 유지 요소들이나 표면을 개선시키는 요소들, 예를 들면 세라미드(ceranides), 히알루론산, 폴리사카린, 글리세린 등 그 외에 다른 많은 요소들이 고갈되어 다시는 생성되지 않게 된다. 뿐만 아니라 피부 지탱 구조 성분들과 콜라겐, 엘라스킨은 약해지고 손상된다. 또한 나이가 든 피부는 젊은 피부보다 더욱 알레르기 반응이나 염증 등에 더욱 민감해지는데, 이는 약한 면역체계 때문이라 할 수 있다.

보다 깊은 분자 단계에서 볼 때, 피부 세포의 재생산을 위한 DNA와 RNA 유전적 전달체의 속도가 느려지고, 이러한 세포들의 재생산을 멈추게 된다. 이러한 변화는 세포를 비정상적으로 만들게 되며, 피부의 촉감을 변화시키고, 세포가 수분을 유지하는 것으로부터 방해하게 된다. 이것이 바로 나이가 든 피부일수록 건조해지는 이유라고 할 수 있다. 피부의 DNA와 RNA 내에서의 변화는 다양한 이유에서 일어나게 된다. 이러한 이유에는 태양으로부터의 손상 결과, 그리고 시간의 흐름에 걸친 피부 세포 내에서 생기는 활성산소 손상에 의한 염증반응의 결과와 같은 유전적인 이유를 들 수 있다.

노화에 대한 이러한 수많은 요인들을 타겟으로 자연스럽게 노화를 감소시켜 주는 효과가 있다고 주장하는 수많은 화장품 성분들을 보아왔을 것이다. 콜라겐, 엘라스틴, 세라마이드, 히알루론산, 폴리사카린, DNA, RNA, 그리고 이 외의 다른 피부 성분들이 주름방지 크림의 함유물로 유명하다. 스킨케어 제품에 콜라겐과 엘라스틴을 함유시키는 것은 설득력이 있는 것처럼 들리겠지만, 이 두 성분 모두 수분을 공급하는 성분으로써는 작용할 수 있으나 콜라겐과 엘라스틴을 피부에 결속시킬 수는 없다. 세라마이드나 히알루론산과 같은 성분들은 피부 세포내 구성을 지탱하는 것을 돕는 작용을 한다.

훌륭하면서도 오래 된 글리셀린 또한 피부 세포층 사이에서 풍부하게 존재한다. 이러한 글리셀린은 피부가 더 좋게 느껴지도록 돕게 되나, 화장품 산업에서는 글리셀린에 대해 비교적 많은 의견을 내놓지 않는다. 그 이유는 특색이 있다고 하기엔 너무나 평범하기 때문이다. 안타깝게도 화장품 산업에서는 "피부가 잃었던 것을 다시 되찾아 드린다."라는 어구를 사용하기 좋아하며, 이러한 어구들은 화장품 성분들이 영구적인 방법으로 피부 구성에 영향을 줄 것이라고 믿도록 만들게 된다. 하지만 이러한 주장들은 현실과는 매우 차이가 있다. 다시 말해 화장품을 통해 노화를 막을 수는 없으며, 이러한 노화를 줄이기 위해 매일 사용되는 스킨케어로는 충분하지 않다는 것이다. 유명 탈랜트나 배우들의 얼굴 피부가 탱탱하게 늙지 않았다는 표현은 매일 화장품을 사용하여 피부를 보호했다는 것보다 피부노화를 막기 위한 피부 관리를 잘 했다고 보면 될 것이다.

제 5 장

피부질환

1. 화장독 트러블

1.1 자극성 접촉 피부염

화장품 내 자극을 일으킬 수 있는 농도가 높기 때문에 누구에게나 일어날 수 있는 반응으로 화장품을 바른 즉시 그 부위가 화끈거리면서 따가운 증상이 나타나는 것이 특징이며, 다른 화장품과 섞어 농도를 묽게 해서 사용하면 자극 반응이 차츰 없어지는 것이 대부분이다. 이런 자극성 접촉 피부염을 겪어본 사람은 확률적으로 다른 사람들보다 피부가 약한 경우가 많으므로 강한 알코올 화장수나 아스트린젠트 등 피부에 강한 자극을 줄 수 있는 화장품은 피하는 것이 좋다.

화장독에서 이 둘의 구분은 중요한 문제인데, 이 구분에 따라 처치방법 및 예방법이 달라지기 때문이다. 다음은 이 둘을 구분할 수 있는 테스트 방법으로

① 화장품을 사용한 즉시 짧은 시간 내에 따갑고 가려운 느낌이 든다.
② 화장품을 바른 부위에만 증상이 나타난다.
③ 부풀어 오르지는 않지만 붉은 증상이 생긴다.
④ 평소에 비해 유난히 각질이 많이 생긴다.
⑤ 화장품 사용을 중단했더니 점차 따가운 증상이 줄어들었다.
(해당 사항 3개 이상이면 자극성 접촉 피부염)

1.2 알레르기성 피부염

같은 화장품을 사용해도 다른 사람에게는 나타나지 않는 반응이 특정 사람에게만 피부 트러블을 일으키는 경우이다. 화장품을 바른 즉시는 발생하지 않고 며칠이 지난 후나 심지어 2주 이후에 반응이 생기는 것이 특징이다. 화장품을 바른 부위에만 증상

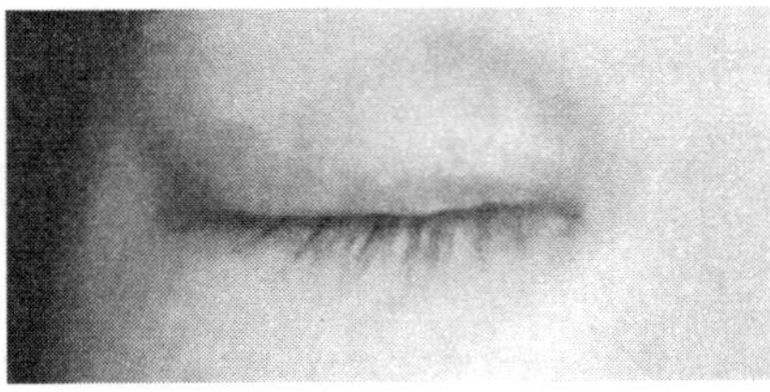

그림 5-1 알레르기성 접촉 피부염(화장독)

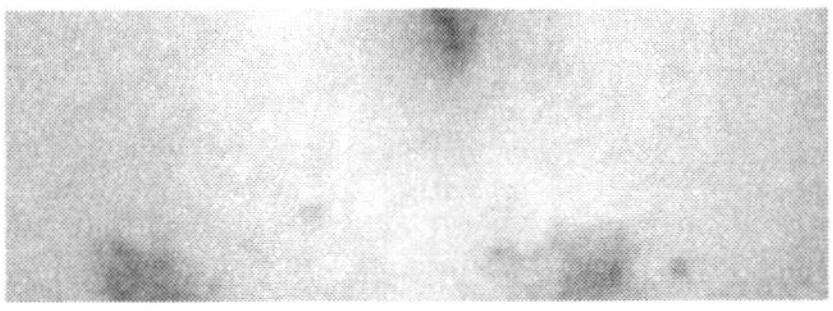

그림 5-2. 알레르기성 접촉 피부염(니켈)

이 생기는 것이 아니라 그 주변 다른 부위로 번져 증상이 함께 나타난다. 가려운 증상부터 심하면 물집이 생기고, 진물이 날 정도로 발전하는 경우가 많아 피부과 치료를 받아야 하는 경우가 있다.

화장품을 사용한 지 2주 정도 지나 가려운 증상이 시작된다.

① 좁쌀 같은 작은 물집이 생긴다.
② 화장품을 바른 부위뿐 아니라 그 주변에도 증상이 번진다.
③ 그 화장품을 바르지 않아도 증상이 오래도록 지속된다.
(해당 사항 3개 이상이면 알레르기성 접촉 피부염)

1.3 화장독 치료법

1) 얼음물로 냉찜질

단지 붉고 따가운 증상만 나타나는 경우엔 화장품 사용을 줄이고, 얼음물이나 차게 한 오이 등으로 냉찜질을 해주면 증상을 완화시킬 수 있다. 냉찜질 후에는 예전부터 사용하던 크림류의 화장품을 발라준다.

2) 다른 화장품과 희석해서 사용

화장품 사용 후 즉시 빨갛게 부어오르거나 따끔거리는 자극 반응 화장독일 경우, 화장품의 양을 줄이거나 다른 화장품과 섞어 그 농도를 묽게 해서 사용하는 것이 방법이다. 하지만 그 증상이 계속된다면 자극 반응이라기보다는 알레르기성 반응일 경우가 크므로 피부과의 진료를 받도록 한다.

3) 병원에서 첩포검사

단순한 자극 반응이 아닌 알레르기 자극으로 인한 트러블일 경우에는 소량을 사용하더라도 재발하기 때문에 사용을 중단하는 것이 가장 안전하나, 해당 알레르기 물질을 찾아내어 근본적인 원인을 제거할 수 있는 첩포검사를 통해 그 물질이 들어 있지 않은 화장품을 골라서 사용하는 것이 가장 근본적인 해결책이다.

1.4 화장독 예방하는 습관

1) 화장품 선택에 깐깐해지자

화장품 뒷면에 표시되어 있는 구성 성분을 반드시 확인해야 된다. 특히 수입 브랜드 화장품일 경우 수입 유통경로와 제조 년 월일, 유통기한까지도 꼼꼼하게 확인해보는 자세가 필요하다.

2) 피부에 물리적인 자극을 줄이자

사우나를 즐기며 때를 밀거나, 세수할 때마다 얼굴의 각질을 제거한다든지, 일주일에 몇 번씩 디프 클렌징 팩을 한다든지 하는 습관은 금물이다. 민감한 피부는 이런 자극을 받으면 바로 피부염으로 발전한다.

3) 새 화장품 쓰기 전 테스트

얼굴에 바로 바르기 전에 팔 안쪽에 하루 2번씩 소량을 바른다. 일주일 정도 바르고도 붉어지거나 가려움증이 없을 때 얼굴에 바르는 것이 좋다.

2. 기 미

표피의 맨 밑의 층에는 멜라노사이트(melanocyte)라고 말하는 색소생성 세포가 있다. 멜라닌 생성세포는 멜라닌 생성자극 호르몬이나 자외선과 같은 외부 환경요인에 의해 자극을 받으면 멜라닌 색소를 왕성하게 생성하고, 주위의 세포로 이동하여 표피에 분포하게 되며, 이는 피부색이나 여름철 선탠닝에 의한 피부색 변화의 원인이다. 물론 이때 생성된 멜라닌 색소는 표피의 turn-over에 의해 각질 박리 시 같이 제거되어 겨울철에 본래의 피부색으로 돌아오게 되는데, 이러한 피부의 신진대사가 원활하지 못해 부분적으로 과잉 생성되거나 표피에 잔존하여 색소 반점의 형태로 나타나는 것이 기미이다.

기미는 피부와 경계가 불규칙하고 색도 똑같지 않다. 기미는 서서히 발생하고, 보통 좌우 대칭으로 나타나며, 남자에서도 생기지만 여성에게 많이 발생한다. 호르몬과 관계가 있음으로 사춘기 이전이나 폐경기 이후에는 생기지 않으며, 깊은 곳에 넓게 생기기 때문에 한번 발생하면 꾸준히 치료하지 않는 한 완전한 제거가 어렵다. 기미가 나타나는 부위는 주로 태양 광선의 노출이 잦은 얼굴, 그 중에서도 광대뼈가 튀어나온 부위인 뺨이나 이마, 윗입술 근처 부위에 잘 생긴다.

2.1 기미의 특징

기미는 체질적인 요인, 호르몬 자극, 자외선과 같은 여러 원인에 의해 불규칙한 모양, 다양한 크기로 나타나는 갈색 반점이다. 피부에 멜라닌 색소가 과다하게 침착되어 생기는 여자들의 기미는 좌우 대칭으로 나타나는 특징이 있다. 보통 20대 이후에 나타나 30, 40대 중년 여성에게서 흔하게 볼 수 있는 증상이다. 자외선 노출이 많은 뺨과 이마, 눈 밑 등에 멜라닌 색소가 집중적으로 착색된다. 이러한 기미를 방치하면 얼굴 전체로 번지기 때문에 초기에 치료하는 것이 중요하며, 치료는 일회성이 아니라 2～3개월 이상 꾸준히 지속해야 좋은 효과를 얻을 수 있다.

2.2 기미의 유형

색소가 얕게 깔린 표피형, 깊은 곳에까지 퍼져 있는 진피형, 표피와 진피 모두에 있는 혼합형으로 구분할 수 있다. 불행히도 우리나라 사람을 포함한 동양인에게는 진피형과 혼합형이 많다. 표피와 달리 진피까지에는 약의 침투가 충분히 깊게 되지 않기 때문에 진피형이나 혼합형 기미는 난치성 질환에 속한다.

2.3 기미의 종류

1) 처녀성 기미

주로 14～25세의 미혼여성에게 발생하고, 주로 위쪽 입술 주위에 발생한다.

2) 임신성 기미

임신하면 발생하고, 출산 후 2～3개월 후 소실된다.

3) 안검 기미

여성의 눈 주위에 안검이 흑색으로 변하거나 검게 흑반을 나타낸다. 20대에 발생하고, 생리 전후, 과로 등으로 악화된다.

4) 자궁성 기미

생식기 장애로 발생한다.

5) 악액성 기미

위장, 간장 질환, 결핵, 암이 있을 때 발생한다.

6) 외상성 기미

절상, 벗겨진 상처의 처치불량으로 발생한다.

2.4 기미의 원인

기미의 원인은 아직 정확하게 알 수는 없다. 그러나 노출의 계절인 봄과 여름철에 주로 발생하고 임신, 경구 피임약을 복용한 여성에게 많다는 사실로 미루어 햇볕의 자외선과 여성 호르몬이 기미에 관여하는 것으로 추정된다. 특히 피임약을 1～20개월 장기 복용하면 대부분 기미가 나타나며, 기미 발생과 지속기간은 피임약의 사용량과 기간에 비례한다는 연구 결과가 있다. 이는 피임약의 에스트로겐이 멜라닌 색소세포를 자극하고, 프로게스테론은 색소침착을 확대시키기 때문이다. 이밖에도 간 기능 장애와 위장질환, 스트레스, 수면부족 등도 기미를 악화시키는 원인이 되므로 충분한 휴식과 영양섭취 등 평소의 건강 유지가 기미를 예방하는 비결이다.

① 자외선
② 호르몬제나 경구피임약 복용, 임신
③ 스트레스

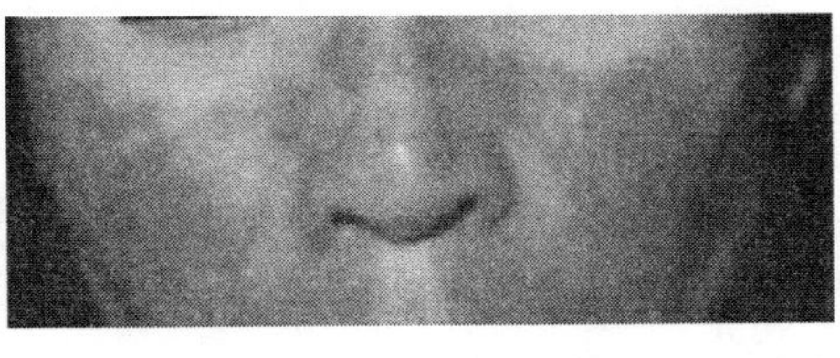

그림 5-3. 얼굴의 기미

④ 화장품이나 잘못된 외용약품 사용
⑤ 간 기능 장애
⑥ 과도한 피지
⑦ 유전적 요인 등의 주원인에 의해 기미가 발생한다.

2.5 기미의 치료

기미는 색소질환이기 때문에 멜라닌 색소가 피부의 어느 층까지 침착되었느냐에 따라 치료에 큰 차이를 보이게 된다. 기미 치료는 크게 피부 외용연고제와 피부 탈피술, 레이저 치료법의 3가지이다.

기미에 사용되는 외용연고는 피부에 표백 효과를 나타내는 하이드로퀴논 제제, 피부 각질을 용해시켜 기미를 완화시키는 비타민 A 유도체(레티놀) 등이 있다. 그러나 이 같은 연고제로 근본적인 치료는 어려워 보조요법으로 쓰인다. 현재 보편적으로 시술되고 있는 기미 치료법으로는 피부 탈피술과 레이저 요법을 들 수 있다.

1) 탈피술

화학약품이나 기구를 이용해 얼굴 피부의 표피부분을 한 꺼풀 벗겨내는 것이다. 따라서 약물의 농도가 높을수록 효과는 좋을 수 있지만 그만큼 피부 손상이라는 위험이 따르게 된다. 특히 개인의 체질에 따라 색소침착이나 화학물질에 대한 과민반응이 나타날 수 있으므로 전문적인 시술과 경험이 요구된다.

2) 레이저 치료

다양하고 적극적인 치료법으로 사랑받고 있다. 그러나 레이저 기기 모두가 기미 치료에 사용되는 것은 아니다. 자칫하면 시술 후 피부가 더 검게 되는 경우가 있기 때문이다. 따라서 레이저 기기의 선택이 중요한데, 주로 사용되는 기기는 치료자의 경험에 따라 효과가 다르기 때문에 반드시 충분한 상담을 거쳐 치료방법을 선택해야 한다.

기미를 치료하는 데는 무엇보다도 자외선을 차단하는 것과 색소침착을 제거하는 약제, 그리고 새로운 치료방법인 이온영동요법이 가장 중요하다. 치료과정은 상황에 맞춘 단계적 치료계획을 세워 꾸준히 치료하는 것이 효과적이며, 치료방법 한 가지를 단독으로 사용하기보다는 여러 가지 방법을 상황에 따라 적절히 이용한다.

2.6 기미 치료를 위한 숙지사항

1) 기미는 쉽게 없어지지 않는다.

기미를 치료하기 위해서는 먼저 단기간에 기미를 없애겠다는 생각을 버리고 꾸준히 노력하는 것이 무엇보다 중요하다. 기미가 언제부터 어떻게 생기기 시작했는지 또는 기미가 왜 심해졌는지를 자세히 관찰하여 원인을 찾아볼 필요가 있다. 원인을 알면 그만큼 치료도 쉽기 때문이다. 인체 내부에 기능장애가 있다면 내적인 치료와 외적인 치료가 병행되어야 할 것이다.

2) 색소침착이 깊을수록 치료효과도 늦어진다.

기미를 치료하는 데 있어 또 한 가지 염두에 두어야 할 것은 기미의 원인과 상태에 따라 치료 기간과 효과도 각기 다르다는 사실이다. 기미는 색소침착의 상태에 따라 피부 표면의 표피에 침착되는 표피형 기미, 진피까지 깊숙이 침착되는 진피형 기미, 표피와 진피에 침착되는 혼혈형 기미로 분류하기도 하는데, 표피에 엷게 낀 기미는 어렵지 않게 치료할 수 있으나 색소가 깊이 침착될수록 치료 기간도 오래 걸리고, 치료 효과도 빨리 나타나지 않는다.

2.7 기미 관리 7계명

1) 자외선을 조심하라.

기미의 가장 큰 원인은 햇빛 중의 자외선으로 밖에 외출 시에는 SPF(햇빛 차단지수)가 높은 햇빛 차단제를 바르고 그 위에 진한 화장을 하며, 창이 넓은 모자나 양산을 쓴다.

2) 피임제 복용을 중단하라.

임신과 마찬가지로 피임약 복용 시에도 여성 호르몬인 에스트로겐이 체내에 많아져 기미가 악화된다.

3) 스트레스를 피하라.

잠을 잘 못자거나 스트레스, 과로 등이 쌓이면 멜라닌 색소를 자극하는 호르몬이 분비되어 기미가 심해지므로 충분한 휴식을 취한다.

4) 피부의 만성적인 자극이나 피부염을 피하라.

자신에게 맞지 않는 화장품 사용으로 피부에 만성 습진이 생기면 기미뿐만 아니라 잡티도 생기므로 초기에 치료를 받아야 한다.

5) 약을 남용하지 마라.

몸의 다른 질환을 치료하기 위하여 먹는 약이나 피부 연고제, 심지어는 기미에 바르는 약에 의해서도 기미가 악화되므로 약을 사용할 때는 전문의와 상담하는 것이 중요하다.

6) 유해전자파에 노출을 피하라.

컴퓨터가 보편화되면서 단말기 앞에서 유해전자파에 장기간 노출된 여직원들에게 기미가 나타나는 현상이 증가하고 있다.

7) 비타민 C를 섭취하거나 바르라.

비타민 C는 미백효과뿐만 아니라 잔주름을 예방하므로 비타민 C가 많이 포함된 녹황색 채소나 과일을 많이 섭취하고 뜨거운 타월 찜질로 모공을 넓힌 후 오이, 사과, 키위, 오렌지 등 천연과일이나 채소를 이용해 팩을 한다.

3. 주근깨

주로 피부가 흰 어린아이나 여성들의 얼굴 피부에 다갈색의 깨알 같은 색소가 침착된 것으로, 참새 알이나 종달새 알의 껍질 색깔이 같다고 해서 작란반이라고도 한다. 직경 5 mm 이하의 암갈색이나 암적색 반점들이 들깨를 뿌린 듯 얼굴에 박혀 있는 주근깨는 불행하게도 집안 내력과 밀접한 관계가 있다. 다시 말해 유전적 소인이 있기 때문에 주근깨가 있는 가족들에게 잘 생긴다는 뜻이다. 특히 서양의 백인들같이 흰색 피부일수록 많은 것이 특징이고, 자외선에 노출되면 그 수도 늘어나며 심해지는 경향이 있다.

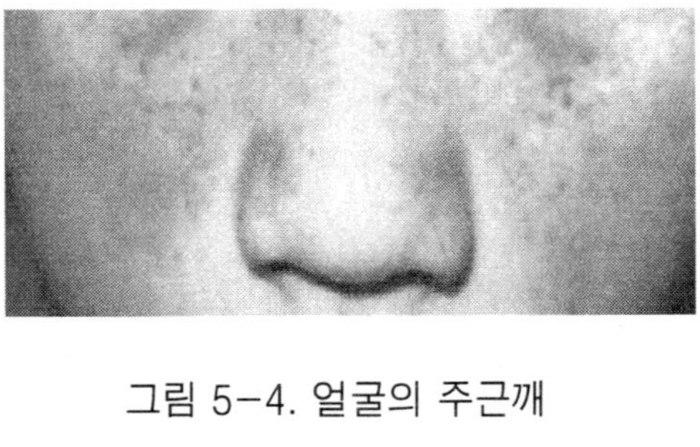

그림 5-4. 얼굴의 주근깨

서양인만큼 많지는 않지만 흰 피부를 가진 우리나라 여성 중에도 주근깨가 있는 사람이 의외로 많다. 주근깨에 대한 문화적 시각에는 큰 차이가 있어 서양에서는 대수롭지 않은 주근깨가 우리나라에서는 어린이들의 놀림감이 되기도 한다.

하얗고 맑은 피부를 선호하는 요즘 주근깨와 잡티는 맑은 피부의 천적일 수 있다. 주근깨는 뺨 부위에 대개 분포하는데, 그 이유는 뺨 부위의 색소 세포가 다른 부분의 색소 세포보다 훨씬 예민하기 때문이다. 주근깨는 피부 층에서 가장 위쪽에 위치함으로 치료만 받는다면 맑고 깨끗한 피부가 될 수 있다.

3.1 주근깨의 원인

1) 유전적 원인

10대의 사춘기 소녀나 20대 젊은 여성에게 비교적 많이 나타나는 주근깨는 색소성 피부질환으로 유전적 요소가 강하다. 태어날 때부터 주근깨가 생기는 유전자를 가지고 나왔기 때문이다. 대개 3세 이전부터 생기기 시작하여 사춘기 이후가 되면서 본격적으로 나타나기 시작한다. 대부분 주근깨로 고민하고 있는 사람들은 부모나 형제, 가까운 친인척 중에 주근깨가 있는 것을 볼 수 있는데, 이것은 주근깨가 '상염색체 우성' 형태로 유전되기 때문이다. 때문에 유전적 소인이 많은 사람이 햇빛에 심하게 노출이 되면 주근깨의 증상이 현저해질 수 있으므로 더욱 조심을 해야 한다.

2) 환경적 원인

자외선은 주근깨를 증가시키는 가장 큰 원인이다. 햇빛에 오랜 시간 노출이 되면 우리의 피부에는 자외선의 작용을 방어하려는 기전이 발동, 멜라닌 색소 세포가 증가를 하면서 활동이 왕성해진다. 나중에 이 색소 형성세포가 피부에 색소침착을 일으키면 바로 주근깨나 기미 같은 피부질환의 원인이 되는 것이다. 햇빛 속에는 여러 가지 파장의 빛이 섞여 있는데, 그 가운데 특히 90～400 nm 파장의 자외선이 피부의 멜라닌 세포를 자극하여 주근깨를 악화시킨다. 또 겨울보다 봄에 더 심해지는 느낌이 드는 것은 봄철이 되면 햇빛 속의 자외선 양이 급격히 증가하고 주근깨는 자외선을 쬐면 색이 짙어지기 때문이다.

3.2 주근깨의 증상

크기는 지름이 수 mm 정도이며, 빛깔은 연한 다갈색에서부터 갈색이며, 여러 가지 모양을 하고 있다. 직경 5 mm 이하의 갈색 점이나 암적색 반점이 깨알처럼 얼굴에 나타나는 것이 주근깨이다. 불규칙한 모양을 형성하며 하나 혹은 여럿이 뭉쳐 콧등, 양 볼, 이마, 눈 주위 등의 노출부위에 주로 생긴다. 색소반의 빛깔이며, 모양이 참새 알의 겉껍질에 있는 무늬와 비슷하게 생겼기 때문에 작란반이라고 부르기도 하는데, 증세가 비슷한 병이 몇 가지가 있다. 기미와 함께 대표적인 색소성 피부질환의 양대 산맥을 형성하는 주근깨는 자외선의 영향을 크게 받는다. 햇빛에 예민하여 강한 자외선을 받으면 더욱 진해지는 성질이 있어, 자외선 양이 적은 겨울에는 선명하게 보이지 않지만 봄에서 여름, 가을까지는 색소가 짙어져 환부가 두드러져 보이는 것이 특징이다. 주근깨는 우성 유전되는 것이므로 부모 가운데 어느 한 쪽이 있으면 아이에게도 생긴다. 유아 때보다는 7세 이후에 나타나는 것이 일반적이다. 사춘기 무렵부터 나타나기 시작하여, 봄과 여름에 걸쳐서 햇볕에 쬐는 시간이 긴 계절이 되면 빛깔이 짙어져서 더욱 두드러져 보이게 된다.

주근깨는 악성으로 번지거나 아프고 가렵지는 않지만, 피부가 지저분해 외관상 타인에게 혐오감을 주어 열등감의 원천으로 작용할 수 있다. 생명에는 지장이 없다고 방치해 두었다가는 가랑비에 옷 젖는 줄 모른다는 식으로 피부미용을 해치게 된다.

3.3 주근깨의 치료방법

유전적으로 타고난 주근깨를 예방할 수는 없다. 그러나 햇볕과 관계된 주근깨를 더 이상 악화되지 않도록 하는 것은 본인의 노력에 달려 있다. 주근깨 치료는 기미와 마찬가지로 화학 탈피술, 전기 소작법, 냉동치료법, 레이저 치료법 등이 이용되는데, 레이저와 화학적 탈피술을 제외한 다른 치료법은 정상 조직까지 손상을 입힐 수 있다는 문제가 있다. 그러나 일단 없어진 주근깨 중 일부는 다시 나타날 수 있고, 다른 곳에 발생할 수 있으므로 자외선에 대한 각별한 유의가 있어야 하겠다.

1) 레이저 치료

멜라닌 색소만을 선택적으로 파괴하는 파장의 빛을 가진 큐스위치 레이저로 치료할 수 있다. 짙은 주근깨라도 1회 치료로 80%가량 옅어질 정도로 치료효과가 탁월하다. 바르는 마취약을 바르고 1시간 정도 기다린 후 레이저 시술을 하며, 시술은 10분 정도 걸린다. 부작용도 적어 안전하게 시술할 수 있으며, 가장 쉽고 가장 좋은 결과를 얻을 수 있다는 게 장점이다.

2) 박피술

화학박피, 스케일링 등이 있으며, 색소세포를 괴사시켜 피부에서 탈락되도록 하는 방법이다. 따로 마취를 하지 않고 통증이 없이 간편하게 시술할 수 있다. 또 시술 후 바로 화장을 할 수 있으며, 스케일링에 의한 방법은 레이저 수술에 비해 효과가 떨어지기는 하지만 사회생활에 전혀 지장이 없다는 것이 좋은 점이다.

3.4 주근깨의 예방법

피부에 직사광선을 받지 않도록 하는 일이 중요하다. 살결에 맞는 파운데이션을 바르고 자외선으로부터 피부를 보호하는 것도 한 가지 방법이다. 자외선이 강한 바다나 산에 갈 때에는 자외선 차단 크림이나 로션을 바르고 나서 메이크업을 하면 주근깨의 빛깔이 짙어지는 것을 예방할 수 있다. 다만 햇볕에 타는 것을 막는 효과는 2～3시간 정도밖에 지속되지 않으므로 가끔 다시 발라줘야 한다. 크림이나 로션에 부작용을 입는 일이 있다. 바른 다음 피부가 가렵거나 쓰릴 때는 곧 씻어내도록 한다. 양산이나 모자로 햇빛을 가리는 것도 빛깔이 짙어지는 것을 막는 효과가 있다.

3.5 주근깨의 시술 후 주의사항

(1) 시술 당일부터 세안이 가능하지만 며칠 동안은 물이 안 닿는 것이 더 좋다.

세안을 꼭 해야 된다면 조심스럽게 세안 후 물기를 마른 타월로 눌러서 닦고 병원에서 처방한 연고를 바른다. 딱지가 앉으면 화장도 가능하나 시술 부위에 화장품이 닿으면 염증 등 부작용이 생길 수 있으므로 시술부위는 되도록 피하면서 화장을 한다.

(2) 가라앉은 딱지는 빠르면 7～8일, 늦으면 10～12일 정도에 떨어진다.

떨어진 피부색이 보통 하얀색을 띠나, 일찍 서둘러 딱지를 잡아떼면 붉은색을 띨 수 있다. 이러한 경우에는 색소침착이 올 가능성이 높아지므로 일부러 잡아 뜯지 않도록 한다. 딱지가 떨어지면 자외선에 민감한 상태이기 때문에 자외선 차단제를 사용해야 하며, 시술 후 색소침착이 올 수 있으므로 일정기간 색소침착 예방연고를 바르는 것 잊으면 안 된다. 피부색이 검은 분들은 딱지가 떨어지면 색소침착이 올 가능성이 높기 때문에 바이탈이온트나 이온자임을 주기적으로 받으면 더 좋은 치료결과를 얻을 수 있다.

(3) 자외선 노출을 피한다.

피부과 레이저 시술 후에 자외선의 영향을 가장 많이 받는 질환이 기미와 주근깨다. 기미, 주근깨의 악화를 방지하기 위해서는 과도한 자외선 노출은 가급적 피한다. 그리고 딱지가 떨어지고 나서는 자외선 차단제를 꼭 바르도록 한다. 자외선 차단제는 외출 30분 전에 노출부위에 골고루 발라주고, 장시간 노출 시에는 23시간마다 반복해 바르는 것이 보다 효과적이다.

(4) 인공선탠은 삼가하고 자외선은 물론 미용적인 효과를 위한 인위적인 선탠도 피한다.

인공적으로 피부를 태우는 등의 행위는 기미, 주근깨 발생을 악화시킬 수 있다.

(5) 미백연고를 바른다.

시술 후에 일시적으로 색소침착이 올 수 있으므로 미백 연고를 꾸준히 바르는 것이 좋다.

4. 점

점은 피부의 일부분에 주로 빛깔이나 모양의 이상이 생기는 형태 이상을 말한다. 출생할 때부터 있는 경우도 있는가 하면 출생 후의 여러 시기에 발생하며, 일정한 크기까지 서서히 자라는 경우도 있다. 경우에 따라선 자연히 사라져 버리는 점도 있다. 점은 크게 두 가지로 구별하여 정의 할 수 있다.

첫 번째는 좁은 의미의 점을 의미하는 것으로 우리가 흔히 볼 수 있는 얼굴의 점을 예로 들 수 있다. 즉, 점 세포가 피부의 표피 또는 진피에 증식되어 발생하는 색소성 점을 말하며, 대부분의 점은 여기에 속한다.

두 번째는 보다 넓은 의미의 점을 일컫는 것으로 선천적 발육 이상이나 기형으로 발생하는 비정상적인 점을 통틀어 말할 때이다. 여기에는 푸른 점(오타모반)과 붉은 점(혈관종) 등을 대표적으로 들 수 있다.

점은 미용상의 문제 이외에도 의학적인 의미를 나타낼 때도 있다. 즉, 점이 갑자기

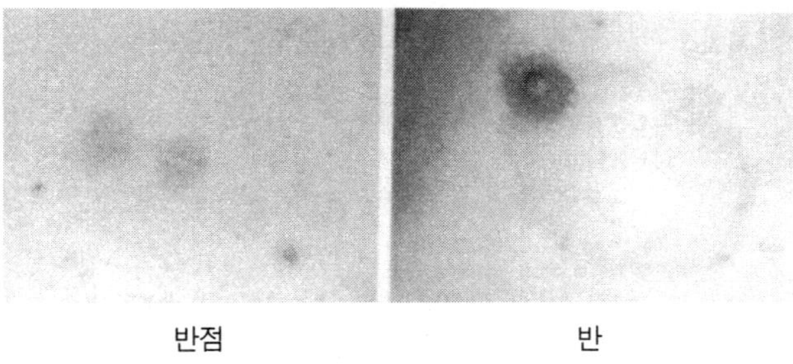

그림 5-5. 반점과 반

커진다든지 점의 색깔이 변할 때 또 점이 있는 부위에서 피가 나거나 궤양이 발생할 때, 가렵거나 통증이 있을 때, 염증이 발생할 때 등의 증상이 있게 되면 피부암으로 변화하는 초기 증상이 될 수도 있으므로 주의를 요한다.

4.1 점이 생기는 원인

점이 생기는 원인이나 발병기전에 대해서는 색소형성 세포인 멜라닌 세포의 발생학적 이상으로 생긴다는 설과 유전적인 요소가 있어 생긴다는 설이 있다. 그러나 아직 그 원인이 정확하게 밝혀지지 않은 부분이 많다.

4.2 점의 종류

1) 흑 자

가장 흔히 볼 수 있는 보통 점이다. 좁쌀알에서 쌀알 크기의 검은 점으로 별로 튀어나오지도 않았고, 말썽도 없이 존재하는 보통 점이다. 전기 조작법이나 레이저 치료로 쉽게 떼어버릴 수 있지만, 비 의료인에 의해 부적절한 방법으로 시술받거나 2차 세균감염이 생기면 흉터가 생길 수도 있다.

2) 색소모반

이것은 표피 세포 층과 진피 세포층의 경계부위에 위치하여 그 깊이에 따라 세 등급 순으로 깊어진다. 깊어질수록 점이 피부 표면 위로 튀어 오르고 크기도 커지는 경향이 있다. 그래서 점이 피부 위에 솟아올랐다든지 크기가 커질수록 떼어내기가 어려워진다. 특히 거기에 털이라도 나 있으면 진피 중간층까지 깊이 박혀 있는 것으로 봐야 하기 때문에 치료는 전기 소작법 만으로는 안 되고 점의 깊이에 따라 그에 맞는 레이저 치료로 효과적으로 제거할 수 있다.

3) 청색모반

푸른 점으로 피부 깊은 곳에 색소가 생긴 것이다. 이것 역시 레이저로 치료하나, 청색모반이 넓고 깊은 경우 흉터를 막기 위해 2~3회로 나누어 치료한다.

4.3 점의 치료법

점을 제거하는 방법은 여러 가지가 있다. 강산이나 부식작용이 있는 화학물질과 전기 소작술, 그리고 최근 들어 크게 각광받고 있는 주변 조직에 전혀 손상을 주지 않는 레이저를 이용하여 점을 제거하는 것이 가장 좋은 방법이다.

대부분의 경우 한 번의 시술로 점을 제거할 수 있지만 점이 크거나 그 뿌리가 깊을 때는 한 달 간격으로 두세 번 시술해야 할 때도 있다. 너무 크고 깊은 점을 한 번에 무리하게 제거하려다 보면 자칫 보기 싫은 흉터를 남길 수 있기 때문이다. 일단 점을 제거한 후에는 환부에 며칠간 물이 닿지 않게 조심하며 강한 햇볕이나 뜨거운 열기를 피해야 한다. 그렇지 않으면 환부의 색깔이 꺼멓게 변색될 수 있으므로 주의해야 한다.

4.4 점 뺀 후 관리

① 점 뺀 부위는 물을 3～4일 정도 피한다.
② 여성인 경우 화장도 3～4일 정도 피한다.
③ 연고는 하루 2번 아침, 저녁으로 바른다.
④ 심하게 붉어지거나 진물이 흐르는 경우 내원하여 진료를 받는다.
⑤ 딱지가 생기면 스스로 떨어지게 두어야 한다. 손으로 무리하게 떼어내는 것은 금물이며, 딱지가 떨어지고 난 후 자외선 차단제를 꼼꼼히 바른다.
⑥ 만약 재발하였을 경우 2개월 정도 후에 다시 내원해야 한다.

5. 오타모반

일본의 의사 오타씨가 처음 발견했다 하여 붙여진 이름인 오타모반은 멜라닌 세포가 진피 내에 비정상적으로 위치하면서 갈색 또는 흑청색의 반점이 주로 한쪽 눈 주위, 관자놀이, 이마, 코에 나타나는 점의 일종이다.

청갈색의 얼굴 반점이 한쪽 눈 주위나 이마, 코에 나타나서 점점 진해지며, 저절로 없어지는 경우는 없다. 흔히 출생 시부터 존재하는 선천성 오타모반과 출생 이후에도 생기는 후천성 오타모반으로 나뉘며 한국, 일본 등 동양인 여성에게 많이 나타난다. 한국, 일본 등 동양인 여성에게 많이 발생되며, 백인과 흑인에게는 매우 드문 질환이다. 태어날 때부터 존재하기도 하고, 소아기에 나타나 사춘기를 거치면서 색이 점점 짙어진다. 점 중에서 피부의 가장 깊은 층에 색소가 존재하는 반점으로 저절로 좋아지지 않고 반점이 일생동안 지속된다.

5.1 오타모반의 발생 원인

원인은 정확하게 밝혀지지 않았으나 선천적인 요인으로 생각되고 있다.

5.2 오타모반의 증상

증상은 경계가 뚜렷하지 않은 갈청색 또는 암갈색조의 색소성 반점으로 나타난다. 주로 한쪽 암검부, 광대뼈, 위턱 부위에 생기는 일이 많다. 작게는 주근깨 정도의 크기에서부터 심하면 한쪽 얼굴이 모두 검푸른 반점으로 덮이는 경우도 있다. 검사를 하면 안구 결막, 코 점막, 입천장, 고막에도 청색의 모반이 나타나는 경우도 있다.

5.3 오타모반의 치료 횟수 및 치료 간격

멜라닌 세포가 피부 깊숙한 곳까지 있기 때문에 한 번의 치료로는 모든 멜라닌 세포를 없앨 수 없다. 때문에 2달 간격으로 최소한 2~3회 정도를 치료를 받아야 색이 옅어지는 것을 느낄 수 있다.

5.4 오타모반의 치료법

드라이아이스를 이용한 냉동요법, 피부이식술, 레이저요법 등으로 치료한다. 이 중 최근 들어 가장 각광받고 있는 치료법은 큐-스위치 레이저를 이용한 치료법이다. 레이저를 이용하여 오타모반을 없애려고 할 때는 보통 3~10회 정도 시술해야 한다. 매번 시술 후에는 약 7일간 환부를 거즈로 가려주어 자외선을 차단하도록 한다.

이 시술은 대개 1~2개월 간격으로 이뤄진다. 최근에는 이처럼 치료기간이 길어지는 것을 최소화하고, 치료 횟수도 줄이기 위하여 여러 가지 파장을 가진 레이저(큐-스위치 레이저)를 병행하는 병행요법을 사용한다. 레이저 시술로 완치가 가능하다. 오타모반의 치료 원리는 색소세포가 크게 뭉쳐 있는 것이기 때문에 레이저로 이 큰 색소세포를 잘게 부숴주면 다른 일반 세포들이 잘게 부서진 색소세포들을 잡아먹어 서서히 점이 사라지게 되는 것이다. 따라서 4달에 한 번씩 2~3회 정도 시술한다.

5.5 오타모반의 치료 후 주의사항

오타씨 모반은 피부의 깊은 곳에 분포하는 점이므로 깊은 부분까지 레이저 치료를 받는 것이기 때문에 약간의 출혈이 있고, 치료 부위가 며칠간 부어있게 된다. 따라서 치료 부위에서 진물이 나오는 것을 흡수하는 거즈를 며칠간 붙이는 것이 필요하며, 집에서 이것을 함부로 떼지 말고 물이 닿지 않도록 한다. 치료 후에는 거즈를 갈아붙이고, 치료 경과를 확인하는 과정이 필요하므로 치료 후 진료 예약 날짜에 반드시 내원한다. 만일 치료 부위가 가렵거나 거북하더라도 긁지 말고 물기를 없앤 찬 수건으로 거즈를 덮은 환부 위에 가볍게 잠깐씩 올려놓으면 가려움증이 가라앉는다.

상처가 잘 아물어 가서 거즈를 더 이상 붙이지 않고 연고 및 자외선 차단제 등을 사용하게 되는 시기에는 자연히 딱지가 떨어질 때까지 손으로 딱지를 떼지 않도록 해야 한다. 딱지가 떨어진 부위는 당분간 불그스레한 자국이 지속되지만 서서히 사라지게 된다.

보통 6~7일 이후에는 세안을 해도 되며, 적절한 자외선 차단제는 매일 지속적으로 바르는 것이 좋다. 자외선 차단제는 메이크업 베이스로도 사용할 수 있어 화장을 할 때 더 편리하다. 오타씨 모반은 보통 첫 번째 치료 후 두 달이 지난 후에야 치료가 가능하며, 치료 횟수는 증상의 정도에 따라 다르지만 대개 5회 이상의 치료가 필요하다.

6. 검버섯

검버섯은 노인점이라고도 하며, 나이가 들어감에 따라 주로 햇볕에 노출된 부위에 생기게 된다. 일명 저승점이라고 하는 검버섯은 의학용어로 노인성 색소반, 지루성 각화증이라 한다. 20, 30대에도 간혹 나타나기는 하나, 주로 40대 이후부터 나타나기 시작하여 50세 이후의 중·노년층에서 흔히 볼 수 있는 피부 질환으로 피지선이 많은 얼굴 부위에 많이 생기고, 팔 다리에도 생길 수 있다. 피부노화와 유전적인 경향, 자외선 등으로 인해 발생하며, 모양은 약간 튀어나온 원형 모양으로 피부와의 경계가 분명해 구별되며, 색은 연한 갈색이나 검은색이고, 크기는 보통 지름 3 cm 안팎이다.

6.1 검버섯의 원인

남녀 누구에게나 생기며, 유전적인 경향이 있으나 검버섯은 자외선의 의한 일종의 노화현상으로 생각되고 있다.

6.2 검버섯의 치료방법

1) 냉동 치료

영하 196℃ 되는 액체질소를 병변부위에 분사시켜 검버섯을 제거하는 것으로, 치료 시 통증이 약간 있으나 치료 후 일상생활에 불편이 없는 장점이 있다. 치료 후에는 햇빛에 신경을 써야 한다.

2) 레이저 치료

어븀 야그 레이저로 검버섯이 있는 부분을 깎아내는 것으로 시술 후 3일 정도 세안이 불가능하고, 최소한 일주일 동안은 햇빛을 조심해야 한다. 그 후에는 자외선 차단 크림을 지속적으로 사용해야 한다.

3) 화학 박피

화학약물을 이용하여 검버섯이 있는 부위에 바르게 되면 딱지가 생기고, 이 딱지는 치료 후 10일 전후에 제거된다. 이 요법 역시 치료 후 자외선 차단이 중요하다.

7. 닭 살

닭살은 전문용어로 모공 각화증이라고 하는데 체질적인 현상이다. 어깨와 상지의 굴절 부위 털구멍에 일치하여 회백색의 소구진이 생기는 질환으로 털구멍에 각질이 차서 막고 있고, 이 때문에 털은 각질 내에 박혀있는 모양을 나타내게 된다. 상지 이외에도 얼굴, 몸통, 하지에도 생길 수 있다.

어렸을 때부터 생길 수도 있지만 흔히 사춘기에 잘 발생한다. 비만인 사람이나 아토피 피부염(태열)이 있는 환자, 또는 피부가 건조한 사람에게 많다. 이런 닭살을 없애보려고 때 타월로 벅벅 미는 사람도 있지만 오히려 심하게 할 수 있고, 없애는 효과는 전혀 없다.

7.1 닭살의 원인

원인은 유전적인 경향과 호르몬 영향, 건조한 피부와 연관되어 있다.

7.2 닭살의 치료방법

사춘기 이후에는 자연 소실되기도 한다. 치료 보습제의 충분한 도포, 피부 각질제거제, 요소, 연고 등이 사용되며, 최근에는 레티노이드의 국소 도포로 치료하기도 한다. 일체의 자극을 피하고 닭살이 된 부분에 각질 용해제를 사용해 없앨 수 있는데, 치료에 시간이 오래 걸리기 때문에 인내와 끈기가 필요하다.

미세 피부 연마술(크리스탈 필)의 반복 시술로 좋아질 수 있어서 최근에는 레티노이드와 크리스탈 필의 복합치료가 주로 이용되고 있다.

8. 튼 살

임신이나 체중 증가 등으로 피부가 압력을 많이 받아 피부 상층부 조직이 파열해 생기는 흰 줄 무늬를 말한다. 청소년기 체중 증가가 원인일 때는 종아리에, 임신이 원인인 경우에는 아랫배나 허벅지에 세로 줄무늬가 생긴다. 결핵, 당뇨 등 만성 소모성 질환인 경우에는 곳곳에 불규칙적으로 생겨 쉽게 구별된다.

1) 튼 살의 증상

튼 살은 처음에는 붉은 색을 띠고 경계도 분명하지 않으나 악화할수록 희어지면서 정상 피부와 뚜렷하게 구분된다.

2) 튼 살의 원인

정확한 원인은 알려져 있지 않으나 임신이나 사춘기 때에 갑자기 키가 크거나 살이 찌게 되어서 피부가 늘어나는 기계적인 요인 이외에도 생리적인 이유로 체내에 부신피질 호르몬이 증가함에 따라 진피 내 콜라겐 섬유가 파괴되어 발생하는 것으로 생각된다. 이 중 특히 임신 중에 발생하는 경우는 에스트로겐도 관여하는 것으로 추정하고 있다. 또 스테로이드 호르몬제제의 장기복용이나 유전적 요인도 한 몫 하는 것으로 추정하고 있다.

3) 튼 살의 예방

안타깝게도 튼 살은 아직까지 확실히 예방할 수 있는 방법이 없다. 튼 살의 예방과 치료용으로 시중에 나와 있는 크림이나 오일은 그 효과가 검증되지 않은 상태이며, 피부마사지도 그다지 효과가 없다.

4) 튼 살의 치료

튼 살 치료에 있어서 가장 중요한 것이 치료시기의 선택이다. 초기단계에서는 비교적 치료가 잘 되지만, 흰색으로 변해버린 후기단계에서는 초기에 비해 치료가 어려우므로 치료를 빨리 시작하는 것이 중요하다.

(1) 초기단계

KTP레이저를 이용하여 튼 살 부위의 색조 변화를 유도하고, 비타민 A 유도체인 레티노익산 연고를 발라주면 붉은 색조를 빨리 없애고, 콜라겐 생성을 촉진시켜 비교적 좋은 결과를 얻을 수 있다.

(2) 후기단계

어븀 야그 레이저, 크리스탈 필링으로 튼 살 부위를 얇게 깎아서 진피의 콜라겐 생성을 촉진시키고 혈관을 증식시켜 새살이 차오르게 하는 치료와 반도체 레이저 치료, 바이브레이션 치료, 고주파 초음파 치료가 있다. 어떤 방법이든 꾸준히 치료해야 효과를 볼 수 있고, 여러 가지 치료를 병행함으로써 더 좋은 효과를 기대할 수 있다.

9. 사마귀

사마귀는 Papilloma 바이러스에 감염되어 생기는 피부질환 중 가장 흔히 볼 수 있는 피부병이다. 사마귀가 생기는 것은 사람에서 사람으로 전염되는 것으로 생각된다. 그런데 저항력의 차이 때문에 저항력이 강한 사람은 전염이 되지 않는다.

따라서 더 중요한 것은 피부가 건강 때는 잘 전염이 되지 않는다는 사실이며, 저항력이 떨어진 경우 생기고 더 번지는 것에 유념해야 한다. 사마귀는 외관상 보기 흉한 것 이외에는 별것이 없지만 손톱이나 뼈를 변형시킬 수도 있고, 발바닥에 생기면 몹시 아프거나 보행 곤란을 일으킬 수도 있다.

9.1 사마귀의 종류

사마귀는 모양과 생기는 부위에 따라 보통 사마귀, 편평 사마귀, 발바닥 사마귀, 곤지름이라고 부르는 첨규 사마귀로 크게 네 종류로 나눌 수 있다.

1) 보통 사마귀

피부에 나타난 사마귀 중 가장 흔하며, 주로 어린이에게 발생한다. 피부색 내지 갈색의 튀어나온 작은 혹 모양으로 나타나며, 표면을 벗기면 반투명 중앙부가 있으며, 작은 흑점들을 볼 수 있고, 더 벗겨내면 점점이 피가 나는 점상출혈을 볼 수 있다. 잘 생기는 부위는 손바닥, 손등, 손가락 등이며, 손톱 주위에도 생길 수 있는데 이를 손

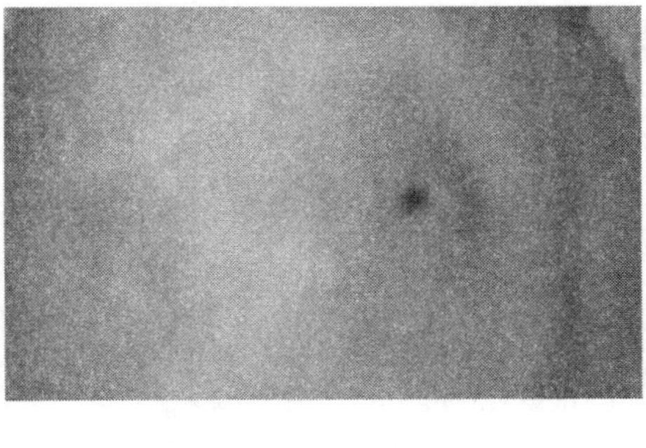

그림 5-6. 발가락의 사마귀

톱주위 사마귀라 하며, 이때는 표면이 갈라지고 만지면 아픈 경우가 많으며, 치료기간도 더 오래 걸린다.

2) 편평 사마귀

피부색 또는 갈색을 띠고, 표면이 편평한 1~3 mm 정도로 나타나며, 대개 자각 증상은 없으며, 잘 생기는 부위는 얼굴, 손등, 손목 등이다. 자꾸 만지거나 긁으면 사마귀가 번지는 경우를 흔히 볼 수 있으므로 만지거나 자극을 주지 말아야 하며, 남자의 경우 면도할 때에도 면도칼보다는 전기면도기를 쓰는 것이 좋다. 어른보다도 소아에 잘 생기며, 선천적으로 면역성이 결핍된 소아에서는 전신으로 광범위하게 퍼질 수 있다.

3) 발바닥 사마귀

일반 사마귀와는 달리 체중 때문에 눌려 빙산처럼 거의 피부 표면으로 돌출되지 못하고 깊이 묻혀 있으며, 발바닥의 체중 받는 부위에 주로 발생한다. 부드러운 핵심이 단단한 덩어리로 둘러 싸여 있고, 표면을 벗겨보면 미세한 흑점들이 보인다. 핵심이 체중이나 기타 물질에 의해 자극받으면 피부의 감각신경이 자극받아 심한 통증을 느낄 수도 있으므로 걸을 때 아파서 운동이나 보행에 지장이 생길 수도 있다. 이 사마귀는 굳은살 및 티눈과 흔히 혼동되기 쉬운데 중심부의 부드러운 핵심과 미세한 흑점 등으로 구별할 수 있다. 사마귀 가운데 가장 긴 치료기간이 필요하다.

4) 곤지름(첨규 사마귀)

표면은 습하고 분홍색 내지 적색의 꽃양배추 모양을 형성하며, 성교에 의해서 전염될 수 있다. 주로 성기 또는 항문 주위의 피부나 점막에 발생하며, 병소는 보통 여러 개가 뭉친 형태로 발생하나 때로 서로 밀접해서 하나의 큰 종양을 이루기도 한다.

9.2 사마귀의 치료

사마귀의 치료에는 여러 가지 민간요법이 많으나 이런 치료법은 완전치가 못하므로 피부과에서 치료받는 것이 제일 좋다. 요즘 새롭게 소개되고 있는 치료법은 레이저 치료법으로 강력한 레이저 광선으로 사마귀를 태워 없애는 것이다. 그 외에도 냉동치료, 전기소작법 등도 쓸 수 있다. 얼굴에 생긴 편평 사마귀는 그 수가 너무 많을 때에는 면역치료법을 이용하여 체내의 바이러스에 대한 저항력을 높이는 방법으로 치료할 수도 있다. 그러나 어떠한 치료법으로 사마귀를 완치하더라도 사마귀는 때때로 재발할 수 있다는 것을 명심해야 한다.

10. 비후성 반흔

흉터라고 하면 얼굴이 아니라 몸에 발생된다고 하여도 누구나 신경이 쓰이는 법이다. 흉터에는 크게 비후성 반흔과 켈로이드가 대표적이며, 주로 턱이나 가슴 어깨 부위에 잘 생긴다. 이러한 병변은 진피 내에 섬유성 조직이 과 성장하거나 경화되어 생긴 결절성 종괴이다.

10.1 비후성 반흔이란

피부의 특이체질 반응으로 염증이 오래 지속되거나 예방접종 후 주사 맞은 부분이 부푼다거나 상처를 입었다거나 화상을 입었다거나 수술을 받았거나 했을 때 그 부위에 섬유세포가 비정상적으로 증식되어 딱딱한 군살이 생기는 것을 말한다. 보기에도 안 좋고 약간 가렵기도 해서 매우 불편한 피부증상이다. 섣불리 건드리는 경우 더 커질 수도 있기 때문에 전문의가 판단하여 치료하는 것이 필요하다.

10.2 비후성 반흔의 치료

피부 위로 두꺼워진 정도와 단단함 크기에 따라 치료방법이 다른데 국소 주사방법, 수술, 레이저 등으로 치료할 수 있다. 그리고 붉은 자국은 색소 레이저로 같이 치료하면 더욱 효과적이다.

11. 켈로이드

어깨, 앞가슴 윗부분 등에 흔히 발생하는 켈로이드는 상처 후에 급격한 콜라겐 합성이 일어나면서 피부 육아조직이 표면으로부터 융기되어 나타나는 현상을 말한다. 진피 내 섬유성 조직이 과다 성장하여 결절형태로 튀어나오는 켈로이드의 원인은 아직 확실히 알려지지 않았지만 유전적 소인이 있는 사람에게서 잘 생기는 것으로 알려져 있다. 비후성 반흔은 1년 혹은 몇 년 내에 자연적으로 소실되나 켈로이드는 계속 존재하면서 본래 손상 받은 부위보다 더 넓게 성장한다. 켈로이드는 시간이 지남에 따라 간색으로 변하고 딱딱해지며, 가려움증 통증이 심하게 된다.

켈로이드는 피부의 절상, 열상, 화상 등과 같은 피부 손상으로 생기며, 가슴부위의 여드름 농포에서 생길 수 있으나 때때로 환자가 피부 손상을 인식하지 못하는 경우도 있는데, 특히 전흉골 켈로이드에서 이러한 경우가 많다. 가장 많이 발생하는 부위는 가슴 앞, 목, 귀, 사지이고 얼굴이나 점막에도 드물게 발생하므로 귀를 뚫는 경우 염증이 생길 때 귓볼에 켈로이드가 생김으로써 미용적으로 보기 싫은 결과를 초래할 수도 있다. 때때로 가족성으로 켈로이드가 발생하는 경우도 있고, 백인보다 흑인에서 더 흔히 발생하고 크기도 큰 것이 보통이다.

11.1 켈로이드의 치료방법

켈로이드의 발생 원인은 아직 밝혀지지 않았으나 소인이 있는 사람에서만 발생한다. 대개는 외상이 직접적인 원인이 되지만 외상을 받을 때마다 생기는 것은 아니며, 생기는 부위에만 발생된다. 비후성 반흔과 켈로이드는 초기에 임상적 특징이 유사하며 단단하고, 반질반질한 표면을 가진 불규칙한 모양의 붉은색 발진 결절 또는 판으로 나타낸다. 수술로는 더 크게 재발할 수 있고, 제거가 불가능하기 때문에 이산화탄소 레이저와 혈관 레이저 스테로이드 국소 주사요법으로 서서히 소멸시키는 방법으로 켈로이드를 치료할 수 있다.

트리암시놀론 주사를 직접 켈로이드 병변에 1～2주 간격으로 주사하면서 1달 간격으로 혈관 레이저를 시행하는 방법이 효과적이다. 귀 뚫은 뒤에 생긴 볼록한 흉터나 팔 다리 등의 신체 부위에 생긴 켈로이드를 레이저요법과 주사요법으로 상태를 호전시킨 다음에 수술적 요법으로 켈로이드를 제거하는 방법이 있다. 물론 수술적 제거 후에도 예방과 치료목적으로 혈관 레이저와 주사요법을 병행하는 것이 좋다.

12 모세혈관 확장증

모세혈관 확장증이란 피부가 얇아지고, 실핏줄이 뚜렷하게 보이면서 평소에도 얼굴이 붉게 보이고 쉽게 달아오르는 것을 말한다.

얼굴의 모세혈관 확장은 주로 코, 콧방울 주위, 뺨의 중간 부위에 흔히 나타난다. 피부의 진피 내에는 수많은 모세혈관, 즉 실핏줄이 있어서 피부에 산소공급을 한다. 이 모세혈관 내의 혈액으로 인해서 피부가 어느 정도 붉은 빛을 띠게 되지만, 보통 정상적인 모세혈관은 눈에 띄지 않는다. 그러나 이러한 모세혈관이 확장되어 가느다랗고 길게 또는 거미줄 모양으로 확장되어 눈에 띄는 경우가 있는데, 이런 경우를 모세혈관 확장증이라고 한다. 모세혈관 확장증은 선천적으로 피부가 약하고 흰 사람에게 나타나는 경우가 있으며, 부신피질 호르몬계를 장기간 먹거나, 얼굴에 피부 외용 연고제를 장기간 바르는 경우가 가장 많다. 또 햇빛, 추위, 고열에 장기간 노출되었거나 임신, 간경화증 등 내부 질환이 있거나 가족력이 있는 경우에도 나타나게 된다. 모세혈관 확장증이 심하면 평소에도 문제지만 자극성 있는 음식을 먹거나 화가 나거나 부끄러울 때 얼굴이 붉게 달아올라 당황하는 경우가 종종 생긴다.

12.1 모세혈관 확장증의 발병원인

모세혈관의 확장을 일으키는 원인은 특별한 한 가지만의 원인으로 나타나는 것은 아니다. 하지만 대개 스테로이드 연고를 무분별하게 장기간 얼굴에 발라서 생기는 경우가 가장 많다. 스테로이드 연고를 계속 바르면 피부의 표피가 얇아지면서 진피의 탄력이 떨어져서 모세혈관이 늘어나게 되는 것이다. 이밖에도 오랫동안 여드름이나 알레르기 피부염을 반복하여 앓아온 경우나 화장품, 비누 등 반복되는 자극이나 급격한 온도의 변화 등에 의해서도 발생할 수 있다.

또한 햇빛에 오래 노출되면 혈관 주변의 결체조직과 탄력조직이 손상되면서 이로 인해 혈관 확장이 더욱 악화된다. 나이가 들면서 피부가 노화되어 혈관 벽이 얇아지면서 모세혈관이 늘어나기도 한다. 장기간 햇빛에 노출된 부위나 바람, 열, 한냉에 오랫동안 노출된 후에도 잘 나타난다. 이밖에 얼굴의 모세혈관 확장증은 유전적으로 나타날 수 있으며, 여드름의 한 종류에 속하는 질환인 주사와 함께 나타나기도 한다.

소아나 청소년기에는 대개 이유 없이 나타나며, 성인에게는 임신, 간 질환 때문에 생기는 경우가 많다. 대개 하나가 발생하지만 수가 많을 때는 간 질환과 관련된 경우도 생각하고 검사를 해야 한다.

12.2 모세혈관 확장증의 증상

현대 여성이라면 누구나 깨끗한 피부를 원하고 가끔 보이는 실핏줄조차도 신경을 쓰게 된다. 양쪽 뺨에 거미줄처럼 드러나는 실핏줄은 원인 불명으로 발생하거나 가족력으로 나타나는 경우도 있지만 많은 경우에 부신피질 호르몬 연고를 남용하여 생긴다. 또 과다한 일광 노출에 의한 자외선의 피해로 실핏줄이 늘어나기도 한다. 스테로이드 연고는 바를 때에 일시적으로 혈관을 수축시켜 피부가 탄력이 있어 보이지만 오랫동안 사용하면 혈관이 확장되어 탄력을 잃어버려 실핏줄이 발생하게 된다.

12.3 모세혈관 확장증의 치료방법

실핏줄이 경미하게 있을 경우에는 화장으로 감출 수 있지만 심하게 늘어나 있거나 코 주위에 실핏줄이 있는 경우에는 감추기가 불가능하다. 어떠한 실핏줄이든 간에 색소 레이저로 거의 완쾌가 가능하다. 이 레이저는 피부를 다치지 않고 혈관만을 열성분해하기 때문에 흉터가 남지 않는다. 색소 레이저 시술은 수개월 간격으로 1~2회 실시하게 되며, 시술 후에 약 2주간 화장을 삼가고, 환부를 거즈 등으로 보호하는 것이 좋다.

그 이후에는 자외선 차단제를 사용하거나 화장을 두껍게 하여 시술 부위에 색소침착이 되지 않도록 주의해야 한다. 치료 결과가 좋다 해도 가족력으로 발생하거나 안면홍조를 동반한 모세혈관 확장증, 스테로이드 연고의 남용, 잦은 음주, 과다한 자외선 노출 등은 또 다른 실핏줄을 만들어 낼 수 있음을 염두에 두어야 한다.

레이저가 많이 개발되고 보급되기 전에는 전기 소작술이나 혈관 경화술 등의 치료법을 많이 사용했다. 하지만 전기 소작술은 치료 후 흉터나 색소 변화 등이 나타날 수 있는 단점이 있어 아주 국한된 경우에만 사용하여야 하며, 최근에는 거의 이용되지 않고 있다. 혈관 경화술은 고농도의 식염수나 알코올을 혈관에 주입하여 혈관을 제거하는 것인데 굵은 모세혈관 확장증에만 적용할 수 있다. 얼굴의 모세혈관 확장증의 치료에는 널리 쓰이지 않는다.

혈관 레이저는 최근에 널리 이용되고 있고, 안전한 치료법으로 선택하는 것이 바로 레이저 치료법이다. 혈관만 선택적으로 제거하는 혈관 전용 레이저(V-beam)로 시술을 하게 되는데, 이 치료의 장점은 시술 후 현저한 표시가 나지 않으며, 시술 다음날부터 바로 세안과 화장을 할 수 있다는 것이다. 4~6주 간격으로 3~4회 정도 치료하면 보기 싫던 실핏줄들이 깨끗하게 사라진다. 한편, 주위 피부도 더불어 투명해지고, 더 깨끗해지는 효과를 얻을 수 있다.

13. 안면홍조

안면 홍조증이란 피부 혈관 이상으로 생기는 피부 트러블의 가장 대표적인 것으로 정서적 변화와 열에 의해 다른 사람보다 얼굴이 쉽게 붉어지고, 오래 지속되는 경우

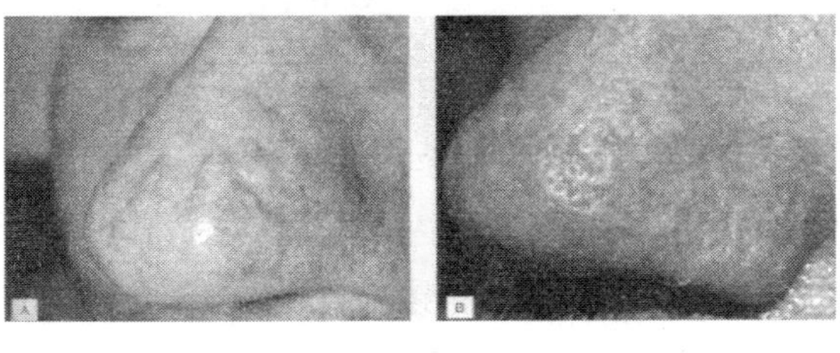

그림 5-7. 안면홍조 피질 모세혈관 확장증

를 말하며, 모세혈관 확장증과 동반되기도 한다. 홍조라는 것은 단순히 얼굴이 붉어진다는 뜻이지만 의학적인 의미로 안면홍조라고 할 때에는 단순히 얼굴이 붉어지는 상태가 아니라 다른 사람보다 얼굴이 더 쉽게 그리고 더 심하게 빨갛게 되고, 더 오래 지속되는 경우를 말한다.

피부에는 혈관이 있는데, 혈관은 자율신경의 조절을 받아서 늘어나기도 하고 오므라들기도 한다. 예를 들어 부끄러운 일을 당하게 되면 자율신경이 자극을 받아서 혈관을 늘어나게 한다. 이 혈관은 우리 몸에 영양을 공급하는 것 이외에 체온을 조절하는 역할을 한다. 혈관이 늘어나게 되면 붉은 피가 많이 흐르기 때문에 피부가 붉어지고, 혈관이 오므라들면 피가 적어지기 때문에 창백해진다.

우리 몸에 있는 피부의 혈관들이 다 늘어나지만 얼굴, 특히 양 볼에는 다른 부위보다 혈관 분포가 더 많고 잘 비춰 보이기 때문에 양 볼이 쉽게 붉어지는 것이다. 이처럼 어떤 자극에 의해서 얼굴이 붉어지는 것을 홍조라고 하며, 누구나 여러 가지 자극에 의해서 홍조가 나타날 수 있지만 다른 사람보다 더 심하게 빨개지고, 빨갛게 된 상태가 오래 가는 경우에 문제가 되는 것이다.

13.1 안면홍조의 원인

안면홍조는 결국 얼굴에 있는 혈관이 정상보다 많이 늘어나기 때문에 나타나는 것인데, 혈관을 늘어나게 하는 원인은 무척 많다. 사춘기에 있는 소녀들에게 흔히 나타나는 것은 감정 변화가 심한 경우이다. 다른 친구들은 아무렇지도 않을 별것 아닌 사소한 자극에 의해서 쉽게 정서적으로 동요되는 경우가 있다.

이렇게 정서적으로 자극을 받으면 자율신경이 자극되어서 혈관이 늘어나고, 결국 안면홍조가 나타나는 것이다. 알코올을 마셨을 때에 얼굴이 유달리 빨개지는 사람들이 있는데, 이런 사람들은 알코올을 분해하는 효소가 선천적으로 모자라는 사람들이다. 이처럼 알코올 분해효소가 적은 체질을 갖고 있으면 술을 마셨을 때에 안면홍조가 나타나게 된다.

여자들이 나이가 들어서 폐경이 되었을 때에도 얼굴이 쉽게 붉어지는 안면홍조가 잘 나타날 수 있다. 약물 중에도 안면홍조를 일으킬 수 있는 것들이 많이 있다. 내분비 질환 중에는 혈관을 쉽게 늘어나도록 하는 물질이 많아지는 질환이 있는데, 이런 경우에도 안면홍조는 나타날 수 있다. 이 외에 체질적으로 혈관이 잘 늘어나서 쉽게 얼굴이 붉어지는 '주사'라는 병의 제 1단계에서도 안면홍조가 나타날 수 있다.

1) 안면홍조의 가장 흔한 원인은 자외선에 의한 피부 손상이다.

피부가 자외선에 노출되면 피부의 혈관을 싸고 있던 탄력 섬유가 일시적으로 손상을 입는데, 이게 심해지면 손상된 탄력 섬유가 회복되지 못하고 영구적으로 손상되어 혈관이 확장되는 안면홍조가 생기게 되는 것이다. 실제로 사계절의 자외선 지수는 별 차이가 없기 때문에 여름에만 자외선 차단을 하면 되겠지 하는 것은 위험한 생각이다.

2) 피부질환

피부질환이 직접적인 원인이 되기도 하는데 오랫동안 여드름이나 아토피 피부염, 지루성 피부염과 같은 피부 질환을 앓게 되면 후유증으로 안면홍조가 발생한다. 그 외에 스테로이드가 들어있는 약물, 혹은 감정 변화가 심한 사춘기 등도 원인이 된다.

13.2 안면홍조의 치료

안면홍조가 문제가 될 경우에 치료를 하기 위해서는 원인을 알고 그에 맞는 치료를 해야 한다. 위에 열거한 여러 가지 원인들 중에서 가장 문제가 되는 것이 체질적으로 혈관이 잘 늘어나서 생기는 '주사'라는 병이 있는 경우이다. 정서적으로 과도하게 자극을 받는 경우에는 신경정신과에서 심리 상담을 통해서 치료를 하는 것이 바람직하다. 또는 자율신경의 자극에 의해 혈관이 늘어나는 것을 막아주는 약을 복용할 수도 있다.

폐경에 의한 홍조증이 있는 경우는 호르몬 요법에 의해 좋아질 수도 있으며, 클로니딘이라는 약물이 효과적이다. 내분비 질환이 있는 경우는 당연히 이런 질환에 대한 치료가 선행되어야 한다. 술을 마셨을 때에 얼굴이 빨개지는 경우는 사실상 치료방법이 없으며, 술을 적절히 마시거나 마시지 않는 것이 필요하다. 주사라는 병이 있어서 얼굴이 붉어지는 경우는 얼굴이 붉어지는 자극을 피하면서 먹는 약과 바르는 약을 꾸준히 사용하고 혈관을 치료하는 레이저 치료를 할 수 있다.

1) 냉동요법

증상이 심하지 않을 경우에는 일정한 간격으로 냉동요법으로 치료받으면 호전되나 근본적인 치료를 위해서는 레이저 치료가 효과적이다.

2) 레이저 치료법

안면홍조만 있는 경우는 이상혈관의 혈색소에 선택적으로 작용하는 색소 레이저를 사용하며, 모세혈관 확장증이 있는 경우는 반도체 펌프 레이저를 이용하여 병변에 레이저 광선을 쪼이게 된다. 딸기코의 레이저 치료는 일단 염증을 가라앉힌 다음에 시행하고, 반도체 펌프레이저를 이용한다.

(1) 브이 빔(V-beam)

색소 레이저 안면홍조의 치료에 가장 안전하고 효과적인 치료로는 혈관 레이저 치료가 있다. 최근에 개발된 혈관 레이저인 '브이 빔 (V-beam) 색소 레이저' 라는 것은 높은 치료효과를 나타내면서도 물집이나 멍이 든 것과 같은 자반증 현상이 거의 없어 일상생활에 별 영향을 주지 않는 것이 장점이다. 이 '브이 빔 레이저'는 빔이 나오기 전에 냉각액이 먼저 분사되어 피부를 살짝 얼려준 상태에서 빔을 쏘기 때문에 표피에 거의 손상을 입히지 않으므로 물집 등의 부작용도 적을 뿐 아니라 수술시 통증도 거의 느낄 수 없다. 브이 빔 레이저 치료를 한 달 간격으로 3회 내지 5회 시행을 하면 대책 없이 벌게지는 홍당무가 아닌 '표정관리'의 일인자가 될 수 있다.

(2) 소프트 레이저 필링

얼굴이 붉어지면서 잔주름이 같이 있는 경우에는 '브이 빔 레이저' 말고도 '소프트 레이저 필링' 치료를 병행하면 더 좋은 효과를 볼 수 있다. 소프트 레이저 필링이란 진피에 레이저를 쏘여 줌으로써 진피 내에 있는 콜라겐과 탄력 섬유의 재생을 촉진하기 때문에 '피부 재생술'이라고도 하며, 혈관 확장이 동반된 안면 홍조증에 사용하면 효과가 증대된다.

14. 원치 않는 다리 정맥

다리의 정맥 이상은 크게 세 가지로 나눌 수 있으며, 흔히 세 가지가 혼재되어 나타날 수 있다. 가장 굵은 것을 정맥류(varicose vein)라 하며, 정맥류는 환자가 서있는 상태에서 하지의 표재성 정맥이 비정상적으로 확장되고 길어져 꼬인 경우로 정의할 수 있으며, varicose란 말은 그리스어로 '포도와 같은' 이란 뜻이다. 다음으로 푸른색을 띠며 1∼2 mm 굵기의 정맥을 망상정맥(reticular vein)이라 하며, 대개 정상적으로 존재한다. 병적으로 증가되거나 만져지는 것을 망상정맥 정맥류라고 한다. 가장 가는 정맥(세정맥 확장증, venulectasia), 속칭 실핏줄은 대개 굵기가 1 mm 이하이며, 붉은 색을 띠는 경우를 말한다.

14.1 다리 정맥질환의 원인

다리의 정맥이 늘어나는 원인은 크게 세 가지로 볼 수 있다.

1) 유 전

우선 유전되는 경우이다. 어린 나이에 발생하고, 여자에서 임신 전에 생기는 정맥류는 유전에 의한 경우가 많다.

2) 임신

다음으로 임신이 중요한 요인으로 작용하며, 임신 중에는 호르몬의 변화로 정맥이 잘 늘어나고, 이때 생긴 정맥의 확장이 출산 후에도 지속되는 경우가 흔하다.

3) 직업적인 발생

마지막으로 직업적인 발생인데, 오래 서있거나 무거운 것을 많이 드는 직업, 즉 미용사, 군인, 교사와 슈퍼마켓 종사자들에서 하지의 정맥질환이 많이 발생한다. 이밖에도 비만, 변비, 일부 운동 등이 원인으로 작용하는 경우도 볼 수 있다. 대체로 선진국에 많은 질환인데, 그 이유로 인종적 차이와 함께 서구식 생활양식을 들 수 있다. 따라서 음식과 생활습관이 점차 서구화하는 우리나라의 경우 하지 정맥질환의 빈도가 늘어날 가능성이 높다.

14.2 다리 정맥질환의 증상

하지 혈관질환의 증상으로 심한 경우 나타나는 피부염과 궤양은 우리나라에서는 그리 많지 않다. 대부분의 경우 통증, 피로감, 화끈거림, 당김, 저림 등 다소 모호한 증상을 호소하는데, 이와 같은 증상을 정맥류에 의한 것으로 알지 못하는 경우도 흔해 엉뚱한 치료를 받다가 오는 환자가 드물지 않다.

14.3 다리 정맥질환의 진단

약간의 경험만 있으면 임상적으로 진단하는데 어려움이 없다. 단지 환자의 애매한 증상이 정맥류와 관련 있는지 아는 것이 중요하며, 이는 치료 후 환자의 만족도와 직결된다. 가장 좋은 방법은 탄력 스타킹을 신어보는 것으로 늘어난 정맥을 압박하여 혈액 순환을 도와줄 경우 증상이 호전되는지 확인해야 한다.

다른 검사로는 도플러 초음파 검사가 있으며, 이 검사로 심부 정맥의 이상 유무와 정맥류의 시작부위를 가늠할 수 있다. 이 검사의 결과에 따라 치료방침이 결정되는 필수적인 검사이다. 이밖에 혈관 경화요법 치료를 위해서는 혈전이 형성될 수 있는 여러 질병을 가려내야 하므로 몇 가지 혈액검사가 필요할 수 있다.

14.4 다리 정맥질환의 치료

정맥류를 비롯한 하지 정맥질환의 치료는 탄력 스타킹을 신는 압박요법, 레이저, 혈관 경화요법, 수술치료로 나눌 수 있다.

1) 압박요법

발목으로부터 허벅지까지 여러 단계의 압력을 줄 수 있게 특별히 제작된 스타킹을 신는 방법이다. 다리 정맥의 혈액 순환을 도와주어 정맥류에 의해 생긴 피부염, 궤양의 치료에 효과적이며, 정맥류에 의한 증상을 완화시켜 준다. 근본적인 치료는 안 되며, 다른 치료에 보조적인 역할을 한다.

2) 레이저

레이저는 혈액에 붉은 색을 띠게 하는 혈색소에 선택적으로 작용하는 빛을 이용하여 혈관을 파괴하는 방법으로 그 빛이 혈관까지 도달하기 위해 거쳐야 하는 피부에 손상을 주지 않고 원하는 혈관만을 파괴해야 한다는 조건을 만족해야 한다.

아주 가늘고 표면에 위치한 혈관의 경우 색소 레이저의 효과가 입증되어 있으나 좀 더 깊고 굵은 다리의 혈관에 대해서는 아직까지 어떤 레이저가 좋다고 하기에는 이르다. 두세 번의 치료가 필요한 경우가 많고, 혈관의 굵기가 효과를 좌우한다. 아직까지는 혈관 경화요법의 보조적인 치료법으로 이용되고 있으며, 게다가 혈관 레이저는 가격이 비싸며 유지비가 많이 들어 치료비가 고가인 단점이 있다.

3) 혈관 경화요법

혈관 내벽에 작용하여 혈관을 파괴하는 약물을 직접 주입하고 압박하여 원치 않는 혈관을 제거하는 방법이다. 매우 안전하고 효과적인 방법으로 의사에 따라 모든 정맥류를 이 방법만으로 치료하기도 한다.

가장 큰 단점은 원래 정맥이 있던 부위를 따라 색소가 침착되고, 길게는 1년까지 지속될 수 있다는 점이다. 아주 굵은 정맥류와 압박하기 어려운 곳에 위치한 정맥류(오금, 허벅지 등)의 경우 수술에 비해 만족도가 떨어진다. 가는 실핏줄의 치료에는 가장 적합한 방법이다.

4) 보행 정맥절제술

보행 정맥절제술(ambulatory phlebectomy)은 비정상적으로 늘어난 정맥을 3 mm 이하의 작은 절개를 통해 특수한 갈고리(hook)로 꺼내 제거하는 방법이다. 외래에서 수술하며, 수술 후 환자가 바로 걸어 다닐 수 있다 하여 보행이란 말이 붙었다. 1950년대에 스위스의 피부과 의사인 Robert Muller에 의해 개발된 방법으로 여러 차례의 발전을 통해 현재의 방법이 정착되었으며, 통상의 정맥절제술과 다른 점은 절개 길이가 작아 흉터를 최소화한다는 점과 작은 구멍을 통해 정맥을 찾고 끄집어내야 함으로 특수한 갈고리 기구를 사용한다는 점이다.

가장 큰 문제점은 환자가 서있을 때는 잘 보이던 정맥이 수술대에 누웠을 때는 보이지 않게 되며, 위치도 변한다는 점이며, 따라서 수술 전의 정맥위치 표시가 매우 중요하다. 투사(transillumination)를 이용하여 누운 상태에서 혈관의 위치를 표시하는 방법 등이 개발되었으며, 중력이 작용하는 상태에서 치료할 정맥류에 카테터를 삽입하여 정맥의 위치를 표시하고, 정맥의 이동을 막는 방법도 고안되어 사용되고 있다.

14.5 다리 정맥질환의 예방

정맥류의 예방을 위해 가장 중요한 것은 한 자세로 오래 서있지 않는 것이다. 예를 들어 미용사의 경우 한 손님을 대하면서 자주 다리에 힘을 주었다 뺐다 하는 동작을 반복하고 의식적으로 주변을 돌아다니며 일을 해야 한다. 다른 방법은 복압이 증가하는 상황을 피해야 한다. 오랜 기간 천식으로 고생한 정맥류 환자는 호흡이 어렵고 기침을 많이 하는 질환이다. 따라서 배에 힘을 많이 주게 되고, 그에 따라 정맥류가 발생한 예이다. 복압이 증가하는 상황은 윗몸 일으키기, 무거운 것 들기, 변비, 몸에 꼭 끼는 옷을 즐겨 입는 일 등이다.

14.6 다리 정맥질환의 자주하는 질문

1) 다리의 정맥류란 무엇이고, 어떤 중요성이 있을까

정맥류는 인간이 서서 생활하는 이유로 다리에 미치는 중력에 의해 다리 정맥이 늘어나는 현상을 말한다. 정맥류는 우선 미관상 문제가 된다. 많은 여자 환자들이 치마를 입기를 꺼린다. 또한 약 반수의 환자들이 아프거나 저린 증상을 갖고 있다. 그 중 많은 환자들은 이런 증상이 정맥류에 의한 것이라는 사실을 모르고 있다. 심한 정맥류를 오래 방치하면 혈전 정맥염이 발생하여 합병증이 생기며, 주변 피부의 습진과 궤양이 발생하기도 한다.

2) 다리에 혈관이 늘어난 모습은 흔히 볼 수 있는데, 이런 것이 모두 정맥류인가

엄격히 말해 정맥류는 환자가 서있을 때 비정상적으로 만져지는 정맥을 말한다. 만져지지 않아도 미관상 보기 싫은 가는 정맥이 훨씬 더 흔하며, 이런 실핏줄도 치료의 대상이 될 수 있다.

3) 정맥류는 얼마나 흔한가

건강한 성인을 대상으로 정맥류의 빈도를 조사해 본 결과 40세 이상 남녀의 14%, 특히 60세 이상의 여성은 21%가 정맥류를 갖고 있는 것으로 나타났다.

4) 어떤 사람에서 정맥류가 발생할까

세 가지 요인이 가장 중요하다. 첫째로 인종, 유전 등 타고난 소인이 있고, 둘째로 여성 호르몬과 임신의 영향이 있는데 이 이유 때문에 여성에서 더 흔하다. 마지막으로 오래 서있거나 무거운 것을 많이 드는 일에 종사하는 사람들에서 정맥류가 흔히 발생한다. 따라서 미용실, 슈퍼마켓, 식당 등에서 일하는 사람들에게 많이 발생한다.

5) 정맥류는 어떻게 예방하고 치료한가

정맥류를 예방하는 가장 좋은 방법은 많이 걷고, 고기보다 섬유질이 많은 음식을 섭취하며, 적당한 체형을 유지하는 것이다. 정맥류에 의한 증상은 탄력 스타킹을 신는 것으로 많이 완화될 수 있다.

수술법으로는 정맥류에 약물을 주입하고 압박하여 치료하는 혈관 경화요법과 정맥절제술이 있다. 과거에는 다리에서 가장 굵은 표재성 정맥인 복제 정맥절제술(스트리핑)이 가장 많이 시행되었으나, 이 수술법은 대개 입원하여 전신마취 하에 시술하는 방법으로 현재 서양에서는 특수한 경우에만 이용된다. 환자의 편의와 비용을 고려하고, 효과 면에서도 뒤지지 않는 혈관 경화요법과 외래 정맥절제술이 널리 쓰이고 있다.

6) 혈관 경화요법은 어떤 방법인가

혈관 경화요법은 혈관 내벽을 파괴할 수 있는 여러 가지 형태의 약물을 주입하여 원치 않는 혈관을 없애는 치료법이다. 혈관 굵기에 따라 적절한 농도의 약물을 주사하고, 충분히 압박해 주면 치료하고자 하는 혈관은 모두 없어지게 마련이다.

7) 외래 정맥절제술은 어떤 방법인가

외래 정맥절제술이란 입원하지 않고 정맥류를 치료하는 수술법의 하나로서, 환자가 치료를 받고 혼자 걸어서 집으로 갈 수 있기 때문에 영어로는 '보행(ambulatory)'이란 말을 쓴다. 보행 정맥절제술의 가장 큰 장점은 직경 3 mm 이하의 작은 구멍을 통해 정맥을 제거하기 때문에 피부에 미치는 손상이 작아 합병증이 거의 없으며, 수술 후 곧바로 일상에 복귀할 수 있고, 기존의 외과적 수술에 비해 흉터가 매우 작다는 점이다.

8) 혈관 경화요법과 외래 정맥절제술은 어느 경우에 이용되나

우선 굵기에 따라 선택할 수 있다. 시술자의 기호에 따라 다르며, 대개 0.5 mm를 기준으로 가늘면 주사치료(혈관 경화요법)를, 굵으면 수술(외래 정맥절제술)을 권한다. 다음 기준은 정맥류의 위치이다. 혈관 경화요법은 치료 후 압박이 매우 중요하므로 압박이 어려운 허벅지, 오금, 발목과 같은 부위에는 적용하기 어려우므로 수술이 선호된다.

9) 혈관을 제거하는 수술을 하면 피는 어디로 흐르는가

수술로 제거하는 정맥은 제 기능을 못하면서 오히려 혈액 순환을 방해하여 여러 가지 문제를 일으키는 혈관이므로 없어도 아무런 문제를 일으키지 않는다. 이미 다른 정맥들이 혈액 순환을 담당하고 있으므로 걱정할 필요가 없다.

15. 혈관종

혈관종은 흔히 딸기 혈관종이라 불리어 왔다. 색깔과 모양이 딸기와 같아서 붙여진 이름이지만, 딸기와 달리 깊고 푸르게 보이는 혈관종도 있다. 보통 신생아의 10% 정도에서 발생하는 매우 흔한 질환이며, 미숙아에서 좀 더 흔한 것으로 알려져 있으며, 여아에서 더 많이 발생한다.

15.1 혈관종의 증상

유아의 2% 정도에게서 볼 수 있는 대표적인 붉은 점이다. 전신 어디에서나 발생하고, 보통 한두 개 정도가 생기지만 드물게 콩알크기만한 것이 수십 개 이상 생기는 경우도 있다. 이 경우는 간장이나 췌장, 폐, 뇌 등에도 혈관종이 발생한다. 그러나 대다수의 혈관종은 보기만 흉할 뿐 무해하다.

딸기상 혈관종에는 자연히 사라지는 것과 그렇지 않은 것 등 두 종류가 있다. 자연히 사라지는 붉은 점은 대개 태어난 지 얼마 되지 않아서는 눈에 띄지 않던 붉은 반점이 1개월 무렵부터 부풀어 오르고, 6개월 무렵에는 상당히 빠르게 커지는 경과를 보인다. 그 후 몇 개월은 그대로 유지되고, 점차 색조가 옅어지면서 초등학교에 입학할 즈음에는 대부분 없어진다. 그러나 적포도주를 피부 표면에 흘린 듯한 색과 모양을 하고 있는 혈관종은 자연히 없어지지 않는다.

이 경우에 거의 눈에 띄지 않을 정도의 엷은 홍색이나 선홍색 또는 자색에 가까운 것까지, 그리고 크기도 십원짜리 동전만한 것부터 얼굴 전체나 다리 전체에 퍼지는 것까지 매우 다양하다. 특히 태어날 때부터 평생 큰 변화가 없는 것이 혈관종의 특징이다.

15.2 혈관종의 진단

가장 중요한 것은 병력이다. 혈관종은 매우 특징적인 경과를 밟아 발생하는데, 반수 정도에서 태어났을 때 희미한 희거나 붉은 반점으로 보인다. 나머지는 어느 정도의 혈관종, 즉 만져지는 붉거나 푸른색의 혹을 가지고 태어난다. 출생 후 매우 빠르게 성장하여 부풀어 오르고, 성장하는 기간은 대개 3～9개월이며, 돌 지나서까지 성장하는 경우는 매우 드물다.

아이가 2세가 되면 혈관종이 서서히 작아지는데, 10세가 될 때까지 남아 있는 혈관종은 저절로 없어지지 않을 가능성이 크다. 이와 같은 경과를 보이면 혈관종으로 진단할 수 있다. 드물게 조직검사, 초음파 검사, 단층촬영이나 MRI검사가 필요한 경우가 있다.

15.3 혈관종의 치료

대부분의 경우 치료가 필요 없을 수 있으나 반드시 또는 경우에 따라 치료가 필요할 수도 있다. 우선 아이의 눈을 가려 시력이 제대로 발달하지 못하게 하거나 입에 생겨 음식을 먹거나 숨을 쉬는데 방해가 되는 경우 이다. 이와 같이 아이의 정상적인 성장과 발달을 저해하는 경우와 혈관종에 궤양이 발생하는 경우는 반드시 치료해 주어야 한다.

얼굴에 발생한 혈관종은 미용적인 문제만 일으키는 경우가 많다. 아이의 보호자에 따라 매우 심각하게 받아들이는 경우가 많다. 아이가 유치원에 다닐 정도의 나이까지 얼굴에 붉은 혹을 갖고 살아야 한다는 사실은 매우 견디기 힘들 수도 있다. 혈관종은 약 복용, 주사치료, 레이저 치료, 수술 등으로 성장을 억제하고 깨끗이 제거할 수도 있다. 또한 반수 정도의 혈관종은 비정상적인 흔적을 남기므로 보호자에게 혈관종의 경과와 치료법, 치료의 결과에 대해 충분히 설명하고 치료의 선택권을 주는 것이 필요하다.

16. 액취증

수려한 외모를 자랑하는 사람이 겨드랑이에서 암내가 난다면 외모가 수려한 것이 하나도 부럽지 않을 것이다. 겨드랑이에서 나는 냄새, 즉 암내는 주로 몸에 있는 땀샘에서 분비되는 땀 때문에 생기는데 겨드랑이에는 큰 땀샘이 많기 때문에 흔히 말하는 암내 액취증이 생기게 되는 것이다. 이런 암내는 사회생활에 불편함을 줄 뿐 아니라 심하면 성격까지 우울하게 변하는 성격이상에 노이로제까지 걸리는 경우도 있다.

대체로 액취증 환자는 땀을 많이 흘리는 다한증이 함께 동반된다. 통계에 의하면 한국인의 10%정도가 액취증이 있으며, 부모 중 한 사람만 있어도 유전될 확률이 50%나 된다고 한다.

16.1 액취증의 정의

겨드랑이에서 불쾌한 냄새가 나는 것을 액취증 또는 암내라고 부른다. 우리말 사전에서 암내를 겨드랑이에서 나는 좋지 못한 냄새라고 기술하고 있으며, 동양인에게는 마늘냄새가 난다고 하고, 서양인에게서는 흔히 노린내가 풍긴다고 한다.

액취증이란 그리스 언어로 '브롬'이라는 땀의 복합어이다. 즉, 악취 나는 땀이란 뜻이다. 인종에 따라 액취증의 비율을 보면 흑인에서 액취증이 가장 많아서 약 80%이상이며, 그 다음 백인이 70%~80%, 동양인은 30% 이하이다. 동양인의 경우 일본은 약 10%이며, 우리나라는 약 5%정도 된다. 우리나라가 액취증이 가장 적은 나라에 속하지만 오히려 액취증이 적기 때문에 비정상적으로 취급되고, 일종의 병으로까지 취급되는 경우가 많다.

액취증은 대부분 유전성 질환이지만 암내가 자녀에게 다 유전되는 것은 아니며, 유전되는 확률은 약 50% 정도이다. 또한 같은 액취증 체질이라도 냄새가 심한 경우와 약하게 나는 경우와 같이 증상의 정도에도 차이가 있으며 계절, 나이, 음식, 몸의 컨디션에 따라 다소 증상의 정도가 변할 수 있다.

16.2 땀샘의 종류

피부는 바깥 표면으로부터 표피, 진피, 피하 지방층으로 되어 있다. 표피는 단순히 인체 보호기능을 한다면 진피는 피부를 건강하게 유지하면서 외부환경에 대한 정보를 전달하고 조절해 주는 역할을 한다. 진피의 두께는 약 3 mm에 불과하지만 그 안에 혈관과 신경, 그리고 체액을 분비하는 샘, 털 생산 공장들이 복잡하게 얽혀 제각각의 기능을 수행하고 있다. 진피 아래쪽의 피하지방층에는 지방조직이 대부분이며,

이곳에 액취증의 원인이 되는 아포크린 땀샘이 일부 존재하게 된다.

1) 에크린 땀샘(Eccrine Sweat Glands)

200~300만 개의 땀샘이 한 시간에 2000~3000 cc 정도의 땀을 만들어 내어 체온을 조절한다. 온도에는 민감하지 않으나 심리적인 자극에는 민감한 반응을 보인다.

2) 아포크린 땀샘(Apocrine Sweat Glands)

액취증을 유발하는 땀샘으로, 땀을 직접 체 표면으로 배출하는 것이 아니라 배출관이 모낭에 붙어 있어 모낭의 윗부분을 통해서 체외로 배출한다. 주로 겨드랑이, 회음부, 유두주위, 배꼽주위 등에 많이 분포한다.

16.3 액취증의 원인

겨드랑이 땀샘의 일종인 아포크린 땀샘에서 분비된 땀을 박테리아가 지방산으로 분해하기 때문에 냄새가 나는 것이다. 바로 땀샘을 통과할 때 생기는 지방산과 암모니아가 냄새의 원인이다. 이 땀은 우유색깔에 가까우며, 점도가 높은 것이 특징이다. 분비 당시에는 무균성이고 냄새도 없지만, 분비된 후에 세균에 의해 분해되어 지방산과 암모니아가 되어 이것 때문에 특징적인 강한 냄새를 풍기게 된다. 액취증은 인종적으로 볼 때에도 동양인보다는 서양인들에게서 많이 나는데, 이는 아포크린 땀샘이 동양인보다 많이 분포하기 때문이다. 시기적으로 보면 아포크린 땀샘이 크기도 커지고, 분비하는 땀의 양도 많아지는 사춘기 때 많이 액취증이 발생한다.

16.4 액취증의 증상

아포크린 선 분비가 시작되는 사춘기 이후부터 증상이 시작되며, 특유의 악취가 난다. 계절과 기후에 따른 차이는 없지만 모발과 의복에 묻어있는 아포크린 분비물이 냄새를 지속시키므로 겨울에 악화되고, 얇은 의복을 입는 여름에 증상이 좋아질 수 있다. 실제로 냄새가 나지 않거나 심하지 않아도 본인은 심각하게 냄새가 난다고 걱정하는 경우도 종종 있다.

16.5 액취증의 치료

1) 피부 표면에서 아포크린 분비물 제거

액취증의 치료는 우선 목욕을 자주하고, 내의를 자주 갈아입어 신체를 청결히 해야 한다. 살균제가 포함된 비누로 하루에 두 번 이상 겨드랑이를 철저히 씻어야 하고, 항생제 연고를 발라서 세균을 살균하거나 증식을 억제해야 한다. 이때 겨드랑이의 털을 제거해 주는 것이 좋다. 그리고 약간의 냄새가 있을 때는 향수를 뿌려서 액취증의 증상을 완화시키고, 냄새 억제제를 바르는 방법도 있다. 이런 방법이 효과가 없을 경우 수술로 큰 땀샘을 제거하여야 한다. 여름에 이 증상은 더욱 심해지는데, 암내는 일반적인 치료방법으로 잘 낫고 증상이 쉽게 호전될 수 있으므로 고민하지 말고 치료하는 것이 중요하다.

2) 수술요법

현재 일반적으로 많이 시술되는 방법은 겨드랑이의 주름을 따라 한두 개 정도의 절개선을 4~7 cm정도 넣어서 피부를 박리하여 박리된 피부를 얇게 들어 올린 후 아포크린 땀샘을 제거하고 다시 봉합하는 방법이다.

이 수술은 흉터가 거의 없고 입원이 필요 없으며, 외래로 방문하여 치료를 받을 수 있다. 하지만 수술 후 열흘 정도는 어깨관절의 운동이 제약을 받게 되므로 심한 운동들을 삼가야 한다. 최근에는 내시경과 초음파 지방흡입기를 이용하여 흉이 거의 남지 않고, 어깨관절의 움직임도 제약을 받지 않아 즉시 일상생활로의 복귀가 가능한 수술법이 선보이고 있다.

(1) 절개법

절개법은 일반외과에서 가장 많이 사용되어온 방법이지만, 겨드랑이 부위를 절개해 아포크린선이 분포된 부위를 모두 잘라내는 절제술로 흉터가 크게 남는 단점이 있어 현재는 잘 시행되지 않고 있다. 이 방법은 겨드랑이 부위의 아포크린 땀샘과 피지선, 에크린 땀샘 등이 있는 부위를 통째로 도려내는 것이다.

절개한 부분을 봉합한 후에는 피부가 당기거나 겨드랑이 밑 조직이 압박을 받는 경우도 있으며, 간혹 신경에도 영향을 미쳐 손이나 팔이 저릴 수도 있고, 부종이 생길 수도 있다.

(2) 피하조직 소거법

과거에는 피부를 크게 도려내는 방법을 많이 썼지만 흉터가 크게 남아 수술 뒤 상처가 아문 뒤에도 수영복이나 소매 없는 옷을 입기가 어려웠다. 그래서 요즘은 피부를 잘라내지 않고 절개만 한 뒤 피부를 뒤집어 아포크린선만 제거시킨 뒤 다시 봉합하는 방법을 많이 쓰고 있다. 예전보다는 흉터가 많이 줄었지만 봉합한 자리는 여전히 남는 것이 단점이다.

수술적 치료방법은 1～2주일은 수술상처가 치유될 때까지 되도록 팔을 움직이는 것을 피하고 거즈를 붙인 상태로 있어야 하며, 경우에 따라서는 압박붕대로 겨드랑이 쪽을 고정시키기도 해야 하므로 움직임이 부자유스러운 점이 있다. 그러나 1회 시술로 액취증을 교정할 수 있으므로 시간적 여유가 없어 단시간에 효과를 보기를 원하는 사람에게 적합하다.

(3) 초음파 지방 흡입법

가는 흡입관을 지방조직에 넣어서 지방을 흡입하는 이 시술법은 일반적으로 복부나 허벅지 부위에 주로 시행되는 방법으로 액취증 치료에도 응용할 수 있다. 초음파 지방 흡입법은 직경 3～4 mm 가는 삽입관을 넣을 수 있을 정도로 피부를 절개하기 때문에 수술자국이 남을 수밖에 없다. 삽입관 끝으로 흡입하는 것에만 의존하기 때문에 아포크린 땀샘을 완전하게 흡입하는 것은 어렵다.

(4) 고바야시 절연침 수술법

현재 발표된 수술 가운데 액취증을 치료할 수 있는 가장 안전하면서도 확실한 방법은 레이저 영구 제모술과 액취증 치료용 고바야시 절연침을 함께 사용하는 것이다. 고바야시 절연침은 피부에 손상을 주지 않으면서 겨드랑이 부위의 땀샘만을 파괴하는 시술로 최근 각광을 받고 있는 시술법이다. 메스를 사용하지 않아 흉터가 전혀 남지 않고, 시술 후 2일째부터 샤워를 할 수 있어 일상생활에 전혀 지장이 없는 것이 이 시술의 가장 큰 장점이다.

3) 레이저 치료

레이저 치료는 영구제모 시술을 받은 후 레이저를 이용하여 액취증의 원인이 되는 아포크린 땀샘만을 골라서 태워버리는 치료방법으로, 증상이 심하지 않은 경우는 1회 치료로 좋은 결과를 얻을 수 있으며, 심한 증상에는 2～3회 정도의 치료가 필요하다. 또 시술시 출혈이나 통증이 없고, 수술 흉터가 없으며, 시술시간이 짧고, 시술 후 일상생활이 가능해 바쁜 직장이나 주부들도 부담 없이 치료받을 수 있다.

4) 액취증의 민간치료

액취증이 심하지 않을 때에 가정에서 간단하게 할 수 있는 요법으로는 현미식초가 좋다. 현미식초는 강한 살균력을 갖고 있기 때문에 냄새의 원인이 되는 피부의 잡균을 죽게 한다. 또한 땀샘을 수축시키는 작용도 있어 땀 자체의 양을 줄여 주기 때문에 겨드랑이 냄새를 예방하는 데 적당하다.

현미식초를 탈지면이나 거즈에 적셔서 땀을 잘 닦고 겨드랑이 아래에 대준다. 태운 매실가루도 살균작용을 한다. 매실에 들어 있는 카테긴산은 설사를 멈추게 하는 역할을 할 뿐만 아니라 해독작용과 살균작용을 하여 겨드랑이 냄새를 없애 주는 역할도 한다. 사용할 때는 매실을 까맣게 태워 겨드랑이 아래를 마사지해 준다.

호두연고도 겨드랑이 냄새를 제거한다. 호두를 곱게 갈면 기름이 나와 연고 상태가 되는데, 이 연고를 겨드랑이 아래에 붙이고 골고루 마사지하면 냄새가 없어진다. 생강 달인 물도 겨드랑이에서 서식하는 잡균의 번식을 막는다. 수건에 적셔서 겨드랑이에 대주면 효과가 있다. 단, 자극이 강하므로 피부가 약한 사람은 주의해야 한다. 익지 않은 복숭아의 씨를 분마기에 곱게 갈아 거즈에 붙이고 반창고로 고정시켜 주어도 높은 효과를 발휘한다.

16.6 액취증 수술 후의 주의 사항

① 수술이 종료되면 8자모양의 압박붕대를 감은 상태로 퇴원을 한다. 이때 압박붕대의 역할은 출혈과 부종예방을 목적으로 한다. 과도한 움직임으로 붕대가 풀리지 않도록 주의해야 된다.
② 앉은 자세로 수면을 취하는 것이 빠른 상처회복에 도움이 된다.
③ 5일 후 붕대를 풀게 된다.
④ 이때까지 가급적 팔을 쓰는 일이나 무거운 짐을 드는 것은 피하는 것이 좋다.
⑤ 샤워는 할 수 있으나 겨드랑이 부위를 자극하지 않는 것이 좋다. (샤워 후에는 드라이기로 겨드랑이 부위를 완전히 건조시키는 것이 중요하다)
⑥ 상처의 회복속도에 따라 다르지만, 대개의 경우 7일 후 실밥을 뽑게 된다.
⑦ 상처부위에 딱지가 생긴 분은 딱지가 다 떨어지고 나서 물에 담그는 목욕을 하는 것이 좋다.

17. 다한증

다한증이란 비정상적으로 땀을 많이 흘리는 증상을 말한다. 영어로는 hyperhidrosis, hyperidrosis, polyhidrosis, polyidrosis 등으로 불린다. 이러한 다한증을 가지고 있는 사람들은 책상 위로 뚝뚝 떨어질 정도로 얼굴에서 땀이 많이 나서 일을 제대로 못하고, 겨드랑이에 땀이 많이 나서 흰 옷이나 실크 같은 소재의 옷을 입지 못할 만큼 땀을 많이 흘린다. 줄줄 흘러내리기 때문에 일상생활에 많은 지장을 받는 경우도 종종 발생하기도 한다.

17.1 다한증의 분류

1) 국소성 다한증

신체의 특정 부위에서만 생기는 다한증으로 겨드랑이, 사타구니와 같이 몸에 살이 겹치는 부위와 손바닥과 발바닥에 주로 발생한다. 정서적 긴장이 주된 원인이며, 반신불수와 같은 신경질환이 있을 때 몸의 한쪽 부위에 다한증이 발생될 수도 있다.

특징적인 증상으로는 손에 땀이 많이 나 악수하기가 힘들다거나 발 냄새가 지독하게 나는 경우를 볼 수가 있다. 이밖에도 겨드랑이, 사타구니, 이마, 코 등 특정 부위에 땀이 많이 나는 경우 증상의 치료 전 정신적 원인에 의한 것인지를 파악해야 한다. 손이나 발, 얼굴에 땀이 비정상적으로 많이 나는 다한증 환자는 폐 첨부나 척추 주위에 있는 교감신경절을 차단하는 방법으로 좋은 효과를 기대할 수 있다.

수술방법인 교감신경절을 차단하려고 가슴을 열어야 했던 시절엔 다한증 수술은 엄두도 내기 어려웠다. 하지만 요즈음엔 흉강 내시경 발달로 가슴에 작은 구멍을 뚫어 교감신경절을 차단할 수 있게 되면서부터 다한증수술이 크게 늘어났다. 국소적 다한증의 90% 정도는 정신적 요인에 의한 것으로 알려져 있다. 정신적 불안, 긴장이 교감신경을 항진시켜 특정 부위에 과도한 땀 분비를 촉진시킨다.

2) 전신성 다한증

전신에 걸쳐 과도하게 땀이 발생하는 경우로 원인은 다양하다. 온 몸에 땀을 많이 흘리는 사람들은 먼저 다른 질환과 관련이 있는 것이 아닌지를 체크해야 한다. 현재 갑상선 기능항진증, 당뇨병, 임신, 폐경기증후군 등이 있는 경우 전신적 땀을 동반하는 수가 많기 때문이다.

3) 정서적 다한증

불안, 괴로움, 두려움과 같이 정서적 흥분이 고조될 때 발생한다.

4) 미각 다한증

맵고 자극성 있는 식품, 토마토소스, 초콜릿, 커피, 차 또는 뜨거운 국을 마신 후에 발생된다. 이런 사람들은 평상시에도 그렇지만 여름철에는 증상이 더 심해지게 된다. 주로 이마, 윗입술, 입 주위 또는 가슴 부위에 발생된다.

5) 후각 다한증

냄새를 맡았을 때 땀이 과도하게 발생하는 경우이다.

17.2 다한증의 치료

다한증의 치료법은 약물, 최면, 수술요법 등으로 다양하다. 이전에 다한증 치료법으로 국소도포제, 진정제, 안정제, 항콜린제제, 칼슘채널 차단제, 베타 길항제, 클로니딘 등의 약물이나 이온영동요법(iontophoresis)으로 치료했으나 부작용이 많고 재발률이 높아 그 효과가 만족스럽지 못했다.

최근 겨드랑이 다한증 치료법으로 흉강경을 이용한 교감신경절제술(혹은 절단술), 고바야시 절연침을 이용한 전기응고법, 보톡스 주사 등이 널리 행해지고 있다.

17.3 기타 약물요법

1) 전신적인 약물투여

항콜린제, 진정제 등을 투여하는데 지속적으로 투여할 경우 부작용 등의 발생이 우려되므로 특별한 경우에만 사용한다. 정신적 긴장에 의한 다한증이 심할 경우 투여해 볼 수 있지만 부작용 등을 염두에 두어야 한다.

2) 국소도포제

겨드랑이, 손바닥, 발바닥 다한증을 치료하는 데 이용된다. 알루미늄이 함유된 제제를 사용하는데 좋은 효과를 보이나 그 효과는 일시적이다.

17.4 다한증의 수술

1) 수술 후 주의사항

수술 후 2시간 정도 지나면 거동이 가능해지며, 다른 특별한 이상이 없으면 수술날 오후에 퇴원을 할 수 있다. 귀가 후에 특별히 조심할 것은 없으며, 상처는 약 1주일이면 아물게 되고, 상처부위에 특이할 만한 증상이 없는 경우 수술 후 4일째부터 샤워를 해도 된다. 수술부위의 꿰맨 실은 저절로 녹는 실이므로 일부러 제거할 필요는 없다.

2) 수술과 관련된 합병증

다른 모든 수술과 같이 수술부위의 출혈과 염증이 있을 수 있고, 상처감염으로 상처가 벌어질 수 있다. 또한 교감신경계의 이상으로 호너증후군이라는 상태가 와서 눈꺼풀이 내려오고 눈물이 마르는 증상이 나타나기도 하지만 이는 대부분 일과성으로 끝나는 경우가 많다. 퇴원 후에는 대상성 흉복부 다한증이 나타나는 경우가 있지만 대부분 문제를 일으킬 정도로 심하지는 않다.

3) 액취(다한증 자가진단)

(**그렇다** = +3, **보통이다** = +2, **그렇지 않다** = +1)

① 다른 사람에게 겨드랑이 냄새를 지적당한 적이 있다.
② 여름이면 특히 옷에 땀 얼룩이 남는다.
③ 귀지가 눅눅하다.
④ 부모 가운데 한쪽 혹은 양쪽 모두가 액취증이 있다.
⑤ 체모가 많다.
⑥ 피부가 지성이다.
⑦ 스트레스를 많이 받는 편이다.
⑧ 육류요리, 버터 등 기름기가 많은 음식을 좋아한다.
⑨ 긴장하면 땀이 많이 나는 편이다.

《 결과 확인 》

27~24점: 액취증과 다한증이 심한 경우다. 빨리 전문의와 상담을 한 후 적합한 치료를 받아야 한다.
23~18점: 액취증과 다한증이 꽤 높은 편이다. 우선 전문의와 상담을 해보는 것이 좋다.
17~12점: 액취증과 다한증이 조금 신경 쓰이는 편이다. 만일 자신의 냄새가 크게 의식된다면 한번쯤 상담을 받아보는 것도 좋다.
11점 이하: 액취증과 다한증에 대한 염려가 없다. 청결에만 신경 쓰면 아무 걱정 없는 타입이다.

18. 두드러기

두드러기는 여러 가지 원인과 기전에 의해 비만세포(mast cell)와 호염구(basophil)에서 화학매개체들이 유리되어 피부의 미세혈관을 확장하고, 투과성을 증가시켜 팽진이 나타나고, 그 주위를 붉은 발적이 둘러싸고, 심한 소양감이 발생하는 임상증상이다.

18.1 원인 및 발병기전

1) 면역학적 기전에 의한 두드러기

(1) IgE 매개성 두드러기

아토피 환자 뿐 아니라 아토피가 아닌 사람에서도 각종 음식물, 흡입제, 약물 등에 포함된 여러 가지 종류의 항원에 반응하는 IgE 항체에 의해서 알레르기성 두드러기가 나타날 수 있다.

(2) 보체 매개성 두드러기

IgE 항체와 관계없이 제 Ⅲ형 알레르기 반응에 의해서도 두드러기가 발생하면 보체가 관여하는 경우가 많다. 면역학적 뿐만 아니라 비면역학적으로 고전 보체활성로나 교체 보체 활성로를 통하여 C5나 C3로부터 C5a 또는 C3a anaphylatoxin이 생성되어 비만세포를 활성화하면 히스타민이 유리되어 두드러기가 발생한다.

2) 비면역학적 기전으로 발생하는 두드러기

(1) Primary Urticariogenic Material

Morphine이나 codeine은 항원으로 작용하지 않고, 직접 비만세포와 호염구로부터 히스타민이나 다른 매개체를 유리시켜 팽진을 발생하게 한다.

(2) 접촉성 두드러기(L50.6)(Contact Urticaria)

어떤 물질은 피부에 접촉되면 접촉 부위에 즉시 팽진과 홍반, 즉 두드러기가 발생할 수 있는데 대부분이 비 면역학적 기전에 의한다. 각종 식품이나 비누, 샴푸 등에 방부제나 향료로 사용되는 sorbic acid, benzoic acid, cinnamic acid, cinnamic alde-

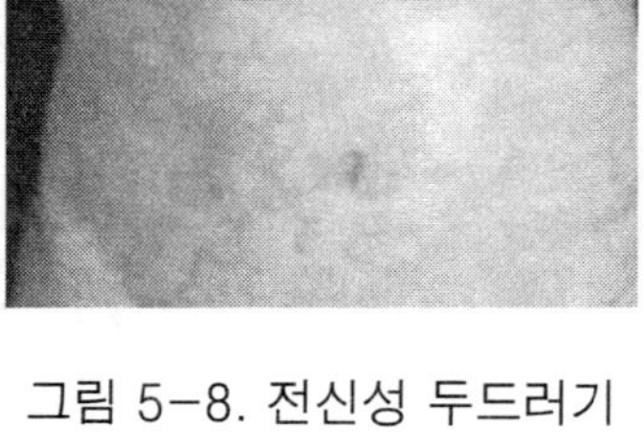

그림 5-8. 전신성 두드러기

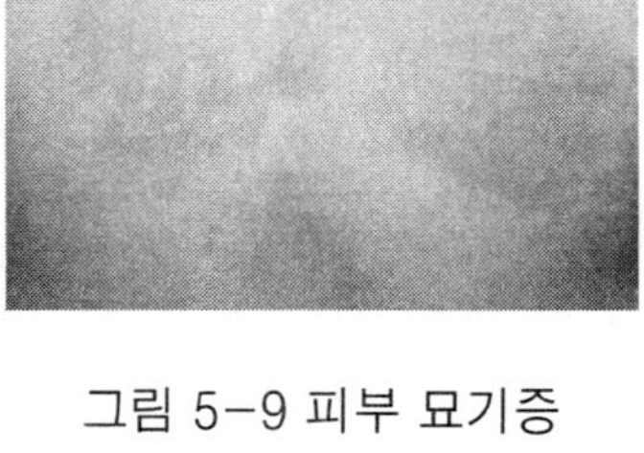

그림 5-9 피부 묘기증

hyde 등이 대표적인 원인물질이다.

(3) Aspirin Intolerance

아스피린은 arachidonic acid에서 prostaglandin을 생성하는데 작용하는 cyclooxygenase를 억제하여 그 자체가 두드러기의 원인이 될 수 있을 뿐 아니라 만성 두드러기를 지속시키는 요인이 되기도 한다.

3) 특발성 두드러기

물리적 요인에 의한 두드러기 만성 두드러기 환자의 80~90%에서는 원인을 찾기 위한 모든 노력을 다해도 찾을 수 없어 만성 특발성 두드러기라고 한다.

(1) 증상

약물에 의한 두드러기는 일반적으로 대칭적 분포를 보이며, 몸의 어느 부위에나 생길 수 있고, 전신에 퍼질 수도 있다. 피부의 팽진 및 소양감 외에도 호흡기, 순환기, 소화기, 신경계가 즉시형 과민반응에 의해서 침범되어 호흡부전, 쇼크에 이어 사망할 수도 있다. 피부 병변증 팽진의 크기는 수 mm 정도의 아주 작은 것부터 손바닥 크기만큼 아주 큰 것까지 매우 다양하며, 개개의 병변은 홍반으로 둘러싸이는 경향이 있다. 병변이 나타나는 초기에 대개 소양감이나 따끔거리는 감각을 호소한다.

개개의 병변이 12시간 내지 24시간 이상 지속되는 경우는 매우 드물다는 것이 두드러기 특징의 하나이다. 반면 두드러기성 혈관염에서는 팽진이 24시간 이상 지속되며, 팽진의 모양도 별로 변하지 않고, 소양감보다는 통증을 호소하고, 두드러기가 소실되고 나서도 자반(purpura)이나 색소침착이 남는다.

(2) 병리소견

T 임파구, 호산구, 단핵구의 혈관 침윤과 함께 혈관 확장으로 진피 부종이 나타난다. 진피의 비만세포 수는 일부 환자에서 증가될 수도 있지만, 반면에 호산구와 호중구의 수는 매우 다양하게 나타난다. 물리적 두드러기에서 특징적으로 중성구가 뚜렷하게 침윤되지만, 특이적이지 못하다. 표피는 침범되지 않는다.

(3) 진단 및 감별진단

임상적으로 쉽게 진단할 수 있다. 병력을 자세하게 청취하고, 물리적 인자가 의심되면 유발검사를 시행한다. 피부묘기증, 한랭 두드러기, 콜린성 두드러기, 열 두드러기 등에서는 유발검사가 결정적이다. 두드러기의 진단에서 가장 중요한 것은 원인을 밝히는 것으로서 치료에 결정적 영향을 미친다. 급성 두드러기에서는 최근에 어떤 질환을 앓았거나, 약물을 복용했거나, 특정 음식물을 섭취한 경우가 많다. Challenge test로 두드러기가 어떤 약물에 의한 것인가를 밝힐 수 있다. Penicillin과 그 유사물질에 의한 IgE 매개성 두드러기를 밝히기 위해서 RAST, ELISA 또는 단자검사가 이용된다.

만성 두드러기에서는 계절적 요인, 환경적 요인, 음식물, 약물, 물리적 인자와의 관계를 잘 조사하고, 전신 질환에 대한 이학적 검사와 검사실 검사를 시행하여 이상 유무를 확인해야 한다. Mastocytosis, 전신성 홍반성 루푸스, 혈청병, 연소성 류마티스성 관절염, PUPPP, 포진상 피부염, 수포성 유천포창, Herpes gestationis 등과 감별을 요한다. 급성 광독성 발진(acute phototoxic eruptions), 압박에 의한 팽진, Lyme disease와 연관된 도형 홍반(figurate erythemas), 수포성 천포창의 전구 증상과도 감별을 요한다. 두드러기를 나타낼 수 있는 각종 전신 질환 및 피부 질환을 모두 배제한 후에야 가능하다.

(4) 치료

두드러기와 가장 효과적인 치료는 원인을 알아내고 제거하는 것이다. 우선 원인으로 의심되는 약물을 끊는 것이다. 맥관 부종 및 아나필락시스가 발생한 경우 epinephrine과 스테로이드제의 전신 투여로 즉시 치료를 시작한다. 일반적으로 H1 수용체에 작용하는 항히스타민제로 증상을 경감시킬 수 있다. 유전성 맥관부종의 장기 치료에는 Danazol이 효과적이다. 물리적 두드러기가 있는 환자들에게는 자신의 질환에 대한 충분한 설명이 도움이 된다.

냉 유발성 두드러기는 발작 빈도를 줄이기 위하여 얼굴을 차가운 공기로부터 보호해야 할 뿐만 아니라 따뜻한 장갑과 양말을 착용하도록 한다. 자외선 B 유발성 일광 두드러기 환자에서는 태양 노출을 피하고, 일광차단제를 사용하는 것이 적절한 치료일 수 있다. 항히스타민제 급성 두드러기, 콜린성 두드러기, 피부묘기증에 가장 효과적이다. 일광, 한냉, 수성, 원인불명의 만성 두드러기에 약간 효과적이며, 지연성 압력 두드러기에는 유용하지 않다. 한 가지 약제에 효과가 없을 때 두 가지 서로 다른 종류의 항히스타민제를 병용하는 것이 효과가 있다고 증명되었다.

19. 색소침착

피부 톤이 고르지 못하고 얼굴 부분 부분이 얼룩진 것처럼 피부색이 고르지 못한 상태를 말한다. 그 원인은 대부분 기미, 주근깨, 여드름 흉터 등일 때가 많다. 기미는 얼굴에 나타날 때 대체로 대칭을 이루면서 분포하게 되는데, 눈 밑 부분이나 광대뼈 부위에 많이 생기며, 간의 모양을 닮아 일명 간반이라고도 한다. 보통 여름에 악화되고, 겨울에 호전되며, 내적・외적인 자극으로 피부가 약해질 때 세포 스스로 보호하기 위해 색소를 만들어 내게 되는데, 이것이 부분적으로 생기면 기미고, 점처럼 생기면 주근깨다.

주근깨는 기미와 달리 유전적 요인에 의해 주로 발생하며, 태어나 3세 이후부터 나타난다. 사춘기 이후가 되면 본격적으로 드러나 자외선에 의해 그 색깔이 더 짙어졌다가 자외선이 약해지는 겨울에는 옅어지거나 보이지 않게 된다. 근본적으로 완전히 없애기는 어렵다.

생체 내에 색소가 병적으로 나타나서 갈색이나 흑갈색을 띤다. 색소변성도 거의 같은 뜻으로 쓰인다. 생리적으로 존재하는 멜라닌이나 헤모시데린 등 색소가 비정상적으로 증가하거나, 나타나는 장소가 비정상적인 경우, 또는 생리적으로 존재하지 않는 색소가 나타나는 경우가 있고, 선천성과 후천성으로 나뉜다.

19.1 내용상 분류

1) 선천성 색소 침착증

(1) 작란반

하일반이라고도 하는데, 이른바 주근깨를 말하며, 눈 주위나 뺨에 잘 나타난다. 좁쌀 크기에서 쌀알 크기까지의 불규칙한 형태를 한 갈색 색소반인데, 특히 사춘기 때 잘 나타나며, 우성 유전을 하는 것으로 알려져 있다.

(2) 유전성대측 색소이상증

소아 때부터 나타난다. 손등, 발등, 손가락, 발가락 및 전완과 하퇴 등에 점 모양 또는 그물모양의 갈색 색소반과 탈색소반이 섞여서 나타난다. 몸의 끝부분일수록 증상이 심한 경향이 있으며 우성 유전한다.

(3) 망상지단, 색소침착증

소아기에서 사춘기에 걸쳐 나타난다. 손등, 발등, 전완, 어깨, 목 등에 좁쌀 크기의 갈색반이 나타나고, 진행됨에 따라 서로 융합하여 그물모양이 되는데, 우성 유전한다. 이상 ①~③의 치료로는 차광요법이 효과가 있다.

(4) 모반

발생 이상에 의한 피부의 선천성・국한성의 조직기형을 말하며, 다음과 같은 것이 있다. 편평모반은 사춘기에 생기는 일이 많으며, 가슴이나 어깨 부위에 어린이의 머리 크기까지의 담갈색반이나 갈색반이 생기는 것으로, 때로는 털이 나는 것도 있다. 색소성 모반은 크기가 좁쌀 크기에서 콩알 크기까지이고 흑갈색을 띠며, 반구형으로 융기한다. 큰 것은 출생할 때부터 있는 경우가 있고, 흑갈색으로 편평하게 융기되어 있으며, 센 털이 나 있는 경우도 있다. 때로는 표면이 젖꼭지 모양이나 사마귀 모양을 하고 있는 것도 있다.

치료는 작은 것은 절제하거나 전기로 응고시키고, 큰 것은 피부이식수술을 한다. 약년성흑색종은 소아기에 잘 생기고, 생장도 빠르다. 담홍색 또는 담홍갈색이고, 반구형으로 융기하는 작은 결절이다. 청색모반은 얼굴, 손등, 발등에 잘 생기는 팥알 크기까지의 청색 또는 청갈색을 띤 작은 결절인데, 때로는 악성화 한다. 몽골반은 출생할 때부터 엉덩이에 나타나는 청색의 큰 반점이며, 7~10세가 되면 자연히 없어진다.

2) 후천성 색소 침착증

(1) 간반

이른바 기미라고 불리는 것으로 30세 이후의 여자에게 잘 생긴다. 앞이마나 눈 부근에 대칭적으로 생기는 점 모양의 갈색반으로, 월경 때나 임신 때에는 더욱 두드러진다.

(2) 노인성 색소반

중년 이후에 얼굴이나 손등과 같이 햇빛에 노출된 부위에 생기는 갈색반이며, 때로는 사마귀 모양으로 융기하는 경우도 있다.

19.2 색소침착이 되어 가는 과정

1) 표피의 맨 밑에는 멜라노사이트(melanocyte)라는 세포가 있는데, 피부색을 결정하는 역할을 한다.
2) 멜라노사이트가 자외선을 받으면 멜라닌 색소를 생성하게 되고, 주위의 표피 세포로 이동하여 피부색을 검게 만든다.
3) 이 멜라닌이란 피부 색소가 부분적으로 과잉 생성되어 피부에 반점의 형태로 분포하면 바로 기미가 되는 것이다.

멜라닌 세포(Melanocyte)는 기저층에 위치하여 피부색을 결정하는 역할을 한다. 피부색을 결정하는 데는 멜라닌의 양, 즉 멜라닌 세포의 크기가 중요한데 검은 피부는 흰 피부보다 큰 멜라닌 형성세포를 지니고 있다. 멜라닌 색소는 멜라닌 세포에서 생성되며, 피부 바깥쪽으로 이동하여 각질층에 분포됨으로써 외부로 보이는 피부색을 결정한다. 또한 멜라닌 세포는 단파장의 자외선을 흡수하여 피부에 해가 되는 자외선이 진피 내로 침입하는 것을 막아준다. 한국인의 경우는 피부 멜라닌의 양과 종류가 흑인과 백인의 중간 정도이며, 색상은 황색에 가깝다.

19.3 피부 되돌리기

1) 기초 손질법

(1) 클렌징 단계가 가장 중요하다.

매일 철저한 클렌징으로 각질과 노폐물을 깨끗이 제거하고, 피부세포의 턴 오버를 촉진시켜 침착된 멜라닌을 자연스럽게 제거하는 것이 바람직하다.

(2) 일주일에 1～2회 정도는 팩을 해주는 것이 좋다.

특히, 묵은 각질을 제거해주는 각질제거 팩이나 색소침착을 해결해 줄 수 있는 효과적인 원료가 들어있는 화이트닝 팩을 정기적으로 사용하도록 한다.

(3) 기미나 주근깨가 있어 특히 신경 쓰이는 부위에는 미백 기능이 있는 고 기능성 에센스나 크림으로 정성껏 관리하는 것이 좋다.

(4) 데이 크림, 메이크업 베이스, 파운데이션 등을 바를 때도 자외선 차단 효과가 있는 제품을 선택하여 미리 기미, 주근깨가 생기는 것을 예방하는 것이 좋다.

2) 베이스 메이크업으로 깔끔하게 감추는 기미, 주근깨, 잡티

(1) 자외선 차단제가 함유된 선 제품을 사용한다. 일상적인 활동을 할 때는 SPF지수 10～15이상, 스포츠나 오랜 야외 활동에는 30이상을 고르는 것이 좋다.

(2) 컨실러를 이용한다. 스킨케어 뒤에 선크림 등을 바르고 자외선 차단제가 들어있는 메이크업 베이스를 사용해 얼굴을 전체적으로 고르게 정돈한다. 파운데이션을 그 위에 고르게 펴 바르고, 기미나 주근깨가 난 부위에 컨실러를 점을 찍듯이 발라 잡티를 가린다.

(3) 트윈케이크를 쓸 경우는 트윈케이크를 바르기 전에 컨실러를 같은 방법으로 바른다. 물론 파운데이션이나 트윈케이크도 자외선 차단제가 들어있는 제품을 사용하는 것이 좋다.

(4) 커버력이 뛰어난 케이크 타입의 파운데이션을 발라준다. 메이크업 베이스를 바른 뒤, 스폰지로 케이크 타입의 파운데이션을 고르게 펴 발라 준 뒤 파우더를 깨끗하게 눌러 마무리해 준다. 케이크 타입 파운데이션으로 얼굴 전체를 커버할 때 자칫 잘못하면 얼굴이 커 보이기 쉽다. T존 부위는 좀 더 밝게, 턱 선을 이루는 U존 부위는 어둡게 처리하여 얼굴에 자연스런 입체감을 살려주는 것이 중요하다.

20. 습진과 무좀

20.1 습진

습진의 원인은 복잡하다. 습진체질에 습진자극(외부로부터의 기계적・물리적・화학적 자극, 체내로부터 피부에 작용하는 약물・음식물 등)이 가해져서 발증하는 피부의 알레르기성 질환이다. 19세기 초부터 습진이라는 병명은 사용되어 왔으나, 당시에는 피부병변이 헌다는 한 가지 유형만을 나타내는 병명으로 쓰였다. 그 뒤, 1920년대 들어 동물실험 결과 헌다는 현상의 실체가 다양하다는 것이 밝혀지면서 알레르기라는 개념이 도입되었다. 그러나 근래에 이르러 알레르기 등을 볼 때 습진과 피부염의 구별이 어려워 같은 의미로 쓰이고 있다. 서양에서는 주로 피부염, 한국에서는 습진이라는 말을 주로 사용한다. 습진의 증세는 각각 다르며, 급성과 만성으로 크게 구별된다.

1) 분류

(1) 급성습진

환부가 빨개지고 좁쌀크기만한 구진과 작은 수포가 생기며 가렵다.

(2) 만성습진

습진이 오래 되거나 같은 곳에 여러 번 반복되면 환부의 피부는 딱딱해지고 표면은 꺼칠꺼칠해진다. 흔히 건강한 피부보다 검푸르게 보이는데, 때로는 오히려 맑게 보이는 수도 있다. 또 그 병변부위에 급성습진과 비슷한 변화를 반복하면서 재발하는 것이 상례며 몹시 가렵다.

(3) 소아습진

5세 이하 어린아이들에게 습진이 많기 때문에 이것을 특히 소아습진이라고 한다.

증세에 따라 아토피성피부염에 속하는 유유아안면두부급성습진, 소아건조성습진, 유소아굴측성태선화 습진 등으로 구별한다.

유유아안면두부급성습진은 볼과 이마에 빨간 구진이 생기는 것으로서, 이것이 더 진행되면 노란 딱지가 생긴다. 머리에 황백색의 비늘모양의 딱지가 생기면서 안면에까지 번지는 수가 있다. 소아건조성습진은 주로 몸통에 생기는데, 피부는 건조하여 흰 가루를 뿌린 것처럼 보이면서 꺼칠꺼칠하며 가렵다. 특히 가을에서 겨울에 걸쳐 악화된다. 유소아굴측성태선화 습진은 팔꿈치 무릎의 뒤쪽에 생기며, 만성습진의 변화가 계속되어 몹시 가렵다.

(4) 간찰성습진

유유아와 비만자에게 많다. 귀의 뒤쪽, 목덜미, 하복부, 엉덩이 사이와 같이 2개의 피부가 서로 맞닿는 곳에 생긴다.

(5) 화폐성습진

신체의 군데군데에 둥근 습진 병변을 일으킨다.

(6) 변지형습진

피부가 국한성으로 두껍고 딱딱해진다.

(7) 균열성습진

귀의 뒤, 유방, 손바닥, 발뒤꿈치의 피부가 갈라진다.

(8) 한진성습진

땀띠 등을 말한다.

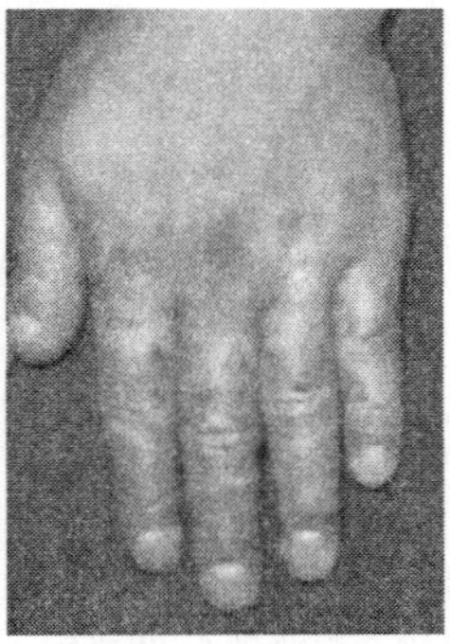

그림 5-10. 합성세제에 의한 피부염(손 습진)

2) 치료

습진은 증세에 따라 연고요법을 하는 것이 중요하다. 환부의 범위가 작고 가벼운 것은 올리브유로 가볍게 씻어낸다. 그 다음 붕산아연화연고를 엷게 바르고, 아연화가루 또는 시카롤을 뿌린다. 증세에 따라 부신피질 호르몬이나 각종 소염제, 진양제, 살균제가 함유된 연고를 바르는 것이 좋다. 그 밖에 항히스타민제, 항세로토닌제, 항브라디키닌제를 내복하거나 주사한다.

20.2 무좀

한포상백선의 속칭으로, 백선균이라는 곰팡이의 일종이 기생하기 때문에 일어난다.

1) 임상소견으로 세 가지 형으로 나눌 수 있다

(1) 수포형

발가락, 발바닥, 뒤꿈치에 작은 물집이나 농포가 많이 생기는 것을 말한다. 처음에는 좁쌀만한 작은 수포가 생겨 피부 속에 가리워져 있던 것이 점차 부어올랐다가 터지면 흰 테모양을 한 자국을 남긴다.

수포의 내용은 투명하고 엿 빛깔로 보이나, 내용물이 농으로 바뀌어 누렇게 혼탁해 보이기도 한다. 건조해지면 이 작은 수포는 약간의 적갈색을 띠면서 손으로 만지면 까끌까끌한 감촉이 있고, 가피가 떨어져 나가면 일단은 다 나은 듯이 보이다가도 재발하기가 쉽다. 치료를 게을리 하면 이와 같은 악순환이 되풀이된다.

(2) 지간미란형

발가락 사이, 특히 넷째와 새끼발가락 사이에 자주 생긴다. 피부가 물에 불은 것처럼 허옇게 되고, 인설이 생기거나 발갛게 짓무르기도 하며, 균열이 생기고, 다음 발가락 사이로 확대 파급되기도 한다. 이런 형은 칸디다증(candidasis)과 감별이 어려울 때가 있다.

(3) 각화형

주로 발바닥, 손바닥에 생기며, 각질증식으로 인하여 피부가 두껍고 여물어지며 갈라지기도 하고, 인설현상을 보이기도 한다. 이들 증세는 심한 가려움증을 수반하는 것이 보통이다.

무좀에 걸린 피부는 저항력이 약해지기 때문에 화농을 일으키기 쉬우므로 가렵다고 함부로 긁지 말아야 한다. 화농하게 되면 림프관에 자주 염증이 파급하여 팔이나 다리에 붉은 줄이 나타나고(림프관염), 또는 겨드랑이나 서혜부의 림프절이 붓고 아프며 자주 열이 난다. 그리고 발에 무좀이 있고, 손에는 무좀과 흡사하기는 하나 백선균이 증명되지 않는 백선진, 백선균 또는 그 독소가 혈행성으로 작용하여 생기는 알레르기성의 발진이 생기는 경우도 있다. 무좀이 발톱이나 손톱에 파급되면 회백색으로 탁해지면서 두꺼워지고 발톱, 손톱 끝이 미세한 조각으로 떨어져 나가는 현상을 볼 수 있으며, 이것은 조갑백선이라고 한다.

2) 진 단

수포막이나 인설을 현미경으로 조사하면 백선균이 증명된다. 더 세밀하게 균형을 결정하기 위해서는 사부로 배지(Sabouraud)로 배양하여 균의 성질을 밝힌다. 많은 종류의 치료약이 시판되고 있으나 정확한 진단 아래 사용하여야 한다. 습진, 피부염, 장척농포증, 한포, 진행성 지장각화증, 장척각화증 등 피부과의 전문의가 아니면 정확한 감별을 할 수 없는 경우가 대부분이기 때문이다.

3) 예 방

손발을 깨끗이 하도록 한다. 고온다습의 상태는 백선균의 발육에 좋은 조건이 되므로 손·발을 씻은 다음에는 잘 닦고 말려야 하며, 양말도 깨끗한 것을 신도록 유의한다. 또한 무좀이 있는 사람의 양말, 신발 등은 절대로 함께 사용해서는 안 되고, 아주 가벼운 증세일 경우는 피부과 의사의 지시를 따르는 것이 현명한 방법이다.

제 6 장

여드름 피부와 트러블

1. 여드름

여드름은 피지선의 과다한 피지 분비로 인해 털구멍(모공)으로 분비되어야 할 피지가 모공이 막히게 되면서 염증을 발생하는 질환이다. 사춘기가 되면서 남성 호르몬인 안드로겐이 분비되며, 이 호르몬의 영향으로 피지선이 커지게 되고, 피지의 분비되는 양도 많아진다. 이 피지가 배출되는 입구가 진한 화장, 먼지, 각질층이 두꺼워짐 등으로 인하여 막히면 피지가 피지선 내에서 지방덩어리로 굳어지고, 여드름 균이 증식하는 과정에서 피부에 자극을 주는 독성물질들이 분비되어 염증을 일으켜 피지선이 터지고 고름, 붉은 발진 등이 나타나게 되어 여드름이 생긴다.

환자의 70~80%는 11~25세 사이의 연령에 집중되어 나타나나, 30대 초반에도 나타날 수 있다.

1.1 여드름의 원인

여드름은 여러 가지 원인에 의해 나타난다. 이 중에서 가장 큰 원인은 사춘기에 안드로겐이라는 호르몬에 의해 피지분비가 증가하여 표피의 각질층이 모공을 막게 되어 피지가 배출되지 않아 발생한다. 피지선 속에는 정상적으로 여드름 균들이 살고 있는데, 피지가 원활히 배출되지 못하면 여드름 균이 폭발적으로 증가하게 되고, 이들이 번식하면서 모공에 염증을 불러일으키면서 발생되는 것이다.

사춘기 때는 안드로겐의 자극에 의해 피지선이 성숙되면서 여드름이 시작하지만 성인이 된 후 수면 부족 등에 의해 부신피질 호르몬이 증가하면서 피지선을 자극하여 여드름이 발생한다. 그밖에 약물(결핵약, 피임약, 스테로이드 연고 등), 유전적 요인, 생리와 임신, 기후 등도 관여하는 것으로 생각된다.

1.2 과다한 피지생성 원인

체질적 요인, 과로 및 스트레스, 월경 및 임신, 모공 폐쇄 원인, 안드로겐의 영향, 자외선, 화장품, 여드름을 악화시키는 약물, 음식물(지방, 술, 담배), 과도한 세안 등을 들 수 있다.

1.3 여드름의 경과

모낭에 상주하는 여드름 균(P. acne)이 분비하는 효소에 의해 피지가 변성되고, 각질세포 생성이 증가하면서 모낭이 딱딱해지면 피지 배출이 원활하지 못해 여드름의 기본 병변인 면포가 형성된다. 계속해서 각질과 피지가 분비됨으로 해서 모낭 벽이 얇아지고 모낭 주위에 모여든 백혈구가 분비하는 효소의 작용에 의해 모낭 벽이 파열되면 모낭 내용물이 진피로 들어가게 되어 염증반응이 시작된다. 처음에는 피부 백색면포, 즉 흰색 좁쌀 알갱이였다가 이 알갱이가 진행될수록 균이 증식해 붉게 되며, 심해지면 얼굴과 마찬가지로 낭종이라는 주머니 염증이 나타나면서 노랗게 화농성을 띠게 된다.

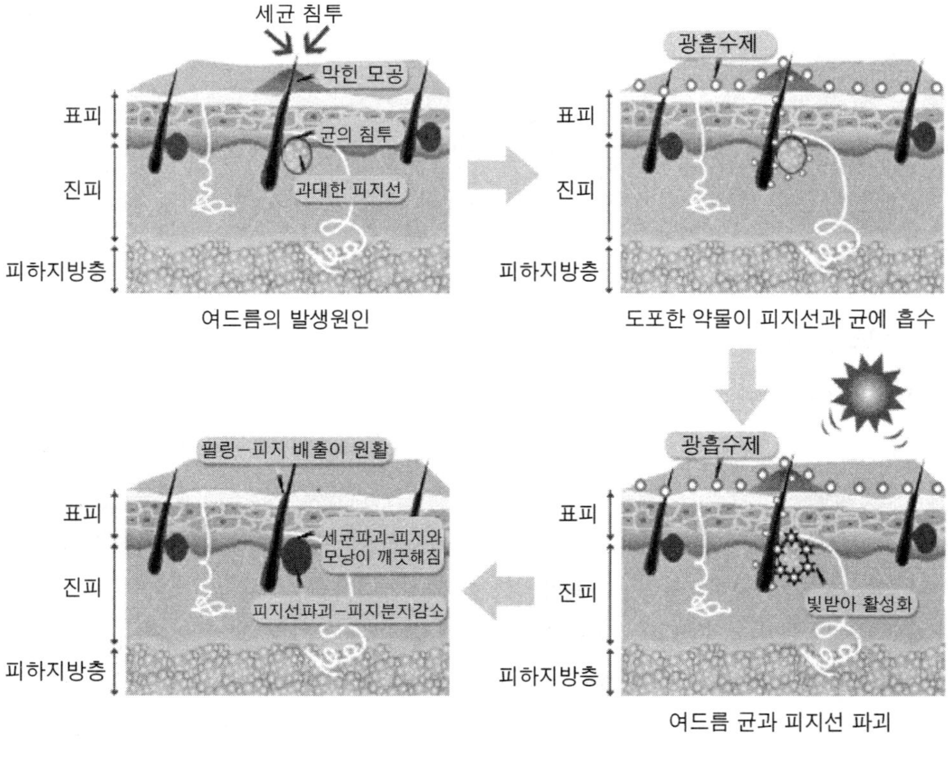

그림 6-1. 여드름의 발생원인

1.4 여드름의 종류

여드름 병변은 가장 기본적인 면포를 비롯하여 구진, 농포, 낭포, 결절, 반점 등이 있다. 기본 병변인 면포는 모낭상피의 과각화로 인하여 각질과 피지가 정체된 것으로 점차 염증에 의해서 구진, 농포, 낭포, 결절 등으로 진행한다. 심하지 않은 여드름은 면포가 주된 병변이지만 좀 더 심할 경우에는 농포와 구진이 주된 병변이며, 중등도에서는 낭포성 병변이 발생한다. 따라서 자신의 여드름 종류에 맞게 적절한 치료를 받는 것이 중요하다.

1) 보통 여드름(심상성 여드름)

우리가 보통 보는 여드름으로 가장 많은 형태의 여드름인데 대개 전형적인 면포와 여러 종류의 발진이 섞여 나타난다. 즉 면포 주위에 경미한 염증이나 2차 세균 감염으로 인한 병변이 섞여서 나타날 수 있고, 이런 것들이 터져서 딱딱한 덩어리가 생기기도 한다. 보통 얼굴이나 머리에 피지가 많이 분비되는 것을 볼 수 있으며, 대부분 10대 후반이나 20대에 가장 흔하게 발생한다.

2) 응괴성 여드름

여드름 중 가장 심한 형태로 고름 같은 분비물이 여기저기서 분출되는 큰 농양, 염증성 결절 등이 특징적으로 나타나는데, 치료가 되고 난 뒤에도 심한 흉터나 켈로이드성 흉터가 남는다. 대개 등, 목뒤, 엉덩이와 뺨 아래쪽에 잘 생기는 경향이 있으며, 보통의 여드름보다 훨씬 치료기간이 길어진다.

3) 월경전 여드름

이 경우는 여드름 환자 중 월경이 시작되기 약 1주일 전에 기존의 여드름이 심해지는 경우를 말하는데 많은 여드름 환자에서 흔히 관찰되며, 피임제를 사용하여 예방할 수 있지만 피임제를 장기간 사용할 때 다른 부작용의 가능성이 있으므로 주의해야 한다.

4) 신생아 여드름

신생아의 얼굴에 여드름이 나타나는 경우인데 태아시기에 엄마로부터 받은 호르몬 가운데 프로게스테론이 기름샘의 분비를 자극하기 때문에 발생하며, 원인이 되는 호르몬 양이 신생아의 몸 안에서 떨어지면서 여드름은 서서히 사라지는 경과를 밟는다.

5) 켈로이드성 여드름

주로 턱 근처에 생기며, 상처가 아문 뒤에 튀어나온 켈로이드를 만드는 게 특징이다. 곪는 여드름이 여기저기 계속 지속되며, 내용물이 터져 나오고 아프기도 한다. 이 여드름은 다른 경우보다 먹는 약을 오래 복용하여야 하며, 켈로이드가 생긴 부위는 냉동치료, 병변내 주사 및 레이저 치료 등을 병용하여 치료해야 한다.

6) 주사성 여드름

과거 술독이라고 잘못 알려진 경우가 있는데 '주사'라고 흔히 부르며, 얼굴 전체가 불그스레해지고 실핏줄이 나타나며, 이런 것들이 여드름 발진과 더불어 나타나기도 한다. 대개는 코와 뺨 주위에 가장 심하고 평소에도 얼굴이 붉고 코가 빨개서 술 마신 사람처럼 얼굴이 붉어서 주사라는 이름이 붙었다.

처음에는 얼굴 중심부에 불그스레한 홍조의 여드름 발진이 동반되며, 오래 방치하면 코는 점점 커져 딸기코가 되기도 한다. 그리고 주사성 여드름 환자에서는 얼굴의 모낭에 살고 있는 작은 기생충인 모낭충이 발견되기도 한다. 주사의 치료는 내복약, 바르는 약 이외에 실핏줄을 색소 레이저 등의 방법으로 제거한다.

7) 여드름양 발진

여드름이 어떤 부위에 급작스럽게 한꺼번에 나타나며 특히 가슴, 등 같은 곳에 잘 생기며, 원인은 스테로이드, 항진균제, 항생제 등이 섞여 있는 종합연고제에 의한 부작용으로 발생하는 것이 흔한 경우인데, 이 때 스테로이드제가 문제를 일으킨다. 또한 할로겐계통의 화합물을 접촉한 경우에도 발생할 수 있다.

8) 입 주위 여드름

여드름이 특히 입술을 중심으로 그 주위에 작은 여드름이 흩어져 있는 모양을 보인다.

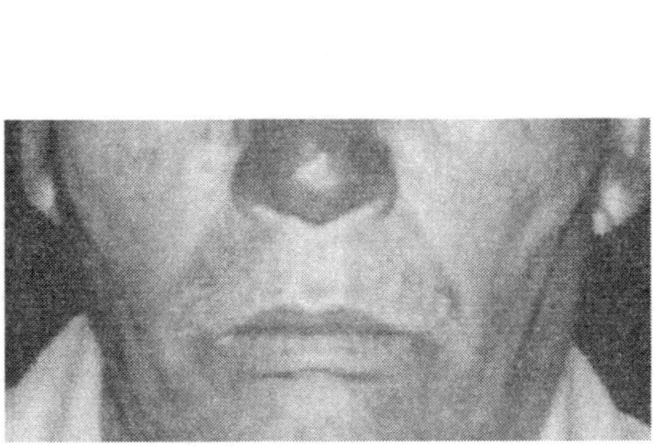

그림 6-2. 주사성 피부

1.5 여드름의 진행과정

모낭에 상주하는 여드름 균(P. acne)이 분비하는 효소에 의해 피지가 변성되고, 각질세포 생성이 증가하면서 모낭이 딱딱해지면 피지 배출이 원활하지 못해 여드름의 기본 병변인 면포가 형성된다. 계속해서 각질과 피지가 분비됨으로 해서 모낭 벽이 얇아지고, 모낭 주위에 모여든 백혈구가 분비하는 효소의 작용에 의해 모낭 벽이 파열되면 모낭 내용물이 진피로 들어가게 되어 염증반응이 시작된다.

1) **초기 여드름**(흰색, 검정색)

① 특징 : 모낭의 각질이 두꺼워져 피부 표면에서 모공이 막혀 피지가 밖으로 나가지 못하고 피부에 고여 있는 상태이다.

② 증상 : 피부에 유분이 많아지고, 특히 T-Zone 부위인 이마와 코 주위에 여드름이 나기 시작한다.

2) **중기 여드름**(붉은색 구진형)

① 특징 : 초기 여드름을 방치하면 여드름 균이 증식하여 염증반응이 일어나 붉은색의 곪는 형태인 구진형 여드름으로 진행한다.

② 증상 : 붉은색 여드름이 생기고 통증이 발생하며, 이때부터는 절대로 짜서는 안 된다.

3) **중 · 말기 여드름**(화농성)

① 특징 : 여드름이 악화되어 노랗게 곪는 상태이다. 고름이 피부 표면으로 나오지 않고 안쪽으로 들어가 조직을 파괴하는 형태이다.

② 증상 : 직접 짜면 여드름의 내용물뿐만 아니라 피부도 함께 떨어져 나와 심한 흉터를 남긴다.

4) **말기 여드름**(낭종형)

① 특징 : 화농성 여드름이 더욱 진행되어 피부 속에서 고름이 형성되어 주머니를 형성한다.

② 증상 : 고름주머니가 피부 안에서 터지면 여드름 주변에 더 많은 염증을 유발시켜 주위에 여드름을 번식시키고 흉터로 이어질 수 있다.

1.6 여드름의 악화

여드름을 악화시키는 요인으로는 여러 가지가 있다. 우선 여성의 경우 생리 전 프로게스테론이라는 호르몬 분비 증가로 피지선이 자극되어 여드름이 심해질 수 있으며, 지방성분이 포함된 화장품과 헤어스타일링 제품 등은 모공을 막아 여드름을 더 악화시키는 요인으로 작용한다. 염증을 악화시키는 술은 기존 여드름뿐만 아니라 새로운 여드름을 발생시킬 수 있으므로 피하는 것이 좋다.

이밖에도 세안을 과도하게 하거나 스트레스, 수면부족 등도 여드름을 악화시키는 요인으로 작용한다. 특히 여드름이 많은 사람은 습관적으로 이마, 뺨 등으로 손이 가고 짜게 되는 경우가 많은데, 집에서 여드름을 짜게 되면 압력에 의해서 피부가 찢어지면서 모낭 내용물이 진피로 들어가게 되어 염증이 더 심해지므로 흉터가 발생할 가능성이 많다.

1) 음식물

특정 음식물 성분이 여드름을 악화시키지는 않는다. 특히 과거에는 지방기가 있는 음식이나 단것을 먹으면 여드름이 악화된다고 생각하여 이런 음식들을 제한하였으나 섭취된 지방이 피부의 피지선으로 가는 것은 아니므로 근거가 없는 것으로 알려지고 있다. 그러나 과거에 어떤 음식물을 섭취한 후 나빠진 것이 확실하다면 그 음식물은 피하는 것이 좋다.

2) 술

알코올은 모든 염증을 악화시키므로 기존의 여드름뿐만 아니라 새로운 여드름을 발생시킬 수 있으며, 여드름이 심할 때는 단 한 번의 음주로도 갑작스럽게 얼굴이 뒤집어질 정도로 나빠질 수 있다. 따라서 과도한 음주는 피하는 것이 바람직하다.

3) 스트레스, 잠

잠을 충분히 자고 과로를 피하는 것이 피부를 쉬게 하는 것이다. 또 스트레스가 쌓이면 부신피질 호르몬이 과량 분비되어 여드름이 악화될 수 있다.

4) 생리

생리 전에는 프로게스테론 호르몬 분비 증가로 피지선이 자극되어 여드름이 심해질 수 있다. 생리 일주일에서 열흘 전부터 생식선 자극 호르몬과 프로게스테론이라는 성호르몬이 증가하여 피지선의 크기나 활동을 증가시켜 피지선의 피지 분비량을 증가시킨다. 그래서 생리 전에 피부 트러블이 생기거나 여드름이 더 악화되는 경우가 많은 것이다.

5) 화장

화장품에 포함된 지방 성분, 특히 파운데이션은 모공을 막는 주요 물질로 작용하므로 될 수 있으면 화장을 피하도록 하고, 어쩔 수 없으면 오일이 없는 파운데이션을 사용하도록 한다.

6) 머리카락, 헤어 스타일링 제품

피부 특히 이마 부위에 닿을 경우 여드름을 악화시키므로 집에서는 반드시 머리를 올리거나 뒤로 묶고 있는 것이 좋다.

7) 세안

여드름이 많이 나는 사람의 얼굴은 대부분 지성이다. 하지만 그렇다고 해서 세안을 과도하게 하는 것은 좋지 않다. 따뜻한 물로 부드럽게 세안을 하는 것이 필요하며, 하루 2회 정도면 충분하다. 화장을 한 경우에는 클렌징을 하고, 자극이 없는 비누를 사용하여 얼굴의 유분을 제거하는 것이 바람직하다.

8) 손을 대는 습관

여드름이 많은 사람은 습관적으로 이마, 뺨 등으로 손이 가고 짜게 되는 경우가 많다. 집에서 여드름을 짜게 되면 압력에 의해서 피부가 찢어지면서 내용물이 나오고 염증이 더 심해지는 것이 보통이기 때문에 흉터가 발생할 가능성이 많다. 특히 고름이 있는 여드름이나 화농성 여드름은 약물치료와 병행하여 여드름 관리를 하여야 흉터가 발생하지 않다.

9) 피부 마사지, 유분 많은 화장품

피지 분비가 많이 되는 상황에서 기름기가 많은 화장품으로 피부 마사지를 하면 피지선에서 피지가 배출되는 것을 막게 되어 여드름을 심하게 만들 수 있다.

10) 소화기 질환

여드름과 소화기 질환은 직접적인 관련이 없다. 스트레스, 수면부족으로 부신피질 호르몬이 증가하게 되면 피지선을 성숙시키는 것 외에 장운동을 저하시켜 변비를 유발할 수 있지만 변비가 직접적으로 여드름을 악화시키지는 않는다.

1.7 여드름의 치료

여드름은 만성 재발성 피부질환으로 평소 꾸준한 관리와 치료로써 좋아질 수 있지만 잘못 관리하면 흉터나 색소침착 등이 생길 수 있다. 그 중에서 무엇보다 청결이 중요하다. 그 이유로는 털구멍을 막는 세균이나 이물질을 제거해야 모공 밖으로 피지가 배출되기 때문이다. 가장 중요한 점은 여드름은 초기에 잘 관리하고 치료해야 후유증이 적다는 것이다.

여드름 치료는 모공 속에 꽉 차 있는 피지를 제거하고 모공을 뚫어주는 것이 중요하다. 여드름 균을 죽이는 항생제나 피지를 억제해주는 비타민 A제제 약을 먹거나 바르는 약을 사용하면 효과를 볼 수 있다. 그러나 이는 일시적인 효과에 지나지 않고 지속적이지 못하다는 단점이 있다.

피부과에서의 여드름 치료는 각질을 제거해주는 스킨 스케일링과 면포 압출기로 노랗게 된 여드름을 짜내 여드름을 치료하는 메디컬 스킨케어를 번갈아 가며 병행치료를 하면 많은 효과를 볼 수 있다.

1.8 복용약물의 치료

여드름 치료에 쓰이는 약은 크게 두 종류를 사용한다.

(1) 여드름 세균에 대한 살균작용이 있고, 유리지방산의 생성을 막아 염증을 줄여주는 약제

테트라사이클린 계통의 항생제이다. 처음 치료할 때에는 하루에 두 번 복용하다가 상태가 호전되면 하루에 한 번만 복용해도 되기 때문에 편리하다. 항생제를 오래 복용하면 혹시 내성이 생기지 않을까 걱정하는 사람들이 많은데, 이런 종류는 피부질환에 많이 사용되는 항생제로서 내성이 생기지 않으며 오래 치료해도 문제가 없다.

(2) 피지조절을 위해서 피지생성을 억제하는 약제

피지 분비를 줄여주는 약은 상품명인 로아큐탄으로 알려진 이소트레티노인(isotretinoin)이라는 약물이다. 이 약물은 비타민 A를 변형시켜서 만든 약으로 피지 분비를 줄이는 데에 뛰어난 효과를 나타내기 때문에 피지조절, 나아가서는 여드름의 치료에 아주 효과적이다. 증세에 따라 하루에 한 알에서 세 알 정도를 복용하게 되는데, 양이 많아지면 피부가 건조해지는 증상이 심해지기 때문에 우리나라 사람들은 대개 하루에 한두 알 정도를 복용하는 것이 보통이다. 이 약을 오래 먹게 되면 그 약효가 축

적되어서 약을 끊은 후에도 2~3년 정도 피지 분비가 조절되는 효과를 얻을 수 있다. 하지만 이 정도의 효과를 얻기 위해서는 하루에 한 알씩 복용하는 경우 거의 3년 정도 지속적으로 복용해야 하기 때문에 사실상 어려움이 있다. 따라서 대개는 증세에 따라 약을 적절히 조절하면서 복용하는 것이 보통이다.

이 약의 부작용 중 가장 문제가 되는 것은 임산부가 이 약을 복용하게 되면 기형아가 생길 수 있다는 것이다. 따라서 임신 가능성이 있는 여자들은 절대로 이 약을 복용해서는 안 되며, 약을 복용하는 중에는 철저한 피임을 해야 한다. 또 약을 끊은 후에도 최소한 2개월 정도 피임을 해야 한다. 태아에 대한 기형이 가장 심각한 부작용이라면 가장 흔히 나타나는 부작용은 피부가 건조해지는 것이다.

피지 분비가 줄어드는 정도에 그치지 않고 더 건조해져서 얼굴이 당기면서 각질이 일어나는 경우는 거의 누구나 경험하게 된다. 또한 입술이 트고 손 발바닥도 각질이 일어나서 불편할 수 있으며, 건조 피부염이 생기기도 한다. 이런 부작용이 나타날 때에는 처방을 받았던 피부과에서 적절한 보습제 또는 스테로이드 연고를 처방받아서 사용하면 좋아진다.

1.9 국소 도포치료(바르는 약)

1) 여드름 비누 혹은 세정제

유분을 제거하기 위해 세정력이 우수하면서 자극은 적은 비누나 세정제를 사용하며, 자기 피부에 맞는 산성도를 유지시킬 수 있도록 한다.

2) 여드름 연고(벤조일 퍼록사이드)

항균작용을 하며, 유리지방산을 감소시켜 염증성 여드름에 효과가 있다. 간혹 이 약제에 알러지가 있거나 민감하게 받아들이는 피부가 있어 얼굴이 붉어지거나 따갑고 가려움증을 느낄 수 있는데 그럴 때는 사용을 중지해야 한다.

3) 국소 항생제

여드름 균에 대한 직접적인 효과와 유리지방산이 생성되는 것을 막아서 염증을 감소시키는 효과가 있다.

4) 피부재생 연고(트레티노인)

현재 여드름 치료에 가장 많이 사용되는 바르는 약은 비타민 A를 변형시켜서 만든 트레티노인이라는 연고이다. 이 연고는 피지 분비를 줄이는 기능이 먹는 약에 비해 떨어지지만 모공을 막고 있는 각질을 제거함으로써 피지 배출이 잘 되도록 하기 때문에 면포성 여드름을 비롯한 다양한 형태의 여드름에 효과가 있으며, 각질을 벗겨 내어 모낭의 파열을 최소화하여 염증으로 발전하는 것을 막아준다.

부작용은 자극에 의해서 각질이 일어나거나 따가운 느낌이 들 수 있다는 것이다. 하지만 자꾸 바를수록 적응되어서 점차 괜찮아지게 되며, 증세가 심할 경우 2~3일 정도 쉬었다가 다시 바를 수도 있다. 또한 세수한 후에 바로 바르는 것이 아니라 기초화장을 한 후에 바르거나 세수한 후 1~2시간 정도 지나서 바르면 이런 부작용이 나타나는 것을 줄일 수 있다.

이 연고는 발라도 모공이 커지지 않는다. 스테로이드 호르몬 연고를 장기간 사용하면 실핏줄이 늘어나거나 모공이 커질 수 있으나 이 연고는 절대로 그런 염려가 없다.

1.10 여드름 압출치료

일단 생긴 여드름은 약물치료와 함께 짜주어야 빨리 치료될 수 있다. 여드름을 짠다고 흉터가 생기는 것은 아니다. 염증이 심한 부위는 흉터로 남고, 염증이 심하지 않은 부위는 흉터로 남지 않는 것이다. 그러나 함부로 짜는 것은 흉터를 남기는 지름길이므로 반드시 피부과에서 소독된 기구로 모공을 열고 짜도록 한다. 여드름을 무리하게 짜면 치료가 끝난 후 흉터를 남기게 되는 경우가 많다. 그 이유는 염증에 의해 약해진 기름샘 벽을 무리하게 짜서 파괴시키므로 염증이 더 크게 생기기 때문이다.

1.11 병변 내 주사요법

낭포, 염증성 구진, 농포 등에 주사하여 병변을 빨리 소실되게 하고, 흉터 형성의 가능성을 줄여준다.

1.12 도트필링

염증성 여드름이 있는 경우에는 항생제나 바르는 약을 사용한다고 해도 치료가 되려면 상당기간 시간이 걸리며, 치료 된 후에도 자국을 남기는 경우가 많다. 염증이 있는 여드름에는 특수한 약물로 도트 필링을 해서 흉터나 자국이 남지 않고 빨리 좋아지도록 하는 치료를 해야 한다.

1.13 레이저 펀칭

염증이 있거나 끝이 닫혀 있는 폐쇄면포를 레이저로 뚫어 주어 아무리 심한 여드름도 빨리 좋아지게 하여 흉터나 자국을 최소화 해주는 치료이다.

1.14 박피술(스킨 스케일링)

여드름이 넓게 퍼져 있는 경우에 화학박피술을 시행하면 각질이 벗겨지면서 막혀 있던 모공이 일시에 열리며 염증이 가라앉게 되고, 다른 국소 도포제의 피부 흡수를 증가시켜 약제의 효능을 높여준다. 벗겨지는 깊이에 따라 여러 종류의 박피술이 치료에 이용되는데 여드름이 심한 경우 레이저 펀치와 박피를 병행하는 레이저 스케일링이 매우 효과적이어서 3~4차례 시술로도 놀라울 정도로 깨끗해진다. 또한 표시가 별로 나지 않으면서 여드름을 치료하는 여드름 스케일링, 여드름 스케일링 후 붉어진 피부를 즉각 진정시키는 여드름 특수 관리, 여드름이 웬만큼 좋아진 후 보습 및 자극 완화, 유지 차원에서 받는 프로그램으로 스킨 스케일링 또는 해초 스케일링, 여드름과 자극을 좀 더 효과적으로 치료하는 해초박피 등이 이에 속한다.

1.15 메디컬 스킨케어

피부관리 프로그램을 통해 면포를 압출해 내어 신속한 치료를 도모하게 되고, 글리콜린산 피부 스케일링을 통해서 여드름이 막고 있는 각질 및 찌꺼기들이 제거되며, 이로 인해 피지가 쉽게 배출되고 피부가 매끈해지며 염증반응이 가라앉는 효과를 얻을 수 있다. 또한 아로마 치료에 쓰이는 에센셜 오일을 사용한 마사지 요법은 여드름으로 인한 염증을 줄이는 데 도움을 준다.

이상 설명한 치료방법으로 거의 모든 여드름을 치료할 수 있으며, 여드름 흉터가 생기는 것을 막을 수 있다.

1.16 여드름 자극

여드름 치료의 일차적인 목적은 당장 깨끗한 얼굴을 원하기 때문이기도 하지만 흉터가 남는 것을 예방하기 위한 것이기도 한다. 그러나 여드름 자국과 여드름 흉터를 구별 못하는 경우가 많다. 여드름 자국은 여드름이 좋아진 부위의 색깔이 변하는 상태로 피부가 붉은색으로 변하거나 갈색, 흑갈색으로 변하는 것을 말한다. 여드름을 치료하고 나면 여러 가지 후유증이 남는데 여드름 자국 또한 후유증에 속한다. 여드름 자국은 치료하기도 비교적 쉬우며, 초기에 치료하는 것이 중요하다.

1) 여드름 자국이 생기는 원인

피부가 붉어지거나 검어지는 여드름 자국은 피부에 심한 자극이 가해질 때 남는 것으로 여드름이 심하게 곪았을 때 잘 나타난다. 여드름이 심하게 곪는다는 것은 여드름에 의한 염증이 피부 깊숙이 번지는 것을 말하며, 이럴 때는 빨간색 자국이 남는데, 이는 표피에 있는 멜라닌 색소가 진피 내로 떨어지기 때문이다.

심하게 곪지 않아도 여드름을 손으로 짜거나 손톱으로 잡아 뜯으면 붉은색이나 갈색, 흑갈색 자국이 잘 남는다. 이 또한 피부에 심한 자극이 가해지기 때문이다. 이 자국은 대부분 1년 이내에 자연히 없어지지만 간혹 잡티로 남는 경우도 있다.

2) 여드름 자국 예방

예방 및 치료를 위해 손으로 만지거나 짜지 않으며 여드름이 곪지 않게 초기에 치료를 받아야 되고, 피부연고를 전문의 처방 없이 함부로 바르지 않아야 한다. 또 자외선 차단제와 탈색소 연고를 사용할 수 있으며 스킨 스케일링, 전기영동치료 등을 병행하면 이 기간을 좀 더 단축시킬 수 있다.

3) 여드름 자국 치료방법

여드름 자국은 치료하기도 비교적 쉬우며, 초기에 치료하는 것이 중요하다.

(1) 미백연고

색소 세포가 색소를 형성하는 과정에서 여드름 자국 부위의 색소 세포 기능을 저하시키는 역할을 한다.

(2) 미백 스케일링 혹은 스킨 스케일링

얇은 화학박피로 일상생활에 전혀 지장을 주지 않는 치료로 얼룩진 여드름 자국을 맑게 하는 동시에 현재 남아있는 여드름도 개선되는 효과를 얻을 수 있으며, 얕은 얼굴 반점, 칙칙한 피부색, 여드름 치료 후 건조한 피부 등에 사용되는 치료법이다. 또한 시술 후에는 얼룩진 피부색이 맑아지고 입과 눈 주위의 엷은 주름은 얇아지며, 여드름도 개선되는 효과를 얻을 수 있다.

시술 후 2일 안에 아주 얇은 딱지가 앉으며, 4~5일이면 이 딱지가 마치 때 벗겨지듯이 벗겨지게 된다. 스킨 스케일링은 특별한 제한이 없기 때문에 누구든지 쉽게 치료받을 수 있다.

(3) 반도체 레이저, 헬륨네온 레이저, 피부 초음파 치료, 전기영동 치료

여드름 자국 부위에 형성된 색소를 없애기 위한 치료로 세포의 기능을 활성화시키고 염증을 가라앉히는 효과가 있으며, 여드름 자국 부위에 형성된 색소를 빨리 없애주기 위하여 사용되는 미백연고의 흡수력을 증가시키고, 색소 세포가 활동하는 것을 막아준다.

(4) IPL

색소침착이 된 경우는 위에서 언급된 방법으로 치료될 수 있지만 여드름을 앓았던 부위가 빨갛게 된 경우는 혈관을 치료하는 레이저 치료가 필요하다. 하지만 통상의 혈관치료 레이저는 여드름 후에 늘어난 혈관의 치료에 그다지 효과가 없다. 최근에 개발된 IPL은 3주 간격으로 되풀이 치료를 함으로써 이런 자극이 빨리 좋아지도록 한다. 아울러 얕게 패인 흉터도 차오르도록 하는 효과가 있어서 심한 여드름을 앓고 난 후에 생긴 후유증의 치료에 적합하다.

(5) 후유증

여드름이란 원인이나 자극이 제거되면 저절로 없어지므로 가장 중요한 것은 여드름을 짜서 생기는 발효흉터가 붉은 여드름 자국 그리고 아니한 자국들이 자외선 노출로 인해 발생하는 색소침착과 같은 후유증을 예방하는 데 치료의 초점을 맞추므로 초기단계의 치료가 강조되는 이유이다.

1.17 여드름 흉터의 치료방법

여드름 흉터의 치료에 있어 무엇보다 중요한 것은 피부과 전문의와 상담하여 흉터에 대한 정확한 진단과 치료계획을 세우는 것이다. 여드름 흉터는 마치 빙산의 일각처럼 겉으로 드러난 것보다 속으로 굉장히 깊고 넓기 때문에 치료가 어렵다. 치료에 있어 가장 중요한 것은 여드름 흉터의 크기와 깊이이다. 단 한번으로 없앨 수 있는 얕고 적은 흉터가 있고, 여러 번 시도해도 완전히 재생되지 않는 흉터가 있으므로 이러한 흉터의 다양성을 고려하여 치료방법을 선택하는데, 단일 치료보다는 복합적인 방법을 선택하여 치료하는 것이 보다 효과적이다.

과거에는 기계 박피술이나 화학 박피술을 많이 시행하였으나, 최근에는 어븀 야그 레이저나 고출력 이산화탄소 레이저를 이용하여 흉터 주위를 직접 깎아내는 레이저 박피를 많이 한다. 이외에도 절제 후 레이저 박피술, 스팟 필(Spot peel), 허브레이전, 쿨터치 레이저, IPL 등을 시행하고 있다.

1) 레이저 박피

효과만 놓고 생각하면 여드름 흉터의 치료에 있어서 가장 효과적인 치료법이다. 어븀 야그 레이저나 고출력 이산화탄소 레이저를 이용하여 흉터 주위를 직접 깎아낸 후에 피부가 재생되는 것을 이용하여 흉터가 재생되도록 하는 것이다. 이 방법은 피부를 한 번에 아주 얇게 깎아내므로 조그만 부위라도 정밀하게 시술하고 박피 깊이를 쉽게 조절할 수 있으며, 피부 진피층의 콜라젠 형성을 유도하여 살이 차오르게 한다.

흉터가 깊고 심한 경우 충분한 치료효과를 내기 위해서는 전신마취가 필요하다. 왜냐하면 깊은 흉터가 좋아지려면 레이저 치료 후에 콜라겐의 수축이라는 현상이 나타나야 하는데, 어븀 야그 레이저만으로는 이런 효과를 충분히 내기 어려워서 이산화탄소 레이저 치료를 병행해야 한다. 그런데 이산화탄소 레이저는 어븀 야그 레이저에 비해서 통증이 훨씬 심하다. 그러므로 국소마취만 하는 경우 통증이 심하기 때문에 마음먹은 만큼 충분히 깎아내기 어렵기 때문이다.

(1) 레이저 박피과정

① 전 처치기간

시술 전 약 2~4주간 병원에서 처방하는 연고를 바른다. 이 기간 동안은 일상생활에 특별한 제한을 두지 않으며 화장, 수영 등이 가능하다.

② 전신마취를 할 경우에는 미리 전신마취에 대비해서 피검사, 심전도 검사, 방사선 촬영이 필요하다. 그리고 수술 전날에는 저녁식사 후부터 물을 포함한 음식물을 먹어서는 안 된다.

③ 수술 당일

마취시간, 수술시간, 드레싱 시간 모두 포함하여 3~4시간 정도 병원에서 머무르게 된다.

④ 수술 후 7일 째까지

병원에 매일 나와서 특수 드레싱을 바꿔 붙이고 Bioptron 치료를 받기 때문에 대인관계에 제약을 받으나 활동을 제한하지는 않는다.

⑤ 개인 사정에 따라서 병원에 자주 나오기가 힘든 경우에는 1주일 동안 붙이는 특수 드레싱을 이용하기도 하며, 이 경우에는 수술 후 1주일이 지나서 병원에 나오면 된다.

⑥ 수술 7일 후부터 2달까지 1주일에 1~2차례 병원에서 피부재생 레이저 치료 및 재생관리를 받게 되며, 상태에 따라 탈 색소 연고, 피부재생 크림 등을 처방받아서 바르게 된다.

⑦ 세안 및 화장

세안은 은 수술 후 4~7일째부터 가능하며, 화장은 드레싱을 뗀 후부터 가능하다. 거즈를 뗀 후부터 피부 홍반이 없어질 때까지는 SPF 25이상의 자외선 차단제를 발라서 햇볕을 차단해야 한다.

(2) 레이저 박피술(Laserbrasion) 후 주의사항 및 피부 관리

① 레이저 박피술 후에는 표피 재생을 촉진시키는 특수한 드레싱을 얼굴에 붙이게 된다. 대개 5~7일 정도 붙이고 있게 되며, 수술 다음 날에 갈아붙일 수도 있다. 따라서 이 기간 동안에는 세수를 할 수 없다. 단, 얼굴에 직접 물이 닿지 않도록 하면 샤워 할 수는 있다.

② 시술 후 표피가 재생되는 데에는 7일 정도 걸린다. 이 기간에는 부드러운 음식을 먹는 것이 좋으며, 지나치게 많이 씹어야 하는 단단한 음식은 피하는 것이 바람직하다.

③ 환자 분에 따라서 시술 후 7~10일 동안 심하게 얼굴이 붓기도 하는데, 붓는 정도가 심한 경우에는 병원으로 문의한다. 잘 때에 베개를 하나 더 사용하여 얼굴을 가슴보다 높게 유지하면 어느 정도 예방이 된다.

④ 때로 치료 부위에서 진물이 많이 생겨서 흐를 정도가 될 수도 있다. 이때는 거즈나 휴지를 이용하여 드레싱 위로 새어나오는 진물을 닦아내도록 한다. 진물이 너무 많이 나서 얼굴에 붙여 놓은 특수한 드레싱이 떨어질 수도 있다. 완전히 떨어진 것이 아니라면 진물을 닦아낸 후에 드레싱 위로 반창고를 덧붙여서 떨어지지 않도록 고정한다.

⑤ 시술 7일 후에 표피의 재생이 끝나서 드레싱을 제거하고 나면 세안과 화장이 가능하다. 얼굴을 세게 문지르는 것은 피하도록 얼굴에 물을 끼얹는 듯이 해서 씻도록 하는 것이 좋다. 목욕탕이나 사우나에는 당분간 가지 않도록 한다.

⑥ 수술 후에 색소침착이 되지 않도록 하기 위해서는 햇빛을 피하는 것이 필수적이다. 드레싱을 제거한 후부터 외출할 때에는 반드시 자외선 차단지수(SPF) 25 이상인 자외선 차단제를 사용하여야 한다(비오는 날이나 흐린 날에도 사용해야 한다). 또한 피부를 건조하게 할 수 있는 지나친 더위나 추위, 그리고 바람을 피하는 것이 좋다. 적어도 수주 간은 모이스춰라이저(보습제)를 사용하는 것이 좋다.

⑦ 수술부위 피부에 표피 재생이 끝나면 진피 재생이 시작되며, 이는 약 1년간 지속된다. 따라서 레이저 박피술의 효과는 통상 시술 후 약 3개월 후부터 본격적으로 나타나서 6개월 정도 지나야 나타나게 된다.

⑧ 피부가 재생되는데 필요한 영양분을 공급하기 위해서 새로운 혈관이 많이 생기게 된다. 늘어난 혈관 때문에 수술 부위는 통상적으로 1~3개월간 붉게 보이게 되며, 때로는 6개월 이상 지속되기도 한다. 특별한 처치를 하지 않아도 이 기간

이 지나면 붉은 것은 서서히 소실되지만 붉은 기운이 빨리 없어지도록 하고, 상처의 재생을 촉진시키기 위해서 특수한 스킨케어 프로그램을 운영하고 있다.

⑨ 특수한 드레싱을 제거하고 10～14일이 지난 후 치료목적으로 사용하는 외용제에는 피부 재생을 촉진하고, 색소침착을 예방하는 성분이 들어있다. 이 외용제를 바르는 부위가 약간 붉어지거나 따가울 수 있고, 허물이 일어날 수도 있다.

⑩ 드레싱을 제거한 후에 혹시 딱지가 남아 있는 경우에는 저절로 딱지가 떨어지도록 한다. 심한 운동을 해서 땀이 많이 나거나 목욕을 하면서 딱지가 불어서 미리 떨어지게 되면 붉은 기운이 더 오래 지속될 수 있으며, 그 부위가 일시적으로 더 검게 변할 수도 있다.

⑪ 시술 후에 심하게 아프거나 가려운 경우 또는 시술부위가 심하게 붓는 경우에는 즉시 병원을 방문하여 적절한 치료를 받도록 한다.

⑫ 수술 후 첫 3주간은 저자극성 화장품을 사용한다. 향료나 알코올이 함유된 화장품은 첫 수개월간은 피하여야 한다. 표면이 불규칙한 흉터를 화장품으로 커버하려는 것은 피하는 것이 좋다. 화장품이 약간 함몰된 부위나 올라온 흉터의 가장자리를 따라 짙게 모여져서 더 눈에 띌 수 있기 때문이다. 이러한 경우에는 흉터 부위는 화장을 엷게 하고 다른 부위를 강조함으로써 시선을 다른 곳으로 유도하도록 하는 것도 한 방법이다.

(3) 레이저 박피 후 나타날 수 있는 반응 혹은 합병증

① 홍 반

수술 받은 부위가 붉어지며, 약 1～3개월간 지속될 수 있다.

② 수술 후 지속성 홍반

홍반이 수술 후에 약 6개월 이상 지속되는 경우가 있을 수 있으며, 때로 1년 정도 지속되기도 한다.

③ 수술 후 색소침착

10～20% 보통 3개월 이내에 소실되나, 6개월 이상 지속될 수도 있다.

④ 비후성 반흔

켈로이드 체질이거나 켈로이드가 잘 생기는 부위에 나타날 수 있다. 켈로이드 체질이 있는 경우에는 반드시 사전에 알려주는 것이 필요하다.

⑤ 단순포진의 활성화

체내에 있던 바이러스가 활성화되어 수포가 심하게 발생할 수 있다. 이것을 예방하기 위한 약을 미리 복용하는 것이 필요하며 혹시 그래도 생긴 경우에는 병원에서 적절한 치료를 받아야 한다.

⑥ 감 염

아주 드물게 세균감염이 될 수 있다. 예방하기 위한 항생제를 잘 복용하고, 감염이 의심되면 병원에서 치료를 받도록 한다.

1.18 여드름의 잘못된 상식들

1) 여드름은 결혼하면 없어진다.

성생활에 의해 여드름이 영향을 받진 않는다. 여드름은 초경 1년 전부터 생기며, 사춘기에 피지 분비가 증가하면서 많이 발생하지만 결혼 후에도 흔히 계속 될 수 있으며, 30대 이후 처음 생기는 경우도 많이 있다. 이런 경우 맞지 않는 화장품의 사용으로 인한 경우도 많으므로 주의하여야 한다.

2) 여드름은 짜면 안 된다.

짜면 안 된다고 하는 이유는 잘못 짜면 기름샘 벽이 터져서 염증이 크게 생기고, 흉질 수 있기 때문인데 병원에서 제대로 준비해서 짜면 괜찮다.

3) 여드름은 사춘기에만 생긴다.

여드름은 흔히 '청춘의 심볼'이라고 한다. 그만큼 사춘기 때에 많이 생긴다는 얘기다. 하지만 여드름은 꼭 사춘기 때에만 생기는 것은 아니다. 가끔 피부과 외래를 찾아오는 멋쟁이 아가씨나 미시 아줌마들이 얼굴에 갑자기 뭐가 돋아난다고 호소하는 경우가 있는데, 진찰을 해보고 여드름이 생긴 거라고 이야기를 하면 깜짝 놀라면서 믿으려고 하지 않는 경우가 많다. 그리고 자기는 항상 얼굴이 깨끗해서 여학생 때에도 여드름이라고는 생겨 본 적이 없다고 하는 경우도 많다.

하지만 여드름은 20대 또는 30대에도 생길 수 있다. 이런 경우는 남자들에게서 보다는 여자 분들에게 더 흔히 나타난다. 예전에는 이런 경우에 생기는 여드름은 화장품 때문에 생긴다고 생각을 했었다. 화장품을 만드는 기술이 그다지 발달하지 않았을 때에는 화장품에 여드름을 유발하는 물질이 포함되어 있는 경우가 많았지만, 최근에는 기술이 많이 발달하였고 화장품 회사에서 신경을 많이 쓰기 때문에 이런 경우는 거의 없다.

실제로 이런 환자들이 화장을 전혀 하지 않는 동안에도 여드름이 생기기 때문에 화장품이 원인이 아니라는 것을 알 수 있다. 아직까지 나이가 상당히 든 여자들에게 여드름이 생기는 원인은 확실히 밝혀지지는 않았다. 이런 여드름은 가정주부보다는 직장 여성, 특히 전문직에 종사하는 여자들에게 나타나는 경우가 많다. 남에게 지기 싫어하고 남자들 이상으로 능력을 발휘하고 싶어 할 뿐 아니라 집안일도 소홀히 하려 하지 않는 성격을 갖고 있는 경우가 많다고 한다. 그래서 스트레스를 많이 받기 때문에 호르몬의 분비가 많아져서 여드름이 생기는 것이 아닌가 하고 생각되고 있다.

4) 기름기가 많은 음식이나 초콜릿은 여드름을 악화시킨다.

여드름은 피부에 기름기가 많은 사람, 즉 피부에서 기름기(피지)를 많이 만들어 내는 경우에 잘 생기는 것이 사실이다. 그렇다면 '기름기가 많은 음식을 먹으면 장(腸)에서 많이 흡수될 것이고 따라서 혈관 내의 지방 성분이 많아지게 되어서 피부에서도 피지를 많이 만들어 낼 것이기 때문에 여드름이 악화될 것이다'라고 생각할 수 있다.

이런 논리는 의학적으로 상당히 그럴듯하게 들리지만 우리 몸은 생각보다도 잘 만들어져 있다. 피부에서 기름기를 만들어 내는 공장인 피지선(腺)은 독자적인 기능을 갖고 있다. 즉, 피지선에서 분비되는 피지의 양은 피지선 자체에서 조절되기 때문에 외부에서 섭취한 지방의 양과는 상관이 없다.

따라서 아무리 기름기가 많은 음식을 먹는다 하더라도, 또는 이와 반대로 야채만 먹더라도 피지의 양에는 별다른 변화가 나타나지 않고, 따라서 여드름에도 영향을 미치지 않는다. 사실상 피지선의 기능뿐 아니라 피부가 갖고 있는 대부분의 기능들이 섭취하는 음식물의 종류와는 별 상관이 없다. 그러나 과도한 식사나 지나친 다이어트 혹은 편식은 전체적인 신체의 건강에 영향을 끼침으로써 이차적으로 피부에 변화를 초래할 수 있으므로 음식물을 고르게 적절히 섭취하는 것이 좋다.

5) 여드름을 치료하면 땀구멍이 넓어진다.

여드름이 있는 환자들에게 연고를 처방하면서 꾸준히 오래 발라야 한다고 하면 땀구멍이 커지지 않느냐는 질문을 받는 경우가 많다. 환자들이 땀구멍이라고 하는 것은 실제로는 털이 나오는 구멍 즉, 모공을 잘못 알고 이야기 하는 것이다. 땀구멍은 너무 작기 때문에 맨눈으로는 보이지가 않는다. 여드름이라는 것이 피지의 분비가 많은 사람에게 생기는 것인데, 피지의 분비가 많아지면 자연히 피지가 배출되는 모공이 넓어지게 마련이다.

앞에서도 언급이 됐지만 피지는 많이 만들어 지는데도 모공의 입구는 오히려 좁아지거나 막히기 때문에 여드름의 기본 병변인 면포가 생기게 된다. 그런데 대개의 여드름 치료제는 이처럼 막힌 모공을 뚫어 주는 효과를 갖고 있다. 따라서 치료를 하면서 모공이 오히려 넓어진 것처럼 보일 수 있다.

하지만 실제로 여드름 치료제 때문에 모공이 더 커진 것은 아니다. 단지 한 가지 주의해야 할 것은 피부 질환의 치료에 흔히 이용되는 부신피질 호르몬제 중에 강도가 아주 센 연고를 얼굴에 오래 바르게 되면 실제로 모공이 넓어지고 여드름과 비슷한 피부 발진이 생길 수 있다는 것이다. 그러므로 얼굴에 피부 병변이 생겼을 때에는 정확한 진단을 받고서 약을 써야 한다.

6) 여드름이 있을 때에는 얼굴의 기름기를 제거하기 위해서 얼굴을 자주 씻는 것이 좋다.

얼굴에 기름기가 많다, 적다고 하는 것은 피지선에서 얼마나 피지를 많이 만들어 내는 지에 크게 좌우가 된다. 피지선에서 만들어진 피지는 모공을 통해 배출되어서 피부의 표면을 덮게 된다. 그런데 여드름의 발생에 관계가 되는 것은 피부의 표면에 있는 피지가 아니라 피지선에서 만들어진 피지가 밖으로 배출되지 못하는 것이다. 즉, 이미 모공을 통해 밖으로 나온 피지는 여드름과는 상관이 없고 번들거리기 때문에 단지 미용상의 문제일 뿐이다.

따라서 자주 씻어서 피부의 기름기를 제거하는 것은 여드름의 치료 자체에는 큰 영향이 없는 것이다. 그러므로 아무 비누나 선택해서 따뜻한 물로 하루에 2회 정도 씻는 것으로 충분하다. 이태리타월이나 거친 수건으로 얼굴을 문지르는 것은 여드름을 악화시킬 수 있으므로 피해야 한다.

1.19 여드름과 피부 관리

1) 여드름의 피부 관리

여드름은 호르몬의 영향으로 피지가 지나치게 많이 분비되는데다 각질이 모공을 막고 있기 때문에 발생하며, 유전적인 영향이 있다. 여드름을 악화시키는 원인은 매우 다양하다.

사춘기에는 안드로겐이라는 호르몬의 자극에 의해 피지선이 성숙되어 피지를 과다하게 내보내기 때문에 여드름이 나기 시작한다. 20～50대는 화장 등에 의해 피지 배출이 잘 되지 않거나 생리 전에 분비되는 황체호르몬인 프로게스테론이 증가하거나 스트레스, 수면부족 등으로 부신피질 호르몬이 증가하면서 피지선을 자극하여 발생한다. 기타 햇빛, 음식물, 약품, 임신, 화장품 등에 의해서도 생기게 된다.

2) 여드름의 종류

(1) 비 염증성 여드름

① 흰 여드름은 모공 속에 피지가 고여 출구 부분이 뾰족해져 있는 상태이다.
② 검은 여드름은 피지가 모공에 쌓여 끝부분이 오염물질과 공기에 산화되어 검게 된 상태이다.

(2) 염증성 여드름

① 붉은 여드름은 장시간 모공 내부에 있는 피지가 여드름 균에 의해 분해되어 염증을 일으킨 상태이다.
② 노란 여드름은 여드름 진전단계의 최종적인 성숙단계로 붉은 여드름이 화농균에 의해 악화되어 고름을 가진 상태이다.

3) 부위에 따른 여드름 발생원인

① 이마 주위 : 호르몬 불균형, 생리불순, 모발 자극에 의해 생긴다.
② 뺨 주위 : 위장 및 간 기능 저하, 변비, 스트레스, 호르몬 불균형에 의해 생긴다.
③ 코 주위 : 변비, 피부 가려움증, 폐 기능 저하에 의해 생긴다.
④ 입 주위 : 냉대하, 위장장애, 비타민 대사장애, 과식, 간 기능 저하, 월경 전 항체 영향에 의해 생긴다.
⑤ 턱 주위 : 칼슘부족, 장 이상, 난소장애, 생리 전후, 빈혈에 의해 생긴다.
⑥ 목 주위 : 호르몬 불균형, 자외선에 의해 생긴다.
⑦ 가슴, 등 주위 : 호르몬 불균형, 위장기능 및 혈액 순환 저하에 의해 생긴다.

4) 여드름 피부의 메이크업

화장품이 여드름 증상의 조절에 중요하게 작용할 수 있으므로 선택에 신중하여야 한다. 대부분 여드름이 나는 피부는 지성이거나 복합성 피부가 많아 대부분 수성 성분의 메이크업이 도움이 된다. 오일이 없는 여드름 전용 화장품을 사용하며, 메이크업을 하더라도 피부호흡과 모공 막힘을 방지하기 위하여 너무 두껍게 하지 않도록 한다. 리퀴드 화운데이션이나 트윈케익 보다는 파우더를 사용하면 화장도 엷고 파우더가 피지 분비를 조절하기 때문에 좋다. 또한 유아용 화장품은 유분이 많으므로 여드름을 악화시킬 수 있고, 여드름 자국을 가리기 위한 컨실러 사용은 치명적이다.

5) 여드름 피부 관리요령

(1) 꼼꼼한 세안

세안과 청결이 중요하다고 해서 너무 과한 세안은 오히려 역효과를 가져 올 수 있다. 클렌징제와 스크럽이 포함된 세안제는 피하고 여드름 전용비누를 이용하여 미온수로 세안하며, 찬물로 마무리 해준다. 모공 청결을 위해 주 1～2회 딥클렌징을 해주는 것이 좋다.

(2) 모발과 의류에 의한 자극 방지

여드름이 생기면 머리카락과 셔츠의 깃 등으로 가리려고 하는 사람이 많은데, 이것은 피부에 자극을 주고 피지제거에 지장을 주기 때문에 여드름이 악화된다. 손과 머리, 옷과 침구 등 여드름과 접촉할 수 있는 모든 환경을 깨끗이 유지하는 주의도 필요하다.

(3) 신중한 화장품 선택

유성 화장품은 모공을 막으므로 사용하지 말고, 여드름을 감추려고 두터운 화장을 하면 오히려 여드름을 악화시킨다. 알코올이 함유된 토너를 사용하면 피지를 조절할 수 있고, 기초와 메이크업 제품은 오일 프리 또는 비면포생성 표기가 되어 있는 제품이 좋다. 여드름 전용제품이 많이 나와 있으므로 선택의 폭이 넓다.

(4) 균형 있는 식사와 충분한 수면

스트레스나 과로를 피하고, 피지 분비를 억제하는 비타민 B_2, B_6가 많이 함유된 우유, 치즈, 소맥 등의 음식물과 비타민 C가 많은 신선한 야채, 과일을 많이 섭취하면 여드름 예방에 어느 정도 효과를 볼 수 있다.

6) 여드름 짜도 되나

여드름은 섣불리 짜면 흉터를 남기고 모공만 넓어질 우려가 많다. 절대로 짜면 안되는 여드름은 붉게 염증이 잡혀있는 구진형 여드름과 붉고 농이 고여 있는 화농성 여드름으로 짜면 흉터가 남는다. 짜도 무관한 여드름은 염증이 없는 면포성 여드름인데 검은 면포성 여드름은 쉽게 제거 되지만, 흰색 여드름은 잘 짜지지 않는다.

집에서 짤 경우에는 피지가 피부 표면으로 올라 왔을 때 스팀타월을 이용하여 각질을 불린 다음이나 목욕 후 짜면 피지가 쉽게 나오고 피부자극을 줄일 수 있다. 여드름을 짤 때에는 면봉을 이용하고, 짠 후에는 아스트리젠트를 발라 준다.

7) 청소년기 여드름 피부의 특성

(1) 피부가 쉽게 번들거린다.

사춘기가 되면 성 호르몬의 일종인 안드로겐이 분비되는데, 이 호르몬이 피지를 만들어 내는 피지선을 자극하기 때문에 피지 생성이 많아져 세안 후에도 얼굴이 쉽게 번들거리는 것이다. 또한, 시험 준비로 항상 스트레스가 많은 생활도 피지 분비를 촉진시킨다. 그렇기 때문에 청소년기에 있는 거의 모든 10대들이 피부 번들거림을 고민하게 되는 것이다.

(2) 각질이 두터워진다.

피지선의 활동을 촉진시키는 안드로겐 호르몬은 피부 세포를 자극하여 죽은 세포인 각질 세포로 만들기 때문에 각질층이 두터워진다. 그렇기 때문에 피부색이 투명하지 않고 마치 때가 낀 것처럼 칙칙하게 보이는 것이다. 또한, 모공의 가장 안쪽을 둘러싸고 있는 것이 각질 세포이므로 각질층이 두꺼워지면 모공이 막히는 것은 당연한 일이다.

(3) 여드름이 생긴다.

모공은 피지선에서 만들어진 피지가 배출되는 통로이다. 통로가 과다 피지나 각질로 막히면 모공 내의 피지가 원활히 빠져 나가지 못하므로 청소년기가 되면 여드름이 생기는 것이다. 게다가 성인 화장품에 함유된 일부 오일이나 성분 등에 의해 모공이 막혀 새로 여드름이 생길 수도 있다.

흔히, 여드름이라고 하면 빨갛게 튀어나오고 곪은 것만을 생각하기 쉽지만 처음 시작하는 여드름은 모공 내에 피지가 뭉쳐 있는 '흰색 면포(화이트 헤드-흰 여드름)' 상태이거나 이 내용물 중의 일부가 모공 밖으로 나와 공기와 접촉하여 '위쪽이 검게 산화된 면포(블랙 헤드-검은 여드름)' 상태이다. 이런 모든 여드름은 모공이 막혀 생성되는 것이며, 염증성 여드름은 모공 내에 남아 있는 피지에 여드름 균이 번식하여 염증반응을 일으킨 것이다.

(4) 아침에는 당기고, 오후에는 번들거리고 시시각각 변한다.

우리의 피부상태는 고정된 것이 아니라 계절이나 냉・난방 등의 외부환경이나 신체적 상태에 따라 수시로 변화한다. 따라서 세안을 마친 후에는 다소 당기는 듯하다가도 채 몇 시간 지나지 않아 번들번들 하게 되고, 냉・난방이 되어 있는 공간에서는 피부가 당기는 경험을 쉽게 할 수 있다. 특히, 청소년들은 활발한 피지선의 작용으로 인해 얼굴이 번들거리기도 쉽지만, 잦은 세안과 과다한 세정효과가 있는 클렌저의 사용은 청소년의 피부를 더욱 건조하게 할 수 있다.

(5) 호르몬과 과다피지

여드름의 원인은 과다피지에서 발생되는데, 과다피지는 사춘기에 더욱 많이 생성된다. 과다피지는 호르몬의 작용으로 생기게 된다. 10대 피부는 안드로겐이라고 불리어지는 남성 호르몬의 영향을 받아 피지선의 활동이 왕성해지게 된다. 또한, 이 호르몬은 피부 각질 세포를 자극하여 각질이 두꺼워지므로 피지의 배출구인 모공을 막기 쉽다. 그 결과 피지 샘에서 만들어진 피지가 완전히 모공 밖으로 배출되지 못하고 모공 내에서 정체되어 여드름을 만들게 된다. 피지는 여러 가지 복합적인 요인의 영향을 받아 많이 생성될 수도 있고, 소량으로 생성될 수도 있다. 사춘기에 나타나는 여드름은 대부분 과다한 호르몬 분비로 인한 것이다.

(6) 여드름 균, P. acne

청소년 시기에는 피지의 분비가 많아져 전부 모공 밖으로 배출되지 못하고 모공에 남아 모공을 막게 된다. 모공 안에는 P. acne라고 하는 여드름 균이 항상 머물고 있다. 모공 안의 피지는 바로 이 여드름 균이 번식할 수 있는 양분이 되는 역할을 한다. 피지와 P. acne균이 염증반응을 일으키면 바로 통증이 있고, 피부가 빨갛게 부풀어 오르는 염증성 여드름이 생성되는 것이다. 그래서 피지 분비량이 많은 부위인 T-Zone 즉, 이마, 코, 입이나 가슴, 등의 피부가 다른 부위보다 여드름이 잘 생기게 되는 것이다.

(7) 생리주기

사춘기에 생기는 여드름은 호르몬의 분비와 가장 밀접한 영향이 있고, 특히 여학생의 경우 배란이 있은 후 다음 생리까지 약 2주일간 여드름이 악화되는 경우 역시 호르몬이 여드름 생성의 주요원인이다. 즉, 생리 시작 일주일 내지 열흘 전부터 황체호르몬인 프로제스테론이 증가하게 되는데, 이것이 여드름의 원인이 되는 피지선 분비를 촉진한다. 즉 피지선의 크기나 활동을 크게 하여 피지 분비량을 증가시켜서 생리 전에 여드름이 악화되는 경우가 많다.

(8) 잘못된 화장품 선택

유분이 많은 성인용 기초 화장품을 사용하면 화장품의 유분도 피지와 마찬가지로 모공을 막아 여드름의 원인이 된다. 그러므로 청소년기에는 여드름을 예방하기 위해

서 오일프리 제품의 청소년 전용 화장품을 사용하는 것이 중요하다

(9) 스트레스

여드름은 스트레스와 밀접한 관계가 있다. 스트레스는 체내 호르몬의 생성을 가속화하고, 이 호르몬이 다시 피지의 생성을 과다하게 하는 것이다. 스트레스를 받지 않고는 살 수 없겠지만 좀 더 여유로운 마음가짐과 충분한 휴식, 규칙적인 운동, 고른 영양섭취, 올바른 생활습관 및 스킨케어 습관은 아름다운 피부를 도와줄 수 있는 환경적인 요소이다.

1.20 여드름에 좋은 음식

1) 감 초

(1) 스트레스로 인한 여드름 (신경을 안정시키는 감초)

스트레스를 받아 화가 나면 몸에서 발생한 열이 얼굴로 올라가 여드름을 유발하게 된다. 스트레스로 인해 폭식하는 사람의 경우 음식물이 위장에 남아 있는 시간이 길어지므로 피로에 시달린 위장에서 열이 발생하고, 결국 여드름으로 이어진다.

(2) 상추, 사과 샐러드와 감초차 드레싱

재료는 상추 80 g, 사과 1/2개, 치커리, 설탕물 약간씩, 드레싱 재료(감초차 50 cc, 올리브유 3큰 술, 레몬즙, 사과식초 1큰 술, 설탕 1작은 술, 소금, 통후추 간 것 약간)

① 상추와 치커리는 깨끗이 씻어 찬물에 담가 두었다가 물기를 털어 내고 먹기 좋은 크기로 자른다.
② 사과는 껍질째 깨끗이 씻은 다음 씨 부분을 잘라내고 세로로 얇게 썬다.
③ ②를 설탕물에 넣어 담가 둔다.
④ 끓는 물 200 cc에 감초를 5개 정도 넣고 끓이다 물이 반으로 줄면 불을 끄고 식힌다.
⑤ ④에 나머지 드레싱 재료를 넣고 잘 섞는다.
⑥ 사과를 설탕물에서 꺼내 그릇에 담고 ①을 넣은 다음 감초차를 넣은 드레싱을 뿌려 낸다.

(3) 감초의 효능

감초는 콩과의 다년초로 단맛이 특징이다. 감초에는 간장 기능을 강화하고, 동맥경화를 예방하며, 신경을 안정시키는 성분이 들어 있다. 또 비장과 위를 보호하는 기능

을 한다. 스트레스가 심해 신경이 날카로워졌을 때 감초로 만든 요리를 먹으면 정신적인 안정을 얻을 수 있을 뿐만 아니라 과도한 위산 분비로 발생하는 위의 통증을 완화시켜 준다. 감초를 차로 달여 스트레스를 받을 때마다 수시로 먹으면 얼굴로 열이 모여 생기는 여드름을 완화할 수 있다.

2) 된 장

(1) 변비로 인한 여드름 (숙변을 제거하는 된장)

변비가 생기면 장에서 빠져 나가지 못한 숙변이 발생시키는 독소가 혈액으로 스며들어 탁한 피를 만드는데, 이 피가 모세혈관을 타고 피부에까지 전달되면 여드름이나 뾰루지, 잡티 등이 생기게 된다. 된장은 숙변을 제거하므로 변비로 인한 여드름을 개선한다.

(2) 된장두부 야채 찜

재료는 두부 1/2모, 청경채 2송이, 양파・빨강・노랑 피망 1/3개씩, 새우살 50 g, 육수 1컵, 밀가루 1/3컵, 녹말물 2큰 술, 된장 1과 1/2큰 술, 식용유, 청주, 다진 파, 마늘 1큰 술, 고춧가루 1작은 술, 소금, 튀김용 식용유 적당량씩

① 두부는 사방 1 cm 크기로 썰어 소금을 뿌려 두었다가 물기를 닦아낸다.
② ①에 밀가루를 묻힌 다음 여분의 가루는 털어 내고 달군 기름에 넣어 데치듯이 튀겨낸다.
③ 양파는 씻어 사방 1 cm 크기로 썰고, 피망은 반으로 갈라 씨와 흰 부분을 제거하고 같은 크기로 썬다.
④ 청경채는 씻어 송이 부분을 다듬은 다음 한 잎씩 뜯어 3 cm 길이로 자른다.
⑤ 팬에 식용유를 두르고 달궈지면 다진 마늘과 파를 넣고 볶은 다음 새우살을 넣는다.
⑥ ⑤에 된장과 청주를 섞어 넣고 볶다가 육수를 넣어 끓인다.
⑦ ⑥에 ②를 넣고 부서지지 않게 섞은 다음 녹말물을 풀어 살짝 끓인 후 소금으로 간한다.

된장은 식이섬유와 유산균을 풍부하게 함유하고 있어 변비 예방과 치료에 탁월한 효과가 있다. 콩 속의 섬유소가 숙변을 제거하므로 장에 독소가 쌓여 생긴 여드름을 치료하는 데 좋다. 매일 된장찌개를 먹기 지겹다면 된장을 이용해 색다른 요리를 만들어 먹자. 아침 공복에 물을 마시는 것 역시 변비에 도움이 된다.

3) 쑥

(1) 생리 시 생기는 여드름(자궁을 따뜻하게 만드는 쑥)

생리 전후로 여드름이 심해지는 사람의 경우 혈액 순환이 원활하지 못해 자궁에 어혈이 몰리면서 따뜻한 기운이 하체로 내려오지 못하고 위로 치솟는다. 이때 피는 열꽃이 바로 여드름이다. 또한 생리통이 심하면 날카로운 신경이 열을 발생시켜 여드름을 유발한다.

(2) 쑥 수제비

재료는 애호박 50 g, 다시마, 대파 10 cm씩, 바지락 1봉지, 감자 1개, 고추 1/2개, 밀가루 1과 1/2컵, 국멸치 1/2컵, 국간장 2큰 술, 쑥 가루・다진 마늘 1큰 술씩, 소금, 물 적당량씩

① 밀가루에 소금을 넣고 체에 내린 다음 쑥 가루를 넣어 섞는다.
② 물 150 cc을 넣고 반죽해 한 덩어리로 뭉친 다음 냉장고에 30분 정도 둔다.
③ 찬물에 다시마와 내장 뺀 멸치를 넣고 팔팔 끓인 다음 건져낸다.
④ 감자와 애호박은 손질한 다음 2 cm 크기로 납작 썰고 고추와 대파는 어슷하게 썬다.
⑤ 물 1 ℓ 에 수제비 반죽을 물을 묻혀가며 얇게 떼어 넣고 반죽이 반쯤 익으면 ②의 감자와 애호박을 넣고 끓인다.
⑥ 반죽이 익어 위로 떠오르면 ②의 고추와 대파, 다진 마늘을 넣고 국간장과 소금으로 간한다.

쑥에는 자궁을 따뜻하게 해주는 효과가 있어 자궁이 차거나 생리불순일 때, 생리통이나 수족냉증 등의 증상에 효과가 좋다. 생리 전후로 여드름이 생기는 사람의 경우 쑥으로 만든 요리를 자주 먹으면 여드름이 완화된다. 냉이 심할 때는 쑥 끓인 물로 좌욕이나 훈증을 하거나 쑥을 거즈에 싸서 욕조에 넣은 다음 쑥 목욕을 하는 것을 권할 만하다.

1.21 가정에서의 관리법

① 클렌징 화장을 지울 때 콩기름(식용유)으로 지운다.
② 폼 클렌징 약산성, 식물성 폼으로 이중세안을 한다.
③ 화장품 천연이나 식물성 화장품인가를 꼼꼼하게 살펴보고 선택해서 사용한다.
④ 야채나 과일 등 비타민류를 충분히 섭취하는 것이 좋다(건강식품으로 정제되어

나온 비타민 C를 먹어주는 것도 좋다).

⑤ 연고(스테로이드)나 수은(표백), 알코올(화학물) 등의 제품을 절대 피하도록 한다. 변비는 여드름의 천적이므로 없애야 한다.

⑥ 수면부족, 정신적 스트레스, 피로감, 술, 담배, 커피 등(자극적인 기호품을 줄이고)으로 간장이 약해지지 않도록 주의한다.

1.22 여드름 피부에 좋은 팩

1) 해초팩

(1) 효 과

피부를 청결하고 건강하게 해준다.

<사용법>

① 해초가루를 생수로 충분히 불려서 풀어 놓는다(8시간 이상).

② 풀어 놓은 해초즙에 리오유 팩 가루로 점도를 맞춘다(흐르지 않을 정도로).

2) 양배추팩

(1) 효과

지성피부, 여드름 피부에 좋다.

<사용법>

① 양배추를 곱게 갈아 즙을 낸다.

② 양배추즙에 리오유 팩가루로 점도를 맞춘다.

3) 샐러리팩

(1) 효 과

미백, 보습, 피부염증 진정에 효과가 높다.

<사용법>

① 샐러리를 깨끗이 씻어 곱게 갈아 즙을 낸다.

② 샐러리즙에 리오유 패가루로 점도를 맞춘다.

4) 약쑥팩

(1) 효 과

소염, 소독, 살균, 피부를 편안하게 진정시킨다.

<사용법>

① 약쑥가루에 리오유 패가루를 적당량 섞는다.
② 계란 1개를 잘 섞이도록 개어준다.

5) 감초팩

(1) 효 과

감초는 글리시리친이란 성분이 있어 해독작용, 진정작용, 접촉성 피부염을 예방하고 치료하는 작용이 있으며, 플라노보이드라는 성분은 혈관 벽을 튼튼하게 해주기도 한다. 염증을 방지해 주는 천연 항생제의 역할을 하기도 한다. 땀띠나 여드름, 피부 염증에 감초 우린 물을 바르면 효과가 좋다고 한다.

<재 료>

감초 1작은 술, 녹두 1작은 술, 밀가루 조금(밀가루는 팩제를 걸죽하게 만드는 부분이므로 농도 조절용으로 사용한다), 달걀흰자 1개

<사용법>

① 달걀흰자를 거품 낸 후 감초 외 녹두, 밀가루를 섞어 팩을 해준다.
② 감초팩 외에 팩을 할 때는 여드름 피부에 특별히 자극이 없는 순한 보습팩을 주로 한다.

순한 보습팩으로는 오이, 알로에, 양배추 등의 자극이 없는 팩이 좋다(팩을 할 때는 되도록 너무 많이 섞지 않는다). 팩을 조금 발라봐서 열이 나거나 가렵거나 하면 안 맞는 것이므로 절대 하면 안 된다.

6) 무 팩

거의 지성피부인 경우에 대부분 여드름이 난다. 이럴 때 무를 갈아서 팩을 해주면 무 속에 들어 있는 비타민 A가 여드름을 치료한다. 유분이 감소하고 수분은 증가해 촉촉해진다.

<재 료>

무 간 것 2큰 술

<사용법>

① 무를 갈아서 2큰 술 정도 만든다.
② 무는 수분이 많으므로 즙을 살짝 짜낸다.
③ 얼굴에 거즈를 덮고 그 위에 팩을 한다.
④ 15분 정도 지난 후 잘 씻어준다.

1.23 여드름 복합 한방팩

1) 일반적 여드름

<재 료>

마치현(2), 토사자(2), 자초(1), 감송향(1), 감국(1), 백렴(1), 금은화(1), 고삼(1), 복분자(1), 충위(1)

<사용법>

위 재료를 혼합하여 증류수에 적당히 개어서 얼굴에 팩을 한다. 이때 효과를 빠르게 보려면 사기그릇에 미열로 서서히 다려서 죽처럼 만든 다음 팩을 한다. 또 부드럽게 사용하려면 녹두를 반 정도 놓고 사용한다.

2) 정지생태의 여드름(팩을 하였지만 더 이상 제거되지 않는 경우)

<재 료>

마치현(3), 토사자(3), 백렴(2), 조각(2), 자초(2), 충위(1), 금은화(1), 고삼(1), 감송향(1), 복분자(1)

<사용법>

위 재료를 혼합하여 1과 동일하게 사용한다.

3) 여드름이 많고 곪고 화농하는 경우

<재 료>

금은화(2), 고삼(2), 감국(2), 감송향(1), 자초(1), 마치현(1),백렴(1), 삼백초(1), 백반석(1)

<사용법>

위 재료를 혼합하여 1과 동일하게 사용한다. 이때 지루성 피부일 경우에는 맥반석을 2~3배 더 넣는다.

4) 단순한 여드름(코 아래 부분으로 심하지 않는 경우)

<재 료>

고삼(2), 포공영(2), 삼백초(2), 상엽(1), 측백엽(1), 복분자(1)

<사용법>

위 재료를 깨끗한 물에 개어서 팩을 한 후에 20분 지나서 떼어낸다.

5) 단순한 여드름(거칠고 여드름 상처가 있고 흠집이 있는 피부)

<재 료>

백부자(1), 내복자(1), 선복화(1), 백지(1), 측백엽(1)

<사용법>

위 재료를 요구르트에 개어서 바른 후 30분 정도 지나서 따뜻한 스팀타워로 충분히 닦아낸다.

6) 단순한 여드름(여드름도 있고 기미가 있을 때)

<재 료>

고삼(5), 동과자(3), 작약(3),현삼(1)

<사용법>

위 재료를 깨끗한 물에 개어서 팩을 한 후 20~30분 지나서 떼어내고 스팀타월로 충분히 닦는다.

제 7 장

자외선과 피부손상

1. 자외선

1.1 자외선이란

태양에서 나오는 광선의 일종으로 사람의 피부와 매우 밀접하게 관계한다. 태양광선은 파장에 따라 가시광선, 적외선, 자외선으로 나뉘는데, 그 중 피부에 가장 큰 영향을 미치는 것이 바로 자외선이다. 자외선은 A, B, C로 나뉘며 피부에 영향을 미치는 것은 A와 B다.

자외선에 장시간 노출되는 이들은 노화현상이 빨리 일어나며, 이로 인해 모세혈관의 확장에 의한 붉은 피부, 과도한 각질 형성, 피부종양, 기미, 주근깨, 주름 등이 있

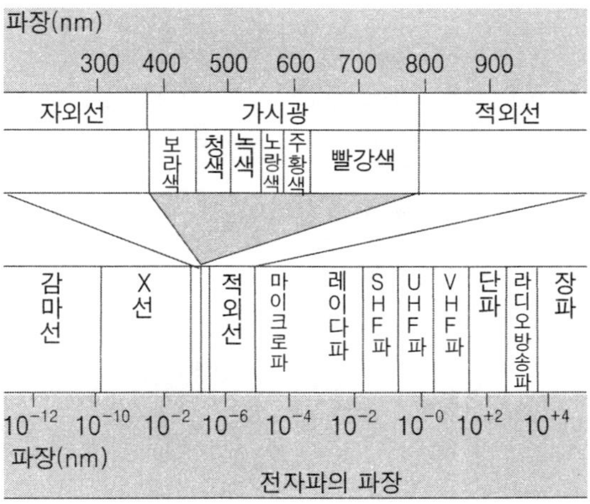

그림 7-1. 빛의 파장과 자외선

다. 자외선에 노출된 피부는 피부 구성 단백질인 콜라겐과 엘라스틴 등이 파괴되어 피부탄력이 떨어지고 주름이 형성된다.

1.2 자외선과 멜라닌 색소 형성

멜라닌 입자가 표피까지 올라가 떨어져 나가기까지는 정상적인 상태에서 28일이 걸린다. 자외선에 의해 형성된 많은 멜라닌 색소는 피부 신진대사에 밀려 올라가 떨어져 나가야 하는데 피부의 기능이 원활치 못하게 되면 일시적인 색소침착이 일어나게 된다. 짙어진 멜라닌 색소가 표피 내에 어느 기간 동안 머무르게 되는 경우가 있는데 이것이 기미와 주근깨이다.

1.3 자외선 종류 UV-A(장파장) 생활 자외선

피부 깊숙이 진피까지 침투하여 선탠 시 피부색을 검게 하고 주름을 발생시킨다. 멜라닌 증가는 노화촉진에 깊이 관여한다. 피부가 하얀 사람은 A파의 자외선에 주의해야 한다. A파 자외선은 비오는 날에도 자외선은 우리 주위에 항상 존재한다.

1.4 선탠(suntan) 현상

멜라닌과 깊은 관계가 있는데, 멜라닌이란 강한 자외선이 피부 깊숙이 침투하여 해를 끼치는 것을 자체 방어하기 위해 증가되는 일종의 색소이다. 피부는 자외선으로부터 피부를 보호하기 위해 기저층의 색소세포를 자극하여 멜라닌 색소를 증가시킨다.

선탠을 하면 햇빛을 받은 지 48～72시간 이후 시작하며, 새로운 멜라닌이 생성되

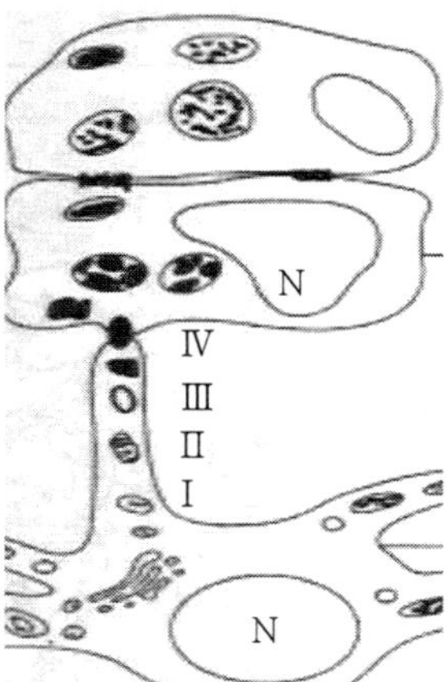

그림 7-2. 멜라닌의 숙성 과정

는 검어지는 것을 의미한다. 제대로 선탠을 한다면 피부 두께나 피부상태가 그대로 유지되어 별문제 될 것이 없다. 하지만 잘못될 경우 피부가 노화되어 탄력이 떨어지고 주름이 생긴다.

1.5 UV-B 레저 자외선

표피에만 작용하며, 세포분열을 증진시켜 각질층이 더욱 두꺼워지게 만든다. 이것은 기미를 생기게 하는 원인이 되므로 피부가 검은 사람은 자외선 B파에 주의해야 한다. 선번(sunburn)은 주로 UV-B에 의해 일어나는데, 피부가 검어지며 일주일 정도 경과 후 표피에 두께가 증가해 피부가 칙칙해진다. 심할 경우 표피세포를 죽이고 껍질이 벗겨지기도 한다. 따라서 철저한 피부 관리를 하는 것이 중요한다. 여름철 운동이나 해수욕 등으로 장시간 햇볕에 노출되었을 때 피부가 빨개지는 것이 자외선 B 때문이다.

1.6 UV-C

자외선의 강도는 계절, 날씨, 지형상의 위치, 고도, 받는 부위에 따라 차이가 있다. 1년 중에 자외선 양이 가장 많은 시기는 4월경부터 9월경까지이고, 하지 때가 최고점이다. 하루 중에서 오전 10시부터 오후 2시경까지가 가장 강하다. 특히 해변의 모래사장, 바다, 스키장 등에서는 직사광선 이외에도 물이나 눈에 반사되는 광선으로 인해 실제로 피부에 닿는 자외선 양은 훨씬 증가한다.

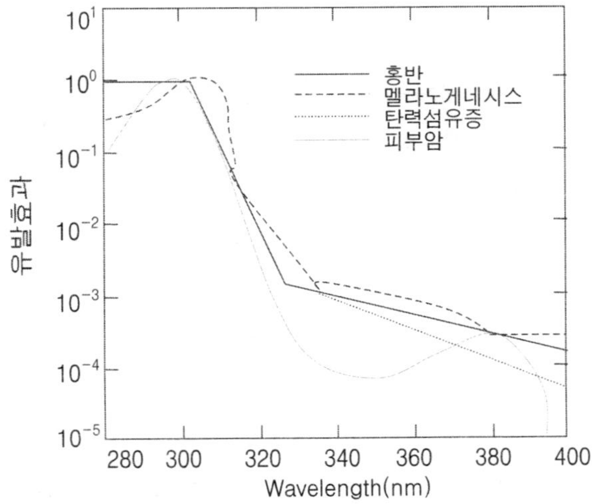

그림7-3 자외선 스펙트럼에 따른 질환 유발

설면이나 수면 같은 경우 빛의 반사율이 거의 80～100%에 달하므로 이러한 곳에서는 직사되는 광선이 거의 2배가 되는 셈이다. 따라서 스키장이나 바닷가 등에 나갈 때에는 직사광선뿐만 아니라 반사광선에도 신경을 써서 피부 손상을 최대한 막는 것이 좋다.

2. 자외선과 피부

우리에게 많은 영향을 주는 햇빛은 크게 나누어 자외선, 가시광선, 적외선으로 구분할 수 있으며, 피부에 가장 손상을 많이 주는 자외선을 UV-A, UV-B, UV-C로 나눈다. 자외선은 피부노화와 피부 손상에 영향을 미치며, 장기적인 면으로 볼 때 가시광선도 피부노화에 관계가 있다고 한다. 여름의 자외선 강도는 겨울에 비하여 6월이 6～7배의 강도이며, 바다나 산과 같이 공기가 많고, 깨끗한 곳은 자외선의 양도 3～4배나 많아 햇볕에 더욱 타기 쉽다.

자외선의 강도는 고도, 지형상의 위치, 날씨, 대기의 조건, 계절 및 받는 부위에 따라 차이가 있다. 매니큐어 제거용 아세톤은 물론 새로 칠한 페인트에서 나온 공업용 아세톤도 흡수한다. 피부는 외부의 여러 가지 자극으로부터 중요한 신체 내부조직을 보호하는 작용을 하고 있다. 그 기능 중 하나가 자외선으로부터의 방어 작용이다. 피부가 직접 햇볕에 노출될 때는 자외선으로부터 피부를 보호하기 위하여 자외선을 반사 산란시키거나 흡수하여 방어한다.

피부가 햇볕에 노출되면 피부 온도가 상승하고 털구멍이 확대되면서 땀을 흘리게 되는데 땀 속에 있는 우로카닉산이란 성분이 자외선을 흡수함으로써 신체 내부를 보호하게 된다. 자외선을 흡수하면 멜라닌 색소가 검어져 피부를 보호하게 되는데, 멜라니 색소가 적은 흰 피부는 자외선을 흡수하는 힘이 약하며, 검은 피부를 가진 사람일수록 자외선에 대한 저항성이 강하다.

자외선은 태양광선 중 파장이 1～400 mm까지의 광선이며, 지표에 도달하는 태양광선의 약 6%를 차지하고 있지만 이 적은 양의 자외선이 표피를 통과하고, 전체 자외선의 1%정도가 진피에 도달한다. 햇볕에 피부가 노출되어 타거나 그을리는 현상을 일소라 하는데, 일소는 선탠(suntan)과 선번(sunburn)으로 나눌 수 있다.

2.1 선 번

햇볕을 받으면 피부는 자외선으로부터 스스로 보호하기 위하여 멜라닌 색소를 만들어내게 되는데, 피부 상태가 손상되지 않고 서서히 검은색의 멜라닌 색소 세포가 증가하여 그을리게 되는 것을 선탠이라 하며, 강한 자외선에 오랜 시간 노출되어 피부 조직에 손상이 가서 피부가 빨갛게 되고 열기와 부기가 있는 현상을 선번이라 한다. 즉 선번은 햇볕에 의한 피부의 가벼운 화상상태라고 볼 수 있다.

피부를 소맥색으로 예쁘게 선탠하려 한다면 바닷가나 산등 야외에서는 공기가 맑아 자외선이 강하기 때문에 더욱 세심한 주의를 기울여야 한다. 건강한 갈색으로 피부를 태우려고 한다면 선탠오일을 바른 다음 일광욕을 하는 것이 좋다. 자외선으로부터 피부를 보호하는 방법은 좋은 자외선 차단제품 선크림을 사용하는 것이다.

자외선 차단제품은 자외선을 반사시키거나 자신이 흡수하여 피부에 침투하지 못하도록 하는 특수한 화학성분과 탈크 등이 함유되어 있다. 자외선 차단제품을 바르고 햇볕을 쬔다 하더라도 자외선을 받는 시간이 경과함에 따라서 차단효과가 감소하게 되므로 제품에 기입된 자외선 차단지수를 참고하여 유효시간이 경과하면 다시 덧발라야 한다.

일소를 하고 나면 지나친 땀의 분비로 인한 염분의 과잉소모 및 피지 과잉분비로 피부는 활력을 잃고 피로해져 있다. 또한 피부가 달아오르고 화끈거리므로 피부를 진정시켜 주는 손질과 피부 수분증발로 촉촉함이 부족한 피부에 수분을 공급하는 손질인 마스크 미용이 필요하다.

일광욕 후에는 부드러운 비누로 선탠오일과 땀 또는 더러운 유분기 등을 제거하는데, 일광욕 직후는 피부가 약간 민감한 상태이므로 부드러운 스폰지를 사용하여 피부 자극이 적도록 비누거품을 충분히 하여 부드럽게 닦아낸다. 타월로 물기를 닦아내 다음 차게 한 화장수를 햇볕에 노출된 부위에 가볍게 발라 패팅해 주고 바디로션을 바른다. 그리고 태양에 지나치게 노출되어 피부가 화끈거릴 때는 찬물로 일단 피부를 식히고 나서 미지근한 물에 비누를 사용하여 염분기나 더러움을 닦아낸 다음, 다시 찬물 샤워를 하여 피부의 열기를 식힌다. 목욕을 마친 후에는 몸의 물기를 가볍게 닦아내고 알란토인이나 카라민이 함유된 소염 화장수를 충분히 바르거나 마스크를 하여 피부를 진정시킨다.

3. 자외선과 피부건강

지상에 도달하는 태양광선은 기본적으로 전자파이다. 태양광선을 파장에 따라 분류하면 자외선, 가시광선, 적외선으로 나눈다. 자외선은 파장이 200～400 nm로 인간의 피부에 광생물학적 반응을 유발하는 중요한 광선이다. 자외선을 다시 세분하면 오존층에 의해 제거되는 제일 짧은 파장인 자외선 C(200～290 nm), 유리창에 의해 제거되는 중간파장인 자외선 B(290～320 nm)와 가장 긴 자외선인 자외선 A(320～400 nm)로 나누어지며, 자외선 A와 B가 지상에 도달되며, 우리의 피부와 밀접한 관계가 있다.

가시광선은 400～800 nm로 포르피린증을 유발하나 광생물학적 반응에 크게 관여하지 않고 눈의 망막을 자극하는 역할을 한다. 적외선은 파장이 800～1,000,000 nm로서 파장에 따라 근적외선(800～3,000 nm), 중적외선(3,000～30,000 nm), 원적외선(30,000～1,000,000 nm)으로 구분되며, 피부에 조사했을 때 주로 열을 발생시킨다.

인간의 피부에 관여하는 파장은 290 nm～800 nm이다. 에너지를 가진 자외선의 양자는 부딪히는 물체의 분자를 활성화시켜 광화학반응을 유발할 수 있으나 800 nm 이상의 파장을 갖는 광선인 적외선 에너지는 어떤 물체에 조사했을 때 그 물체의 분자를 진동시켜서 열을 발생시킬 뿐이지 어떠한 광생물학적 반응을 유발하지는 않는다.

3.1 자외선의 종류와 피부에 미치는 영향

1) 자외선 A

일명 생활자외선으로 계절에 관계없이 일정하며 외출 시 햇빛뿐만 아니라 창문이나 커텐도 통과하여 피부에 영향을 미친다. 피부탄력을 감소시키고, 멜라닌을 증가시켜 피부를 검게 만드는 원인이며, 진피의 탄력섬유와 교원섬유의 변성을 야기시켜 피부노화를 생기게 한다. 색소 침착작용이 강하다.

2) 자외선 B

주로 3월～9월 사이에 많아지며, 급격한 태양노출에 의한 피부의 홍반, 물집 등 화상이나 염증을 일으키는 원인이 되기도 한다. 강력한 피부세포 파괴능력이 있으며, 고통을 수반한다.

3) 자외선 C

오존층에서 흡수되기 때문에 실제로 우리 피부에 도달하지 않는 한 광선이었으나 오존층의 파괴로 인해 새로운 인식과 대처가 필요하다. 생물세포를 구성하는 유전인자를 파괴해버리는 죽음의 광선이다.

3.2 자외선에 손상된 피부 손질법과 치료법

햇볕 아래에서 오래 있었다고 생각하지 않았는데도 얼굴이 불그스름해지고 화끈거릴 때 즉시 열을 식혀주는 것이 중요하다. 냉장고에 차게 식혀둔 화장수를 화장솜에 듬뿍 묻혀서 얹어주는 정도로도 약한 일광화상(sun burn)에는 효과가 있다. 얼굴에 열이 나고 화끈거릴 때는 얼음찜질을 해주면 좋다. 심한 경우는 비스테로이드 계통의 항염증제인 아스피린이나 인도메타신(indomethacin)을 경구투여하거나 스테로이드 연고를 도포하면 좋은 효과를 얻을 수 있다.

따가운 느낌이 어느 정도 가라앉은 뒤에는 피부가 건조해지면서 각질이 일어나는 경우가 많으므로 피부에 최대한 자극이 되지 않게 보습을 하는 것이 좋다. 이때는 로숀과 에센스 팩 등을 이용할 수 있는데, 특히 팩을 사용할 때는 피부가 손상된 상태이므로 벗겨내는 타입이 아닌 씻어내는 타입을 택하도록 한다.

3.3 자외선 차단제 선택요령

자외선 차단제는 흔히 선 스크린(sun screen) 또는 선 블럭(sun block)이라 불린다. 자외선 차단제 선택 시 꼼꼼히 집고 넘어가야 할 부분이 여러 가지 있겠지만, 특히 자외선 A(UV-A)가 차단되는지를 확인하는 것과 알레르기 원인 성분이 있나 확인하는 것이다. 자외선을 굴절시키거나 투과에 대한 물리적 장벽을 만드는 물리적 차단제는 단파장과 장파장을 모두 차단시키는 것이다. 자외선 A나 자외선 B를 선택적으로 흡수함으로써 작용을 나타내는 화학적 차단제이다.

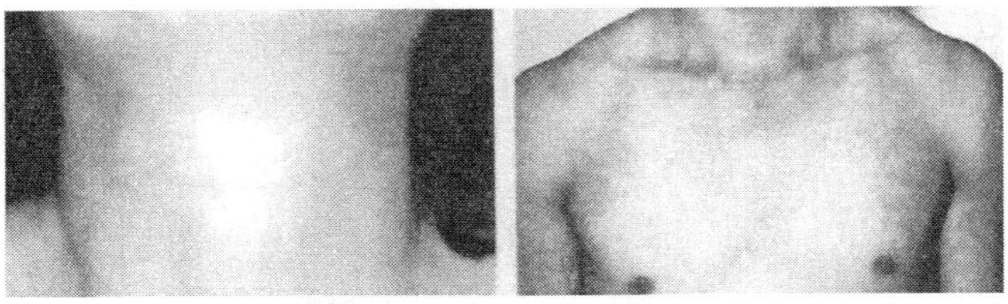

광독성 피부염 광알레르기성 피부염

그림7-4 광독성 피부염과 광알레르기성 피부염

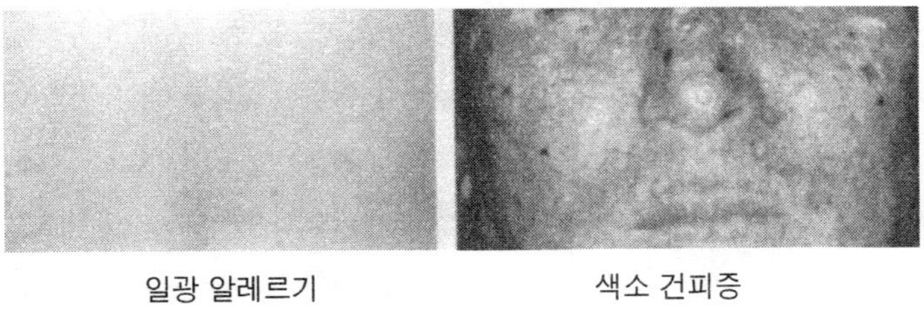

일광 알레르기 색소 건피증

그림7-5 일광 알레르기와 색소 건피증

화학적 차단제에 가장 많이 쓰이는 PABA 성분은 자외선 A는 차단시키지 못한다. 그러므로 자외선 차단제를 선택할 때는 자외선 A, B가 다 차단이 되는지 확인하여야 한다. 자외선 차단제를 바르면 얼굴이 근질거리고 부작용이 나는 경우가 간혹 있다. 자외선 차단제 성분 중 PABA, cinnamate, benzophenones 등은 알레르기 원인물질이다. 이런 물질은 현재 자외선 차단제에 많이 사용하고 있지는 않지만 피부가 예민한 사람이라면 꼭 확인해 보아야 될 부분이다. 또 방부 성분이나 향료가 적게 들어간 것을 고르는 것이 좋다.

3.4 SPF(자외선 차단지수)

자외선 차단제품에 씌여진 SPF(sun protectrion factor ; 자외선 차단지수)는 제품을 사용했을 때 홍반을 일으키는 자외선의 양을 제품을 사용하지 않았을 때 홍반을 일으키는 자외선의 양으로 나눈 값이다.

대개 SPF가 1인 경우는 15~20분 정도 자외선을 차단해 주는 것이므로 SPF 15인 경우는 15 × 20분 = 300분 정도 차단해 주는 것이다. 이것은 FDA(미국 식품위원회)에서 제안한 방법인데 개인차, 피부색, 지역, 계절, 날씨, 신체부위, 나이 등에 따라 달라지므로 절대적인 수치가 아니다. SPF 15정도면 자외선 B를 93% 차단하기 때문에 평상시라면 SPF15로도 충분히 자외선 차단이 된다. 자외선 차단제품은 로션타입, 크림타입, 스프레이 타입이 있으므로 개인의 취향에 맞게 사용하면 되지만 여드름 피부나 민감성 피부는 주의가 요구된다.

지성 여드름 피부의 경우는 오일프리(oil free)의 자외선 차단제품을 사용하고 크림타입보다는 로션타입이나 스프레이 타입이 좋다. 민감성 피부는 자외선 차단 성분 중 가장 알레르기 반응을 빈번히 일으키는 PABA 성분이 없는 것을 골라야 하며, 사용 전에 반드시 알레르기 테스트를 해보는 것이 중요하다.

3.5 자외선에 대한 일반적인 상식

모자를 쓰고 야외활동을 할 경우 구체적인 이점은 모자를 쓰지 않았을 때보다 햇볕에 의한 손상을 막을 수 있는 확률이 이마는 6배, 코는 3배, 뺨은 2배에 달한다. 또 모자를 쓰지 않고 야외활동을 하는 경우 모자를 쓰는 경우에 비해 기저 상피세포 암이나 편평 상피세포 암(피부암의 일종)에 걸릴 확률은 13배나 된다.

인공 선탠은 자연 태양광선보다 안전하다는 그릇된 상식에 대해 태양광선은 UV-A (320~400 nm), UV-B(290~320 nm), UV-C(200~290 nm)로 나누어진다. 이 중 생체를 파괴시키는 UV-C는 지구 표면까지 닿지 않는다. 하지만 인공광선 기구들은

UV-C가 나오는 경우가 있어 특히 눈과 피부에 치명적인 위해를 일으킬 수 있다.

3.6 자외선 차단지수(SPF)는 믿을 만한가

SPF는 일종의 자외선 흡수 평가법인데, 1978년 FDA(미국 식품위원회)가 제안한 것이다. SPF는 제품을 사용했을 때 홍반을 일으키는 자외선의 양을 제품을 사용하지 않았을 때 홍반을 일으키는 자외선의 양으로 나눈 값으로 간단하게 정리하면 SPF는 곧 자외선 차단 지속시간이다. 보통 피부인 경우 자외선을 받았을 때 처음 홍반이 발생되기 시작하는데 이를 MED(minimal erythema dose)라고 하며, 15~20분이 소요된다. SPF가 1인 경우 15~20 정도 자외선을 차단하는 것으로 보면 된다.

예를 들어, 최소 홍반 발생시간을 20분으로 볼 때 SPF20이라면 20×20 = 400분, 즉 6시간 40분 동안 자외선이 차단된다. 그러나 개인의 햇빛에 대한 감수성, 피부색, 지역, 계절, 날씨, 건강상태, 햇빛의 조건, 햇빛을 받는 부위, 연령에 따라 달라지기 때문에 측정치가 동일하지 않다. 또 땀이나 물 등에 의해 지워질 수도 있다.

흐린 날이나 비가 오는 날에는 자외선이 현저히 줄어든다. 태양이 가려진 흐린 날, 많은 여성들이 실수를 반복하고 있다. 구름 낀 날의 자외선 강도는 맑은 날의 50%, 안개 낀 날은 100%이므로 흐린 날 자외선 차단은 필수적이다. 특히 파장이 긴 UV-A는 흐리든 실내에 있든 그 강도가 많이 감소되지 않으므로 태양이 완전히 자취를 감출 때까지는 경계태세를 늦추지 말아야 한다.

3.7 모자와 양산은 자외선을 완전히 차단할까

모자나 양산은 자외선을 완전히 차단하지 못한다. 태양에서 내리쬐는 직사광선만이 자외선의 전부라고 생각하면 큰 오해이다. 잔디 또는 평원은 1~2%, 테니스장은 4~5%, 콘크리트는 5~10%, 모래 해변은 15~20%, 설원은 75%, 수면은 100% 자외선을 반사한다. 잔디, 직사광선에 유의하고 자외선 차단크림을 발라준다.

① 테니스장에서는 얼굴 뿐 아니라 햇빛에 노출되는 부위에 자외선 차단크림을 바르고, 모자로 직사광선을 받지 않도록 주의한다.
② 콘크리트 위에서는 노출시간을 고려하여 자외선 차단크림을 발라준다.
③ 해변가에서는 강한 햇빛과 반사광선으로 피부 손상에 주의한다.
④ 설원에서는 강한 반사광선으로 피부에 손상을 줄 수 있으므로 세심한 주의가 필요하다.
⑤ 수면 중에는 직사광선과 반사광선을 2배로 받게 된다. 수시로 자외선 차단제를 발라주어 피부를 보호한다.

3.8 자외선과 피부와의 관계

인류의 인종은 흔히 백인, 흑인 그리고 황색인종 3가지로 구분된다. 그리고 이 인종을 구분하는 가장 큰 특징적인 요소인 피부 색깔은 멜라민 색소 입자의 크기와 형태로 결정된다. 백인의 경우는 피부의 기저층에 있는 멜라노사이트(색소 형성세포)에서 멜라닌이란 색소를 만들어 내는데, 이 멜라닌 색소의 입자 크기가 흑인보다 작고 숫자도 적다. 또한 피부의 깊은 곳에 있으므로 상대적으로 하얗게 보이나 흑인의 경우는 멜라노사이트에서 멜라닌 색소를 많이 만들어 내고, 멜라닌 색소의 크기도 커서 피부의 색이 검게 보이는 것이다. 황색인종은 흑인과 백인의 중간 정도 해당된다.

다시 말해서 자외선이 많은 지역에서 사는 흑인은 피부의 기저층에 있는 멜라노사이트가 자외선에 자극되면 활발하게 멜라닌 색소를 만들어 내게 되고, 자외선으로부터 피부를 보호하기 위해 피부 표면에 멜라닌 색소를 두껍게 덮게 된다. 그러나 흑인은 이러한 자외선 노출이 일상의 생활이기 때문에 피부가 검고 강한 자외선에도 큰 문제없이 견디는 것이다.

백인의 경우는 멜라노사이트(melanocyte)가 자외선에 자극 받으면 멜라닌 색소를 만드는 것은 같으나 그 정도가 흑인과는 비교가 되지 않을 정도로 미약하고 멜라닌 색소가 적어서 일부러 선탠을 하여도 피부가 벌겋게 타고 약간 갈색으로 변했다가 바로 원래의 흰색으로 돌아간다. 특히 얼굴에 기미가 생기는 경우도 아주 미약하다는 것이다. 하지만 황색인종은 자외선에 노출되면 멜라노사이트가 자극을 받아 멜라닌 색소가 증가하게 되고, 백인보다 쉽게 타면서 얼굴에 색소가 증가하여 기미라고 불리우는 원치 않는 색소반점이 얼굴에 나타나는 것이다. 뿐만 아니라 경구용 피임약이나 광과민성 약물을 상용하거나 임신, 간 기능 저하, 영향 불균형, 스트레스, 불규칙한 수면습관 등에서도 기미가 나타나기도 한다. 또 기존에 있던 잡티나 기미, 주근깨, 검버섯 등이 더욱더 진하게 될 수 있다.

또 자외선은 피부노화와도 밀접한 관계가 있는데, 자외선이 피부 세포 안에서 피부 세포를 손상시키는 활성산소를 형성하게 하여 이것이 피부를 구성하는 주요 분자인 교원질과 탄력소를 변질시켜 탄력성이 줄어들면서 노화현상이 나타나는 것이다. 이렇게 자외선 때문에 우리 피부는 원치 않는 색소 질환이 나타나고, 노화현상이 빠르게 진행되므로 외출할 때는 예방하는 것이 중요하므로 자외선 차단제를 3시간마다 한 번씩 바르고, 외출은 자외선이 강한 낮 12시에서 3시 사이는 피하는 게 좋다. 그러나 일단 생긴 색소 질환은 피부 상태에 따라 다르게 레이저를 선택하고 피부 필링과 미백 연고, 적극적인 피부 관리 등을 통해 완벽하지는 못 하더라도 화장하지 않는 모습을 남들에게 보일 정도는 되게끔 치료가 가능하다. 그렇다고 해서 마음껏 여름을 즐기고 낭만을 즐기라는 것은 아니다. 무엇이든 예방만큼 중요한 것이 없기 때문이다.

태양광선은 우리 눈으로 볼 수 있는 광선(가시광선)을 중심으로 자외선과 적외선으로 분류한다. 태양광선은 파동과 입자의 양쪽 성질을 가지고 있다. 파장으로 설명하자면 가시광선보다 파장이 짧은 것을 자외선(UV; Ultraviolet light), 가시광선보다 파장이 긴 것을 적외선이라고 하는데, 모두 눈에는 보이지 않지만 적외선은 열감으로 느낄 수 있다. 자외선은 A, B, C로 나뉘는데, 그 중 생물에 유해한 자외선 C는 오존층에 흡수되어 지표에까지 도달하지 않으며, 인간의 피부에 영향을 끼치는 것은 자외선 A와 자외선 B이다.

태양광선의 강도는 1년 중 여름에 가장 강하고, 하루 가운데는 오전 11시~오후 2시경 사이가 가장 강하다. 정오경에 지구상에 도달하는 자외선의 광량은 자외선 B의 경우 많은 양이 차단되므로 자외선 A가 100배 정도 많다. 그러나 동일한 광량에서 자외선 A와 자외선 B의 홍반을 초래하는 강도의 비는 1대 1000이므로 실제로 정오에 태양광선에 노출되어 홍반을 초래하는 경우는 자외선 A 광량이 10% 정도 기여하게 된다.

자외선 A는 피부 깊숙한 진피까지 침투하여 피부색을 검게 하고 주름을 발생시킨다. 멜라닌의 증가를 유발하며 과다 노출 시 탄력섬유와 교원섬유의 변성으로 피부노화를 촉진시킨다. 또 자외선 B는 주로 피부의 표피에 작용하며, 과다 노출 시 일광화상을 입힐 수 있고, 만성적으로 자외선 B에 노출되면 피부암의 발생 가능성이 높아진다. 그리고 자외선 C는 생체에 치명적인 손상을 초래하는 파장이지만 다행히 오존층에 의해 모두 차단된다. 그러나 최근 오존층을 파괴하는 여러 가지 물질의 증가로 인해 지구상의 오존층이 점차 감소하고 있다.

이러한 오존층의 파괴는 지표에 도달하는 자외선 양을 증가시키며, 이 자외선 양의 증가는 피부암의 발생을 증가시키고 광노화를 촉진시킨다. 그밖에 적외선에 의해 피부온도가 45℃까지 올라가면 피부 화상을 입게 되며, 특히 0.1초 동안 20W/cm^{2}에 노출되면 망막화상도 입게 된다.

자외선에 의한 피부반응은 크게 급성반응과 만성반응으로 나눌 수 있다. 급성 피부반응으로는 일광화상과 같은 홍반반응이나 색소침착 등을 초래한다. 만성 피부반응으로는 진피층의 일광변성을 비롯한 광노화와 광발암 현상을 유발할 수 있다. 그 외 가시광선으로 인한 장애로는 조명과잉에 의한 증상이 나타나고, 적외선에 의해 피부온도가 45℃까지 올라가면 피부는 화상을 입게 되며, 특히 0.1초 동안 20W/cm^{2}의 적외선에 노출되면 망막에 화상을 입게 된다. 해수욕장에서의 무분별한 선탠이나 피부관리실에서 피부를 검게 그을리는 것은 피부노화 촉진 또는 피부암 발생의 요인이 될 수도 있다.

자외선이 조사(照射)되면 피부에서는 2가지 형태의 색소침착이 일어난다. 그 중 하나는 즉시 색소침착(Immediate pigment darkening)으로 자외선 조사 후 즉시 색소침착을 나타내는 것을 말하며, 주로 자외선 A와 가시광선의 조사로 나타난다. 가벼운 경우에는 자외선 조사 후 30분 내에 소실되기 시작하여 3~8시간 후에는 완전히 소실되지만, 자외선 A 조사량이 증가하는 경우에는 1~2시간에 최고에 달해 3~24시간에 걸쳐 서서히 감소한다. 또 다른 하나는 지연 색소침착으로 자외선 조사 후에 갈색 또는 검은색의 색소침착을 일으키는 것을 말하며, 주로 자외선 B에 의해 발생하고 대개 조사 후 72시간 후에 나타난다.

자외선 차단제는 주로 일광 차단제로서 도포하는 경우 자외선 B에 의한 일광화상은 방지하도록 해주지만 자외선 A의 침투는 막지 못 한다. 자외선 차단제란 일정한 피부부위에 특수한 물질을 도포함으로써 자외선 차단효과를 나타내는 제제를 말하는데, 자외선의 차단효과는 자외선 차단지수(SPF ; Sun Protection Factor)라는 단위를 사용하여 그 제품의 차단정도를 표기한다. 이 차단지수는 FDA(미국 식품의약품안전청)의 공식에 의해 계산되는데, 자외선 차단제를 바르지 않은 상태에서의 자외선 B의 최소 홍반량(MED)과 자외선 차단제를 바른 후의 자외선 B의 최소 홍반량의 비를 나타내는 말이다.

즉, 자연상태의 피부가 자외선을 차단하는 정도에 대한 배수로서, 자외선 차단지수의 수치가 높으면 높을수록 햇빛을 보다 잘 차단하는 것을 의미하지만 가능하면 높은 수치의 자외선 차단제를 선택하라는 것은 아니다. 왜냐하면 자외선 차단지수의 수치가 높을수록 효과는 좋지만 피부에 대한 착용감이 나빠지고, 부작용 또한 높아질 수

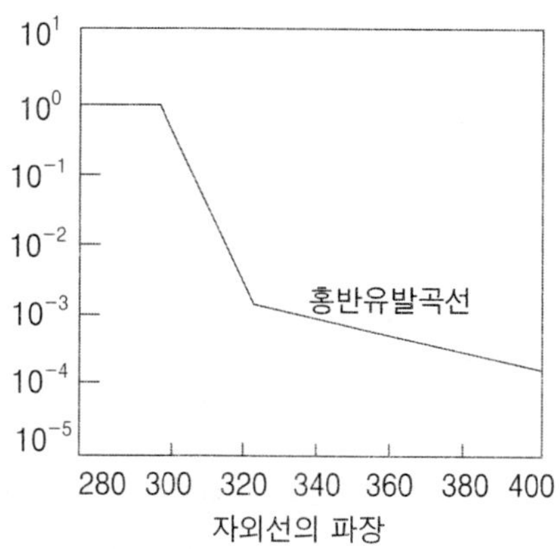

그림 7-6. 자외선 홍반유발 스펙트럼

있기 때문이다.

사람이 하루 종일 야외에서 노출할 수 있는 자외선의 양은 최소 홍반량의 15배 정도이기 때문에 정상인에서는 자외선 차단지수가 15 정도면 충분하다. 이러한 자외선 차단제의 효과는 3시간 정도 지속되므로 그 이상 일광에 노출 시에는 반복적으로 도포하여야 한다. 광과민성 질환이 있는 경우에 예방적 목적으로 사용하는 경우에는 자외선 차단지수가 25 이상인 자외선 차단제를 사용하는 것이 바람직하다.

자외선 차단제에 의해 발생되는 가장 흔한 부작용은 알레르기성 접촉피부염보다는 단순한 자극성 접촉피부염이 많다. 그러나 이들 부작용들은 모두 화학적인 차단제에 의해 발생되고, 물리적인 차단제는 이러한 반응을 일으키지 않는다. 일반적으로 자외선은 기온과 반사량에 의해 흡수되는 정도가 다르며, 주위의 온도가 높으면 더 잘 흡수되는 경향이 있다.

일광화상은 자외선 B에의 과다노출이 원인이며, 24시간 후 최대에 이르고 중증일 때는 홍반과 수포가 형성되고 통증이나 부종이 동반된다. 일광화상(sunburn)은 자외선 B에의 과다노출이 원인이며, 급성기에는 일광 노출부위에 4~8시간 후에 홍반과 가려움증이 나타나 24시간 후 최대에 이르게 되고, 3~5일 경과 후 색소침착을 남기고 서서히 소실된다. 중증일 때는 홍반 이외에도 수포가 형성되고, 통증이나 부종이 동반된다.

심하면 머리가 멍하고 오심, 구토, 쇼크가 일어날 수도 있다. 회복기에는 피부가 새까맣게 되었다가 허물이 벗겨지기도 한다. 흰색 피부, 주근깨가 많은 사람, 파란색 눈동자의 경우가 검은색 피부, 주근깨가 적은 사람, 검은색 눈동자의 경우보다 태양에 의한 피부 민감도가 크다. 발적과 통증만 있는 1도 화상인 경우에는 자가 치료가 가능하나, 수포가 생긴 경우에는 2도 화상 이상으로 볼 수 있어 의사의 진료를 받아야 한다.

일반적인 대증요법 위주의 치료를 시행한다. 예방이 최선의 방책이라 할 수 있으며, 발적과 통증만 있는 1도 화상의 경우에는 자가 치료가 가능하다. 냉수, Burrow액, 찬 우유, 0.3% 백반용액 냉찜질을 하거나 전신적인 경우 20분씩 3~4회 전신목욕을 한다. 오일을 바르면 증상이 다소 완화되며 콜드크림 등의 피부연화제가 피부의 건조와 홍반을 억제할 수 있다. 만일 화상부위에 통증이 계속되면 아스피린과 같은 진통소염제를 복용한다. 수포가 생긴 경우에는 2도 이상의 화상으로 볼 수 있다. 이때는 수포를 일부러 터뜨리지 않도록 하고, 1도 화상에서와 같은 응급처치 후 의사의 진료를 받는 것이 좋다.

국소 스테로이드제제는 홍반을 어느 정도 억제하지만 상피손상을 감소시키지는 못한다. Menthol이나 camphor와 복합 처방되어 있는 냉각제는 일시적으로 증상경감

효과가 있으므로 수차례 사용할 수 있다. 항히스타민제를 투여하면 진정작용을 일으켜 증상이 다소 경감된다. 전해질을 보급하고 진통제를 복용하는 것도 권장된다. 화농되고 전신증상이 나타나는 중증 일광화상에는 스테로이드제제를 고용량 투여해도 이미 생긴 화상에 영향을 주지 못한다. 또한 중증의 일광화상의 경우 입원치료가 요구되며, 일반적인 열에 의한 화상 때와 같은 치료를 받아야 한다.

자외선이 가장 많은 때는 4~9월경과 하루 중 오전 10시~오후 2시경이며, 햇볕에 노출되기 10~15분 전에 자외선 차단지수 15이상의 일광 차단제를 2~3시간마다 발라준다. 자외선의 강도는 계절, 날씨, 지형상의 위치, 고도, 받는 부위에 따라 차이가 있다. 1년 중에 자외선 양이 가장 많은 시기는 4~9월경까지이고, 하지 때가 최고점이다. 하루 중에서 오전 10시~오후 2시경까지가 가장 강하다. 특히 해변의 모래사장, 바다, 스키장 등에서는 직사광선 이외에도 물이나 눈에 반사되는 광선으로 인해 실제로 피부에 닿는 자외선 양은 훨씬 증가한다.

설면이나 수면 같은 경우 빛의 반사율이 거의 80~100%에 달하므로 이러한 곳에서는 직사되는 광선이 거의 2배가 되는 셈이다. 따라서 스키장이나 바닷가 등에 나갈 때에는 직사광선뿐 아니라 반사광선에도 신경을 써서 피부손상을 최대한 막는 것이 좋다. 자외선 노출이 심한 시간(오전 10시~오후 2시)에는 외출을 삼가며, 그늘을 충분히 활용하고 챙이 넓은 모자, 긴 소매셔츠와 바지, 진한 색(초록, 노랑, 빨강, 검정)의 옷을 착용한다. 그리고 햇볕에 노출되기 10~15분 전에 자외선 차단지수 15이상의 일광 차단제를 2~3시간마다 발라준다.

노화의 90%는 태양광선에 의해 일어나므로 태양광선이 강렬한 오전 10시~오후 3시까지는 외출을 삼가는 것이 좋다. 피치 못할 사정이 있는 경우 자외선 차단제의 도포로 자외선을 차단하는 것이 중요하고, 구름이 자외선을 차단하지 못하므로 흐린 날에도 자외선 차단제는 반드시 사용되어야 한다. 선글라스는 자외선 차단효과가 있는 렌즈인가를 확인한 후 사용해야 하며, 모자나 의복으로 몸을 가리고, 효과를 극대화하기 위해 햇볕에 노출되기 15~30분 전에 자외선 차단제를 바르며, 바른 지 3시간이 지나거나 수영 및 격렬한 운동 후에 다시 한 번 발라주는 것이 좋다.

3.9 자외선과 자외선 차단지수

자외선은 태양에서 나오는 광선의 일종으로 약자로 UV(Ultra Violet)라고 한다. 자외선은 파장의 길이에 따라서 A, B, C로 구분되는데, 우리 피부에 자극을 주는 것은 바로 주름, 탄력 저하 선탠(suntan) 등을 자극하는 자외선 A(UV-A, 321~400 nm)와 선번(sunburn), 기미, 주근깨를 생성하는 자외선 B(UV-B, 281~320 nm)이다.

자외선 C는 오존층에서 흡수되어 인체에 거의 영향을 주지 않는다. 때때로 자외선은 인체의 면역체계를 손상시켜 치명적인 질병을 초래하는 원인이 되기도 한다. 또한 활성산소의 증가로 인해 과산화지질이 생성되어 노화와 주름을 촉진시키는 역할을 하며, 심한 경우 피부암을 유발시키는 원인이 되기도 한다.

자외선이 가장 강한 시기는 바로 4~6월로 한여름보다는 봄에서 여름으로 넘어가는 시기이며, 하루 중에는 10~14시로 산이나 바다처럼 오염되지 않은 곳일수록 자외선이 3~4배 더 높다. 자외선 작용에는 오존생성, 살균작용, 홍반작용 및 광화학작용 등이 있다. 자외선을 많이 쐬면 피부노화, 색소침착을 일으키고 나중에 피부암, 백내장까지 생길 가능성이 있으므로 햇볕이 따가운 날에는 자외선 차단제를 발라주어야 한다.

SPF는 Sun Protection Factor의 약칭으로 자외선 B를 차단하는 제품의 차단효과를 나타내는 지수로서 얼마 동안이나 피부에 홍반(피부가 붉어지는 현상)이 생기지 않고 피부를 햇빛에 노출시킬 수 있는지를 나타난다. SPF 지수가 적어도 15는 넘는 것을 사용해야 보호효과가 제대로 발휘된다. 일반적으로 SPF15~30 사이의 제품이 바람직하며, 야외활동이나 바캉스 등 강한 햇빛에 노출되는 경우에는 자외선 차단크림을 2~4시간에 한 번씩은 덧발라 주시는 편이 좋다. SPF1이 15~20분가량 자외선을 차단하는 것을 의미한다. SPF가 높을수록 오래 자외선을 차단해 줄 수 있으나, 자외선 차단을 높이기 위해 화학성분이 많이 들어가 있어 자칫 가려움증이나 알러지, 피부염 등을 일으킬 수도 있다. SPF20인 제품을 사용하면 대략 300분 동안(SPF20 × 15분 = 300분) 효과가 있다.

PA는 Protection grade of UV-A의 약칭으로 자외선 A 차단효과의 정도를 의미한다. 자외선 A는 유리창을 통과하므로 실내에서도 쉽게 노출될 수 있는 점을 감안하면 가능한 PA표시가 되어 있는 제품을 선택하시는 것이 좋다. PA+, PA++, PA+++로 표시가 많을수록 차단 효과가 높은 제품이다. 일상생활에서는 PA++ 제품이 적당하다.

3.10 자외선을 차단하는 방법은

1) 자외선 산란제

물리적인 산란작용으로 자외선의 피부 침투를 차단한다. 주로 분체 형태로 티타늄옥사이드나 징크옥사이드와 같은 무기질 원료가 사용된다. 불투명한 입자들이 많기 때문에 크림이나 로션 등에 배합되면 제품이 하얗고 불투명해지는 단점이 있다.

2) 자외선 흡수제

자외선 흡수제는 화학적인 에너지 흡수작용을 통해 자외선의 에너지를 소멸시켜 피부 침투를 차단하는 작용을 한다.

3) 자외선과 기미

인체가 자외선을 받으면 피부는 그 이상으로 자외선의 영향을 받지 않도록 스스로 방어할 수 있는 기능을 갖추고 있다. 피부가 자외선을 받게 되면 표피의 가장 밑에 있는 멜라노사이트(melanocyte)라는 색소형성 세포가 자극을 받아 갈색의 작은 멜라닌 입자를 배출한다.

이 멜라닌 입자가 자외선을 방어한 후 각화되어 떨어져 나가는데, 멜라닌 입자가 표피까지 올라가 떨어져 나가기까지는 정상적인 상태에서 28일이 걸린다. 그러나 자외선에 노출되는 시간이 많고 자외선의 강도가 강할수록 피부는 스스로를 보호하기 위해 빨리 멜라닌 색소를 형성해야 하고, 또 생성된 것만큼 빨리 떨어져 나가야 하므로 신진대사가 빨라져야 한다.

그러나 이렇듯 정산적인 상태에서 벗어나 지나치게 멜라닌 색소를 형성하고 또 표피가 무리하게 떨어져 나가게 되면 그 만큼 피부는 손상을 입게 된다. 또한 형성된 멜라닌 색소가 떨어져 나가지 못하고 그대로 침착이 되는 수가 있다. 즉 짙어진 멜라닌 색소가 표피 내에 어느 기간 동안 머무르게 되는 경우가 있는데, 이것이 바로 기미와 주근깨이다.

자외선 차단제에 대해 가장 잘못 알고 있는 것 중에 하나가 한 번 바르면 효과가 지속될 것이라는데 이는 틀린 생각이다. 대개 차단제를 바른 뒤 평균 2시간 정도 지나면 효력이 절반 이상 떨어진다. 이 때문에 2～3시간 간격으로 다시 발라줘야 한다. 수영을 했다거나 땀을 흘린 경우에는 지체 말고 다시 바르도록 한다. 오전 11시에서 오후 3시까지는 가급적 자외선을 쬐지 말고, 외출할 때는 챙이 20 cm 이상인 모자와 선글라스, 양산을 챙기도록 한다.

4. 자외선과 피부질환

외부의 자극으로부터 우리 몸을 보호하는 가장 큰 기능을 하는 부위가 피부다. 그뿐만 아니다. 땀이나 피지 분비를 통해 체온 조절을 해주며, 물이나 영양분이 밖으로 빠져나가는 것을 막는 보호막 역할도 한다. 또 피부는 몸의 상태를 반영해주는 거울이기 때문에 전신건강의 척도로도 사용된다.

4.1 자외선은 가시광선에 비해 투과력은 약한 대신 반사가 잘 된다

적외선은 이와 반대다. 따라서 유리창을 통해 들어오는 햇빛은 대부분 적외선이다. 자외선이 일부 들어오며, 대부분 A이다. 이런 이유로 유리창에서 따스함은 느낄 수 있지만 화상을 입는 일은 드물다. 그러나 자외선 A로 인해 자외선 기미나 주근깨는 잘 생긴다. 운전하는 사람들이 왼쪽 얼굴에 기미나 주근깨가 잘 생기는 이유가 여기에 있다.

4.2 자외선이 병 만든다

피부가 자외선에 노출되면 당장 화상이나 색소침착 등이 생긴다. 또 장기적으로는 기미와 주근깨 주름살 등이 생긴다. 화상은 낮에 햇볕을 많이 쬔 뒤 주로 저녁 무렵에 아프거나 피부가 붉어지고 열이 나는 증세를 일으킨다. 심하면 물집이 잡히고 1주일 이상 고생한다. 색소침착은 2, 3일 뒤에 나타난다.

피부가 발갛게 달아오르고 화끈거리면 빨리 피부를 진정시켜야 된다. 이때 찬물, 찬 우유 등을 가제에 묻혀 일광화상 부위에 10～20분 정도 덮는다. 이때 염증을 줄여주는 아스피린을 복용하면 빨리 가라앉는다. 또 전문의의 상담을 받은 뒤 스테로이드제를 살짝 발라도 도움이 된다. 감자 오이를 천연 팩으로 사용하면 열기와 통증을 가라앉힐 수 있다.

기미는 피부 깊숙이 색소가 침착된 것으로 장기간의 치료가 필요하다. 색소침착을 억제하는 미백제와 피부색소를 벗겨내고 재생을 유도하는 비타민 A 유도체가 효과적이다. 최근엔 미백성분, 비타민 A, 스테로이드제 등이 함유된 복합제제들이 갈더마코리아 등 제약회사에서 속속 선보이고 있다. 이외에 가벼운 박피나 레이저 및 전기영동을 이용한 비타민 C 치료법 등이 활용된다.

주근깨는 기미와는 달리 피부 가까이에 색소침착이 되어 제거하기 쉽다. 대개 레이저를 이용하며, 일부 예민한 피부를 가진 사람은 시술 뒤 재발 방지를 위해 한 달 정도 미백제를 사용해야 한다. 검버섯의 경우도 레이저나 냉동요법 등으로 완치가 가능하다. 자외선은 오전 10시부터 오후 3시까지 가장 강하다. 자외선에 의한 손상을 막아주는 항산화제를 충분히 보충해주는 것도 좋다. 대표적인 항산화제가 비타민 A, C, E 등이다. 주로 녹차, 신선한 과일, 야채, 견과류 등에 풍부하다.

5. 자외선과 피부노화

태양광 속에 포함돼 있는 자외선 A와 B는 오랜 시간 과다하게 접할 경우 콜라겐과 엘라스틴의 파괴로 탄력섬유 변성과 피부세포 파괴를 일으킬 수 있다. 탄력섬유의 변성은 주름 등을 유발시킬 수 있으며, 피부를 지나치게 태우는 경우 기미, 주근깨, 잡티 등 색소침착을 가져올 수 있다.

자외선은 피부노화의 가장 큰 원인 중 하나로 꼽히는데, 이는 다른 직종에 비해 햇빛에 대한 노출이 많은 운동선수나 농사를 지으시는 분들의 경우 빨리 늙거나 잡티 등의 발생이 많은 것으로도 알 수 있다. 자외선을 막아주기 위해서는 자외선 차단지수 SPF15에서 30정도의 선크림 또는 색조 화장품(투윈케이크, 파운데이션)을 하루 2번(아침, 점심) 사용하도록 한다.

6. 자외선의 인체영향과 예방

6.1 발생원인

자외선의 가장 큰 발생원은 태양이다. 그 외에도 우리 주위에는 산업, 의료, 미용 등의 용도로 사용하는 다음과 같은 인공 자외선 발생원이 있다.

① 백열등(Incandescent source): 텅스텐 램프(tungsten lamp), 수은등(mercury lamp)

② 전기 발생체(Electric discharges): 용접 아크(welding arcs), 탄소 아크(carbon arcs)

③ 형광등(Fluorescent lamps)

④ 레이저(Lasers): 엑시머(eximer) 레이저, 기체(gas) 레이저

한편, 지구 표면에 도달하는 자외선의 양은 다음과 같은 여러 요소에 의해 영향을 받는다. 즉, 자외선의 파장, 태양의 천정각, 대기권 상층부에 도달한 태양광선의 초기 스펙트럼, 오존층 두께와 수직 분포, 구름, 에어로졸, 이산화황 등과 같은 대기오염 인자에 의한 흡수, 분산, 반사, 지면의 반사 특성, 주변 물체의 음영, 해발 고도 등이 이에 해당한다.

6.2 오존층 파괴

1) 오존층의 파괴

염화불화탄소(Chlorofluorocarbon, CFC) 가스가 대기중에 방출되면 대류권 내에서는 거의 분해되지 않고 그대로 성층권에 도달하여 단파장의 UV-C에 의하여 분해되어 염소기를 방출한다. 이 염소기는 성층권 중의 오존을 연쇄적으로 파괴하기 때문에

결과적으로 지표에 도달하는 유해한 UV의 양을 증가시킨다.

2) 오존홀(ozone hole)의 형성

극지역의 성층권에는 겨울에서 봄에 걸쳐 극와라 불리는 극 주위를 선회하는 제트 기류가 존재한다. 이 극와의 내측 대기는 외측 대기와 서로 분리되어 있어 와가 안정되어 있으면 내측 대기와 외측 대기는 서로 잘 섞이지 않는다. 남극의 경우 겨울철에는 태양광선이 조사되지 않기 때문에 극와 중에서 오존은 생성되지 않는다. 극와의 외측에 오존량이 많은 곳이 있기 때문에 이 부근의 오존이 극의 내측으로 운반되면 극역 전체가 평균화되지만 남극의 겨울에서 봄까지는 극와가 안정되어 있기 때문에 내측 대기와 외측 대기는 서로 잘 섞이지 않는다.

남극에서 이른 봄철, 태양광선이 조사됨에 따라 극와 내측에서 오존농도가 감소한다. 이러한 현상이 나타나는 고도는 12～22 ㎞이다. 특히 봄철에 오존 감소현상은 1980년대에 들어와서 부터는 매년 증가하고 있다. 북극에는 남극만큼 큰 오존홀은 나타나지 않는다. 북반구의 극와는 불안정하여 전체적으로 대기가 잘 혼합되기 때문이다.

3) 인체에 미치는 영향

태양의 전자파 중 지구에 도달할 수 있는 것은 290 nm～4000 nm의 광선으로 290 nm 이하의 광선은 대기 중의 오존층에 흡수되어 지구 표면에 닿지 않는다. 그러므로 생물학적 반응을 일으키는 것은 290 nm 이상의 자외선과 가시광선이다. 지구상에 존재하지 않는 200 nm～290 nm의 UV-C는 인공 광원으로 만들 수 있고, 살균의 목적으로 쓰인다. 가시광선은 정상인에서는 장애가 없으나 포르피린(porphyrin)과 같은 특수물질 존재 하에서 피부를 손상시킬 수 있다.

(1) 피부 영향

① 피부층의 경계에서 직접 반사(즉, 표피반사, 진피반사)되거나
② 피부조직 내에서 세포, 섬유나 입자에 부딪친 후 산란되거나 흡수시켜
③ 투과되는 4가지 경로를 거치는데, 이 중에 흡수된 광선만이 광화학 반응을 일으켜 피부 병변을 일으킨다.

파장에 따라 피부의 침투 정도가 달라 파장이 긴 UV-A는 진피 깊숙이 침투하나 UV-B, UV-C는 파장이 짧으므로 침투도가 떨어진다. 그러므로 UV-A는 진피반응이 심하게 나올 수 있고, UV-B는 비교적 표피반응을 심하게 일으킬 수 있다. UV-A는

주로 피부를 검게 하고(tanning reaction), UV-B는 일광화상의 주원인이 되며, 색소 침착도 촉진한다. UV-A가 UV-B와 같은 홍반반응과 색소침착을 일으키기 위해서는 약 800～1000배 더 강한 에너지량이 필요하다. 그러나 UV-A도 장기적인 축적이 되었을 때의 일광손상을 생각하면 UV-B 뿐만 아니라 UV-A의 피부 영향도 무시할 수 없다.

자외선이 피부에 미치는 급성영향으로는 홍반, 부종, 동통 등의 염증 소견이 나타나며, 세포 또는 분자 수준의 회복을 거친 후 표피와 각질이 두꺼워지거나 멜라닌(melanin) 색소침착이 증가하는 반응을 보인다. 만성으로는 일광 탄력섬유증(solar elastosis), 일광변성(solar degeneration), 일광각화증(solar keratosis) 등의 병변으로 나타나고, 더 나아가서 편평상피세포암(squamous cell carcinoma), 기저세포암(basal cell carcinoma), 흑색종(melanoma)과 같은 피부 악성종양을 일으킬 수 있다.

(2) 눈에 미치는 광선의 영향

20세기 초반부터 안과 의사들은 백내장 등의 안과 질환과 자외선을 포함한 광선과의 영향에 주목하기 시작했다. 지난 수십 년간 인체와 동물 등을 대상으로 하여 많은 실험과 관찰이 이루어져 왔으며, 역학적인 관점에서의 관련성도 일부 알려져 있다. 눈에 투사(投射)되는 자외선은 대부분 앞쪽의 얇은 필름막과 같은 각막과 렌즈에 의해서 흡수가 되나, 295 nm 이상의 전자파는 앞쪽의 눈 조직과 수정체에 일부분 노출되고, 망막도 일부분의 자외선이 닿게 된다. UV-B 노출에 따른 안과적 질환을 살펴보면 급성노출에 따라 광각막염(photokeratitis), 각막 혹은 수정체 피막하 백내장(cortical or posterior subcapsular cataract) 등이 나타난다.

만성노출에 따라 각막 혹은 수정체 피막하 백내장(cortical or posterior subcapsular cataract) 등이 발생될 수 있다. 전 세계의 실명인은 약 3천5백만으로 추산되는데, 그 중 약 반은 백내장에 의한 것으로 생각된다. 이 중 자외선(UV-B)에 의한 백내장이 얼마를 차지할 것인가는 정확히 알려져 있지 않지만, 약 20% 정도일 것으로 추정되고 있다.

또한 익상편(pterygium)의 발생과 기후성각막증(climatic droplet keratopathy)을 들 수 있는데, 익상편이란 변형되거나 증식된 결막조직이 각막 쪽으로 삼각형의 모양으로 침범한 형태를 말하고., 여기에는 다른 환경적 인자가 관여했을 여지에 대해서는 아직 명쾌하게 해결되지는 않았다. 기후성각막증은 여름에도 눈이 쌓여있는 지역이나 해안 모래사장이나 사막과 같은 곳에서 잘 나타나며, 그런 지역의 노년층에서 중요한 실명의 원인이 되는 질병이다.

(3) 면역계 영향

자외선은 인체의 면역계에 광범위한 영향을 미친다. 그러한 증거는 광선알레르기 반응, 일광두드러기의 일부, 다형 일광발진의 발생, 홍반성 루푸스 등의 발생 예에서 찾아볼 수 있다. 또한 광선치료나 광화학치료의 성공적인 예도 광선 면역학적 과정에 따른 효과로 설명할 수 있다. 이러한 광선 면역반응에는 랑게르한스 세포(Langerhans cell)의 항원제공 기능의 감소, 억제 T-림프구의 유도, 각질세포의 인터류킨 1(interleukin 1)과 같은 성질의 ETAF(epidermal thyocyte activating factor) 생성 감소, 혈중 림프구의 일시적 감소 등이 제기되고 있다.

① 홍반성 루푸스는 자가 면역이 원인이 되어 발생되는 것으로 생각되는 질환으로, 경하게는 피부만 침범하여 홍반을 일으키는 예에서 심하게는 전신을 침범 사망에 이르기도 한다.

② 랑게르한스 세포는 항원제공 기능을 가진 세포로 생각되는 많은 돌기를 가진 세포를 말한다.

③ ETAF는 체액성 면역(humoral immunity)의 조절에 관여하는 물질의 하나이다.

(4) 인체피해 예방

자외선 예방조치로는 챙이 달린 모자를 포함한 적절한 옷 착용, 자외선 예방 안경 착용, 일광 차단제(sunscreen), 자외선 예방 교육 등이 있다. 반면에 광과민성 약제(photosensitizing drugs)의 섭취나 화학물질, 화장품에 의한 광독성 반응에 의해 이러한 자외선 예방효과가 감소될 수 있다.

① 자외선의 위험성에 대한 교육과 경각심 고취

교육을 통해 자외선에 대한 잘못된 상식을 고치고 각자가 자외선에 대한 지나친 노출을 피하도록 하는 것이 예방의 첫 단계가 될 수 있다.

㉠ 정오에 자외선이 가장 강하다.

정오의 전후 1시간, 즉 오전 11시~오후 1시까지의 2시간 동안에 하루 자외선 양의 1/3이 나오기 때문에 이 시간에는 노출을 피하는 것이 좋다.

㉡ 그늘에 있어도 태양의 자외선은 피할 수 없다.

그늘은 좋은 자외선 예방 도구이지만 그 효능이 과대평가 되는 경향이 있다. 연구결과에 따르면 노출 조건에 따라서는 그늘에서도 총 태양 자외선의 1/4에 노출될 수도 있다고 한다.

㉢ 구름이 낀 날이나 스키장에서도 자외선은 존재한다.

자외선은 일광에 포함되어 지표에 도달하는 이외에 구름이나 눈에서 반사되므로 구름 없는 맑은 날보다도 엷은 구름이 낀 맑은 날이 자외선 양이 풍부하며, 피부를 더 태우는 경우가 있다. 한편 깨끗한 설면(雪面)은 자외선을 100%까지 반사한다. 따라서 겨울이지만 적절한 눈 보호 장비를 사용하지 않으면 설맹(雪盲)을 초래할 수 있다. 설맹(雪盲, snow blindness)이란 눈의 반사에 의해 증가된 자외선에 의해 각막의 표층 상피세포의 손상이 일어나 초래되는 일시적으로 시력을 상실한다.

㉣ 인공적으로 피부를 태울 시는 조심해야 한다.

예전에는 하얀 피부가 미의 기본 조건이었지만, 요즘은 검게 탄 피부가 건강과 부의 상징처럼 되면서 sunlamp를 이용하여 인공적으로 피부를 태우는 경우도 많아지고 있다. 1세대 sunlamp는 주로 UV-B를 방출하기 때문에 이에 의해서도 태양 자외선에 의한 것과 마찬가지의 손상을 당할 수 있다. 요즈음은 안전하게 태울 수 있는 UV-A lamp가 사용되기도 하는데, UV-A도 피부암을 일으킬 수 있으므로 이것도 위험이 없는 것은 아니다. 따라서 주의사항을 지키면서 조심해서 사용해야 한다.

② 자외선 지수

자외선 지수는 태양에 대한 과다 노출로 예상되는 위험에 대한 예보를 제공하고, 야외에서 일하거나 놀 때 우리가 어느 정도로 주의해야 하는지의 정도를 제시한다. 자외선 지수는 10등급으로 구분되는데, 0은 과다 노출 때 위험이 매우 낮음을 의미하고, 9이상은 과다 노출 때 위험이 매우 높다는 것을 나타낸다. 성층권 오존량과 구름은 지면에 도달하는 자외선의 강도에 큰 영향을 미치는 까닭에 기상청은 일기의 변화와 성층권 오존량의 변화를 고려하여 자외선 지수 예보를 한다.

이러한 자외선 지수 예보를 통해 자외선에 대한 과다 노출로부터 오는 위험을 인식시키고, 국민에게 정보를 제공하여 스스로 자외선으로부터 자신을 보호하도록 권장하며, 자외선과 관련되어 발생할 수 있는 피부암, 백내장 등 국민 보건에 악영향을 미치는 문제를 최소화하려는 목적을 갖고 있다.

③ 의복(clothing)

보호복은 자외선 노출을 줄이는 가장 간단한 방법이다. 챙이 달린 모자를 사용하면 얼굴과 목을 보호할 수 있다. 보기에 불투명한 직물이 자외선을 더 잘 흡수하는 경향이 있다. 직물의 구조나 짜는 법(weave)이 방어력을 결정하는 주요 인자이고, 색이나 두께는 별로 중요하지 않다. 촘촘히 짠 것이 자외선 방어력이 좋다. 면의 경우 젖게 되면 자외선 차단지수(Ultraviolet Protection Factor, UPF)가 감소하게 된다.

④ 일광 차단제

일광 차단제는 흡수, 반사, 분산 등의 기전에 의해 피부에 미치는 태양 자외선을 줄이는 물리・화학적 국소 제제를 말한다. 산화아연, 이산화티타늄, 적색산화제2철(red ferric oxide) 등의 물리적 일광 차단제(physical sunscreen)는 반사, 분산의 기전에 의해 여러 파장의 자외선과 가시광선에 대한 방어 작용을 가지며, 대개 독성이 없고, 부작용이 거의 없다. 화학적 일광 차단제는 1가지 이상의 무색의 자외선 흡수 성분을 포함하고 있는데 대개 UV-A보다 UV-B를 더 잘 흡수한다. 이에는 UV-A는 투과하고 주로 UV-B를 차단하는 para-aminobenzoic acid(PABA)과 그 유도체, salicylates, 캄폴유도체(camphor derivetives)와 360 ㎚미만의 파장의 자외선을 주로 흡수하는 benzophenones 등이 있다. UV-A만 흡수하는 dibenzoyl methane은 몇몇 나라에서만 허용되고 있다.

⑤ 자외선 강도

자외선 지수의 범위별 자외선 강도와 평균 홍반 생성시간(피부 민감도가 보통인 사람의 경우)은 다음과 같다.

表 7-1. 자외선 강도에 의한 홍반 생성

자외선 강도	평균 홍반 생성시간
9.0 이상 자외선 강도가 매우 강함	20분 내외 피부 노출 시 홍반 생성
7.0~8.9 자외선 강도 강함	30분내외 피부 노출 시 홍반 생성
5.0~6.9 자외선 강도 보통	1시간 내외 피부 노출 시 홍반 생성
3.0~4.9 자외선 강도 낮음	100분 내외 피부 노출 시 홍반 생성
0.0~2.9 자외선 강도 매우 낮음	2~3시간 피부 노출 시 홍반 생성

⑥ 자외선과 모발

햇빛 받아야 머리카락이 잘 자란다. 항간에는 햇빛을 받아야 머리카락이 잘 자란다는 말이 있는데, 사실 햇빛을 쬐는 정도와 머리카락의 성장 사이에 유의한 관계가 있는 것은 아니다. 적당한 햇빛은 피부 기능을 활성화하고 비타민 D 합성을 촉진시켜 주지만, 오히려 과도한 햇빛 노출은 모발의 윤기를 없애고 거칠게 만들며, 멜라닌 색소를 파괴시켜 탈색시킬 수 있기 때문에 모발 건강에 치명적이라 할 수 있다.

가을에는 유독 머리카락이 빠지는데 주원인은 여름철 강한 햇빛으로 인한 모발 손상과 두피 노폐물 등으로 인한 두피 환경변화가 원인으로 지목되고 있다. 머리 염색이나 파마 빈도와 더불어 자외선으로부터 모발과 두피를 어떻게 관리하느냐에 따라 여름철 모발 건강과 더불어 가을철 탈모예방까지 지킬 수 있는 것이다.

또한 모발을 자세히 보면 모발의 윤기와 건강을 좌우하는 수많은 큐티클 층으로 형성되어 있는 것을 관찰할 수 있다. 이러한 큐티클은 손상받기 쉬운 부분이기 때문에 머리를 감고 나서 수건으로 비비면서 건조시키거나 머리가 젖은 채로 잠자리에 들게 되면 베개와의 마찰로 인해 큐티클이 자극되어 상하기 쉽다. 이러한 큐티클은 또한 일상적인 자외선 양으로도 모발을 지속적으로 자극하면 모발의 큐티클을 구성하는 단백질이 변성되어 손상된다.

자외선으로부터 모발을 보호하려면 자외선의 강도와 노출된 시간에 비례하여 모발의 단백질 변성이 증가한다. 따라서 자외선에 모발이 직접 노출되지 않도록 주의하는 것이 중요하다. 자외선 방어효과를 내는 모발 보호제를 사용하여 단백질 변성을 억제할 수 있으며, 헤어 코팅제품이나 에센스 등을 이용할 수도 있다.

그러나 이러한 제품들이 오히려 더위에 의한 땀과 노폐물과 함께 범벅이 되어 두피 환경을 악화시키면 또 다른 탈모를 부추길 수도 있으므로 두피와 모발 청결을 항상 염두에 두어야 한다. 특히 젖은 머리가 햇빛에 바로 노출되지 않도록 건조에 항상 유의하는 것도 잊으면 안 된다. 피부 색소는 유전된다. 피부가 검은 사람에게는 색소세포가 더 활발하게 작용하여 더 많은 멜라닌을 사용한다.

모발은 피부와 같은 재생력이 없다. 즉 머리카락 끝이 갈라진다면 그 상한 부위가 낫기를 기다리는 것이 아니라 아예 잘라내는 것이 최고의 치료법이 된다는 것이다. 그 손상된 부위를 잘라내지 않는 한 자외선에 의한 악영향은 지속되므로 손상된 머리카락을 어느 정도 정리해 주는 것도 도움이 된다.

7. 피부, 머리카락도 늙는다

피부 못지않게 관심이 집중되는 것이 바로 머리카락의 수나 굵기, 윤기나 길이 등 그것이 가질 수 있는 모든 특징들은 곧 그 사람의 건강의 척도가 될 뿐만 아니라 개성적인 요소가 되기도 한다. 그래서 피부처럼 관리가 참 중요한 것이 바로 머리카락인 것이다. 특히 뜨거운 햇살에 노출되기 쉬운 요즘 같은 경우에는 피부처럼 자외선 차단에도 유의하고, 항상 촉촉하게 유지하며, 건조해지지 않도록 집중 관리를 해주어야 한다.

1) 머리카락이 자외선에 오래 노출되면

① 머리카락이 약해져 끊어질 수 있다.
② 자외선이 직접 두피에 작용하여 두피질환 및 탈모를 유발할 수 있다.
③ 머리카락과 두피를 건조하게 만들 수 있다.
④ 피지선을 자극하여 두피가 더러워지고, 이 때문에 머리를 자주 감게 되면 그로 인한 2차 손상으로 이어질 수 있다.

2) 헤어 제품의 자외선 차단 기능

바디용, 페이스용 등으로 사용 부위에 맞게 SPF, PA 등 자외선 종류와 그 단계별로 다양하게 자외선 차단 제품이 있는 것처럼 헤어 제품에도 자외선 차단 기능을 가지고 있는 것들이 있다.

3) 자외선 차단 기능이 있는 헤어 제품은

① 모발을 보호하고, 풍부한 영양을 공급하여 정상적인 모발의 성장을 촉진한다.
② 모발의 볼륨과 활력을 높여준다.
③ 흔히 건성두피, 건성모발에서 생기는 모발의 갈라짐 현상을 막아준다.
④ 적절한 수분과 유분을 공급해준다.

4) 기타 모발의 노화를 촉진하는 요인들

모발의 노화는 머리카락 외부의 큐티클 층이 얼마나 건강하냐에 따라 달라지며, 큐티클의 면적이 넓고 부드럽고 윤기가 나는 모발이 좋은 모발이다. 자외선 이외에 모발의 큐티클 층을 손상시켜 노화를 앞당기는 요인으로 대표적인 다음 3가지를 꼽을 수 있다.

(1) 잘못된 헤어 스타일링

헤어드라이어를 너무 오래 사용한다거나 잘못된 빗질도 문제가 된다. 특히 모발이 젖은 상태에서 빗질을 자주한다거나 머리결과 반대방향으로 빗질을 하는 것은 모발 손상의 주요원인이 될 수 있다.

모발은 깨끗하게 감는 것도 중요하지만 건강하게 건조시키는 것도 중요하다. 특히 젖은 머리와 두피는 잘 건조된 머리보다 자외선에 더욱 취약하기 때문이다. 또한, 머리카락을 너무 당겨 묶거나 모발의 건강을 고려하지 않는 너무 잦은 파마나 염색 또한 두피를 비롯한 모낭까지 파괴하여 모발의 노화를 촉진할 수 있다.

(2) 불균형적인 영양상태

특히 올바르지 못한 다이어트의 각종 형태는 영양불균형으로 이어지기 쉬우며, 이는 머리카락뿐만 아니라 전신쇠약으로도 연결되어 건강을 악화시킬 수 있다.

(3) 극심한 스트레스

현대인의 스트레스는 여러 경우에서 기질적인 원인을 알 수 없는 질병들을 만들어내기도 한다. 이러한 스트레스의 영향은 모발에도 예외일 수는 없어서 두피환경을 나쁘게 만든다.

5) 태양빛의 이점

(1) 기분 좋게 만드는 양기에 해당

태양광선은 인간이 살아가는데 가장 필요한 요소 중에 하나이다. 태양빛은 생명체에게 있어 가장 필수요소이다. 식물의 광합성 작용과 열에너지로 기후변화 등을 일으키는 거시적인 효과뿐만 아니라 직접적으로 자신의 몸에 얼마나 이로운 것인가를 먼저 생각해야 된다. 우선 태양빛은 한의학적으로 양기에 해당되어 인체의 양기를 돕고 기(氣) 순환을 활발하게 하여 인체의 체력을 회복하고 기분을 좋게 만들어 준다. 이런 작용은 구체적으로 비타민의 합성과 DNA 수선, 살균작용, 항우울 등의 치료효과가 있다.

(2) 햇빛은 보약(규칙적 노출 땐 질환예방)

적당한 양의 햇볕은 비타민 D를 합성시켜 골격을 튼튼하게 하며, 이는 여러 질환을 예방한다는 것이다. 비타민 D는 자외선 중 특히 자외선 B에 몸이 노출되거나 태닝 기계의 광선을 쪼일 때 피부에서 만들어진다.

6) 태양빛의 폐해

(1) 과다노출(피부노화)

강한 태양광선에 장시간 노출될 경우는 인체에 매우 심각한 악영향을 미치게 된다. 대표적으로 피부노화를 들 수 있는데, 피부노화의 약 80% 이상이 자외선에 의한 것이다. 이렇게 강한 태양광선에 장시간 노출되는 것을 한의학에서는 '양명'이라고 하여 피부가 마르고 거칠어지며, 정신이 흐려지고 진액을 마르게 한다고 했다. 이렇게 피부가 거칠어지는 것이 곧 피부노화를 의미하는 것이다.

(2) 각막화상, 백내장은 물론 피부암의 원인

필요 이상 햇볕에 노출되면 피부는 햇볕 속의 자외선으로 인해 좋지 않은 영향을 받게 된다. 우선 피부의 수분이 심하게 증발하면 피부가 건조해져 잔주름이 생기고, 피부의 이완으로 탄력성이 줄어들며, 각질층이 두꺼워져 노화현상이 촉진된다. 또 멜라닌 색소가 증가하면 기미, 주근깨가 발생, 피부도 검게 변한다. 그 뿐만 아니라 이런 상태가 심해지면 모세혈관이 확장되고, 짧은 시간에 급격히 노출되면 빨갛게 피부가 부어오르고 화끈거리고 따가우며, 물집이 생기는 화상도 입게 된다. 근래에는 지구촌 환경오염으로 오존층이 파괴되어 지표면에 직접 내리쬐는 자외선의 양이 증가하면서 각막화상, 백내장은 물론 피부암의 원인으로까지 그 유해성이 거론되고 있다.

(3) 자외선과 탈모

① 자외선은 모발이 피해야 하는 적

자외선이 피부에 좋지 않다는 것은 누구나 아는 사실이지만 모발에도 자외선은 피해야 하는 적이다. 강렬한 자외선은 모발의 단백질 성분을 파괴시키므로 윤기를 잃고 푸석푸석해지기 쉽다.

대부분의 사람들은 한 여름에만 자외선을 조심하면 되는 것으로 잘못 알고 있는데 침투력이 강한 자외선은 흐린 날에도 80%가 지상에 이르러 오전 10시~오후 3시까지는 자외선을 피하는 것이 가장 좋은 방법이다. 여름철에 강한 자외선에 장시간 노출되게 되면 머리카락이 건조해지고 탈색되므로 양산이나 창이 넓은 모자로 가려주는 것이 좋다.

모자를 오래 쓰면 습도가 올라가서 땀과 세균으로 머리가 상할 수 있으므로 적당한 환기가 필요하다. 모자는 좋으나 야구모자는 땀이 잘 배출되지 않아 모공을 막을 우려가 있기 때문에 자주 모자를 벗어 땀을 말려 줘야 한다. 두피에 염증이 있으면 뚜껑 없이 챙만 있는 모자가 좋다. 그러나 이 경우 자외선에 노출된 모발이 상할 수 있다.

② 머리는 햇볕이 싫다.

강렬한 태양광선은 두피와 모발에 매우 좋지 않다. 전체 인구의 절반 이상이 가려움증, 비듬, 각질, 딱지, 붉은 점, 고름 등 두피 염증을 앓고 있으며, 모발 손상까지 합친다면 머리카락이 건강한 사람을 찾는 게 힘들 정도다. 여름이 되면 이런 질환은 악화되기 십상이다. 무엇보다 태양광선에 머리가 노출되는 것은 좋지 않다. 숱이 적은 사람들은 두피에 자외선이 직접 닿아 탈모가 촉진될 수도 있다.

젤 무스 등 헤어스타일제는 햇볕에 녹아 끈적끈적해지면서 모공을 막기 때문에 사용하지 않는 게 좋다. 만약 사용한다면 두피 표면에 닿지 않도록 조심스럽게 바르도록 한다.

(4) 여름철 모발관리 4대 수칙

① 모자를 착용한다.

가능한 한 직사광선을 피할 수 있도록 모자 등으로 머리카락을 보호해 준다. 두피에 염증이 있으면 뚜껑 없이 챙만 있는 모자가 좋다. 그러나 이 경우 자외선에 노출된 모발이 상할 수 있다.

② 탈지력이 약한 샴푸를 사용한다.

샴푸 후 모발이 심하게 뻣뻣하거나 쉽게 건조되는 샴푸가 탈지력이 강하다고 볼 수 있다.

③ 샴푸는 저녁에 하고 완전히 말린 후 취침한다.

낮 동안의 땀과 분비물이 두피에 장시간 있게 되면 머리카락의 힘이 약해져 탈모로 연결될 수 있다.

④ 자신의 머리결 타입에 맞춰 헤어 제품을 선택한다.

건강한 모발관리와 손상모발 치유 등은 근본적인 치유를 돕는 제품 선택이 중요하다.

(5) 자외선으로부터 모발, 두피 지키기

태양 아래서 각종 야외활동을 즐기고 난 후 가장 속상한 것 중 하나가 눈에 띄게 푸석푸석해진 모발이다. 자외선은 모발을 구성하는 주요 성분인 케라틴 단백질을 파괴하는 머릿결 손상의 주범이다. 바닷물에 들어가지 않아도 바닷바람에 묻어 있는 염분은 두피와 모발을 자극해 거칠고 따갑게 한다. 그러므로 해변에 다녀온 후에는 모발 보호, 변색 방지 등 기능성 샴푸로 꼼꼼하게 머리를 감고 영양분을 공급해 준다.

① 마사지

자외선 등으로 상하기 쉬운 두피를 위해서는 하루에 한 번 정도 두피 마사지를 해주면 혈액 순환이 원활해져 도움이 된다. 손가락으로 귀 옆 부분을 먼저 눌러준 후 두피 전체를 열 손가락을 사용해 골고루 눌러 준다. 다음으로 모근 부분을 얼굴에 하듯 부드럽게 마사지해 준 후 정수리 부분을 손가락으로 꾹 눌러준다. 마지막으로 머리 옆 부분을 골고루 눌러준 후 뒷머리 부분을 살살 마사지하는 것으로 마무리 한다.

② 고단백 식사

에어컨이나 햇볕에 장시간 노출되면 몸은 신체 리듬이 흐트러져 피로를 느끼기 쉽다. 때문에 평소 단백질이나 비타민이 많이 든 식사를 하는 것이 좋다. 단백질은 몸에 필요한 호르몬 생산을 돕고, 비타민 C는 피로회복, 비타민 E는 혈액 순환 개선에 좋다. 단백질은 육류, 생선으로 하되 찬 성질을 지닌 돼지고기는 피하는 것이 좋다. 비타민류는 녹황색 채소나 토마토 등 제철 과일을 많이 먹는 것이 도움이 된다.

또 충분한 수분공급도 중요하다. 냉방이 잘 되는 장소에서는 따뜻한 물이나 차를 하루 3잔 이상, 햇볕에 장시간 노출되어 있을 때도 3～4시간에 한 번씩 시원한 물을 마셔 체내에 수분을 충분히 공급해 주는 것이 더위 먹는 것을 예방하는 좋은 방법이다.

8. 햇빛으로 인한 피부 트러블의 유형

8.1 일광 두드러기

햇볕에 노출된 부위에 가려움증과 함께 피부가 빨갛게 부어오르면서 두드러기 증상이 나타난다. 짧으면 몇 초에서 길게는 몇 시간 후에 사라지는 것을 일광 두드러기라고 한다. 그늘에서 피부를 식혀주면 금방 사라지게 된다.

보통 신체 부위에 따라 증상이 다르지만 평소에 노출이 적은 가슴이나 배 등의 부위에 두드러기가 생길 경우 여름에 비교적 노출이 많이 이루어지는 팔이나 다리 등에 비해 심하게 발진이 생길 수 있다. 두드러기가 심할 경우 가렵고, 온몸이 햇볕에 노출되는 경우 드물게는 쇼크가 오기도 한다.

8.2 햇볕화상

자외선이 강한 여름철에는 야외 나들이에 나섰을 때 피부가 햇볕에 화상을 입기 쉽다. 오전 11시부터 오후 3시까지 자외선이 가장 강한데 이 시간에는 구름이 엷게 끼었을 때에도 자외선이 강해 얇은 옷도 통과한다.

증상은 자외선에 심하게 노출된 이후 대개 6～8시간이 지나 잠자리에 들 무렵부터 가렵고 따갑기 시작해 하루 이틀 지난 뒤에는 피부가 빨갛게 되고, 때로는 가벼운 통증이 일어나기도 한다. 심하면 피부에 물집이 생기고, 얼굴이나 몸이 붓기도 한다. 또 이렇게 강한 햇볕에 12시간 이상 장시간 노출되면 기미나 주근깨 등 색소성 피부병도 올 수 있으며, 피부가 빨리 노화된다.

8.3 선탠

한여름의 다갈색 피부를 꿈꾸며 선탠을 즐기는 사람들이 늘고 있다. 하지만 선탠을 즐기는 일광욕은 일조량이 풍부한 국내의 경우는 피부노화로 가는 지름길이다. 몸의 피부가 탄다는 것은 자외선에 대한 방어기능인데 갑자기 많은 양을 쬐면 물집이 생기는 등 화상을 입으며, 조금씩 서서히 햇빛을 받았을 때도 기미나 주근깨가 생기고, 여드름이 악화된다.

8.4 겨울자외선 캐어

보통 겨울에는 여름보다 자외선의 양이 적어진다고 생각하여 자외선 차단에 대해 신경을 늦추는 사람이 있는데, 스키를 탈 때는 찬바람이 얼굴을 스치고 하얀 눈의 반사로 피부가 가장 악조건의 상태에 있게 되므로 더 세심한 주의가 필요하다.

1) 설원에 나가기 전 필요한 스킨케어

눈부실 정도로 하얀 눈이 덮인 설원에 나가기 전에 미리 피부에 조금만 신경을 쓴다면 심한 피부 손상을 막을 수 있다. 하루 종일 찬바람에 노출될 것에 대비해 평소보다 두 배 이상 꼼꼼하게 스킨케어를 한다. 찬바람과 자외선으로부터 피부를 보호하기 위해서 피부에 수분을 공급하고, 자외선 차단제를 꼭 발라 피부 트러블을 예방하도록 하고, 아이크림과 립크림을 바르는 것을 잊지 않는 것이 중요하다.

2) 각질을 말끔히 정리하라.

먼저 피부를 청결하게 유지한다. 스키장으로 떠나기 전 딥 클렌징과 각질 제거를 하여 피부의 노폐물을 없애고 집중적인 보습케어로 피부를 촉촉하게 만드는 것이 중요하다. 각질은 태닝하기 전과 똑같은 이치로 눈은 자외선을 85% 이상 그대로 반사시키기 때문에 묵은 각질을 제거하지 않으면 지저분하게 얼룩덜룩 그을려버릴 가능성이 많다.

3) 스킨케어 제품을 1.6배로 늘린다.

스키장은 고산지대에 있기 때문에 평지보다 바람이 강하게 불어 피부가 수분을 잃고 건조해져 거칠어지기 딱 좋은 조건이기 때문에 눈 주위와 입술, 양쪽 뺨 등 부위는 특별히 신경을 써서 세심하게 관리해 주어야 한다.

사용하던 스킨케어 제품을 평소 쓰던 양의 1.5배 정오 늘려서 사용한다. 특히 눈, 뺨, 피지선이 전혀 없어 손상받기 가장 쉬운 입술 등의 부분은 특별 관리구역이다. 영양감이 풍부한 제품을 많은 양으로 충분히 바른 후에도 말리지 않고 잘 스며들게 하려면 한 단계가 끝날 때마다 약 30초씩 시간 간격을 두고 따뜻한 손으로 얼굴을 감싸 흡수시킨다.

4) 피부에 단단한 자외선 차단막을 만들어 주자.

눈에 반사되는 스키장의 태양빛이 여름철의 태양빛보다 더 강하다는 사실은 다 아는 사실일 것이다. 반드시 스키를 타기 전에 자외선 차단제를 꼼꼼하게 발라준다. 수분크림과 아이크림을 바른 다음 SPF 25PA++ 이상의 자외선 차단제를 두껍고 꼼꼼하게 발라 주어야 하며, 이때 이마, 콧등, 광대뼈 부분은 한 번 덧발라주고 손상받기 쉬운 눈가나 입술도 잊지 않고 발라 준다.

5) 두껍고 촉촉한 베이스 메이크업

자외선과 강한 바람, 추위 등 열악한 상황에 놓이게 됐을 때 의외로 물리적인 메이크업의 두께가 큰 도움이 된다. 파운데이션은 반드시 보습기능이 강화된 크림 타입 제품을 선택하도록 하며, 자외선 차단 효과가 있는 메이크업베이스와 파운데이션을 겹겹이 사용하되 각각의 제품을 바른 뒤에는 손바닥으로 얼굴을 감싸고 1분 정도 기다려 피부에 밀착되어 밀리지 않도록 배려해 주자. 마지막으로 건조해지기 쉬운 볼에는 조금 더 바르고, 유분기가 많은 T존에는 상대적으로 양을 적게 발라 주면 보기 흉하게 번들거리는 현상도 예방할 수 있다.

6) 입술에도 보호막을 주자.

입술은 부드럽고 연약해서 트러블이 잘 일어나는 곳 중 하나이다. 스키를 타기 전에 립크림과 립글로스를 충분하게 발라 입술을 최대한 촉촉하게 만들어 준다. 입술은 스키를 타는 동안에 계속 건조해지므로 립크림이나 립글로스를 휴대해 수시로 발라 주어 촉촉함을 유지해 준다.

7) 고글과 모자를 꼭 착용하자.

고글과 모자는 스키를 탈 때 빼놓을 수 없는 액세서리이기도 하지만 피부보호를 위해서도 꼭 필요한 것이다. 고글은 눈가를 한 번 더 보호해 주고, 모자는 강한 겨울 자외선으로부터 모발을 보호해 주므로 반드시 착용하도록 한다. 모자의 경우 자외선을 50% 정도 차단시키고, 고글은 90% 이상 차단시키는 효과가 있다.

8) 자외선 차단제 덧바르기

SPF 50이 넘는 자외선 차단제를 사용하더라도 2~3시간 간격으로 계속해서 발라주어야 한다. 손놀림이 부자연스러운 스키장에서는 스프레이타입 차단제를 휴대하며, 덧발라주면 편리하다.

9) 피부관리 TIP

모이스처라이저를 아무리 듬뿍 발라 주어도 물을 먹어 수분을 보충하지 않으면 안 된다. 스키를 타는 중간 중간 미지근한 물을 조금씩 나누어 마셔 몸 안과 밖을 모두 촉촉하게 유지해 준다.

10) 얼굴이 화끈거릴 때

스키장의 찬바람은 피부의 수분을 빼앗고 자극을 주기 쉽다. 갑자기 자극을 받은 피부를 진정시키는 것이 가장 중요한데, 부드러운 클렌징제와 미지근한 물로 세안한 뒤 차가운 스킨이나 우유 등을 솜에 적셔 거칠어진 부분에 올려주는 것이 좋다. 그런 뒤 보습 에센스나 크림을 듬뿍 발라 부드럽게 마사지해 주면 진정효과를 볼 수 있다.

11) 혈액 순환을 도와주는 마사지, 팩

오랜 시간 바깥의 찬 공기와 접하기 때문에 피부의 기능이 둔화되어 혈액 순환에 문제가 생긴다. 뿐만 아니라 저항력도 약화되어 피부가 붉어지고, 민감한 상태가 되는 것으로 오일과 영양크림을 섞어 부드럽게 마사지해 주면 혈액 순환에 도움이 된다. 모이스처 제품이나 안티에이징 크림, 에센스에 오일을 2~3방울 떨어뜨려 잘 섞은 후 2~3분간 마사지해 준다. 팩을 할 때는 시트타입, 혹은 부드러운 크림타입 모이스처라이징 팩과 에센스를 이중으로 사용해서 일단 피부를 진정시키는 데 집중하고, 워시오프 타입을 사용할 때는 씻어내는 과정이 최대한 부드러워야 한다.

12) 화이트닝 제품을 이중으로

자외선에 노출되어 기미와 주근깨가 걱정되는 부분에는 화이트닝 제품을 집중적으로 사용한다. 집에 돌아와서도 주 1～2회 화이트닝 팩을 꾸준히 이용하는 것도 좋은 방법이다.

13) 특별 관리구역, 눈가와 입술

일단 가장 좋은 것은 입술이 건조하다고 느껴질 때 수시로 립글로스나 립밤을 발라 보호하는 것이지만, 이미 각질이 일어나며 트고 갈라지기 시작했다면 다음의 방법을 시도해 보자. 먼저 스팀타올을 입술에 3～5분 정도 덮어준 후 영양크림과 보습 에센스를 섞어 듬뿍 바른 다음 랩을 씌워둔다. 눈가에는 쿨한 느낌을 주는 젤 타입보다는 촉촉하게 막을 씌워주듯 감싸주는 크림타입 제품을 듬뿍 발라 준다.

제 8 장

피부노화와 다른 기관들과의 관련성

1. 노화의 다른 기관에 의한 변화

1) 위장관계의 변화

치아구조의 변화, 특히 치아 뿌리가 약해지며 위축되어 치아가 빠지기도 하고, 잇몸도 약해진다. 잇몸에 질환이 유발되고, 침이 적어지고, 입이 자주 마른다. 무설탕제 껌을 씹으면 침 분비에 효과적이다.

위 장관 운동이 느려진다. 변비나 설사(하루에 3회 이상의 물과 같은 대변)가 올 수 있다. 변비를 예방하기 위해 규칙적인 배변, 식이요법(밀가루, 설탕은 피함, 물 240 cc를 6~10회 마심), 운동(2~3 km 걷기)을 하고, 변이 보고 싶을 때 바로 배변한다.

2) 신경계와 감각기관의 변화

신경세포의 크기도 축소되고, 뇌의 무게도 감소한다.

(1) 수면의 변화

수면은 1단계의 가벼운 잠부터 4단계의 깨우기 힘든 깊은 잠까지 4단계가 있는데, 노인이 되면 3단계와 4단계가 짧아진다. 잠이 부족하면 낮에 2시간 정도 수면을 취한다.

(2) 시 각

노안, 특히 초록색과 파란색 구분에 어려움이 있다. 눈이 건조해지고 백내장(렌즈가 불투명해지면서 생기는 병), 녹내장(안압이 상승된 상태)이 흔히 발생한다.

(3) 청 각

청력 상실이나 저하는 노화와 관련된 가장 흔한 문제로 의사소통에 더 많은 노력이 필요하다. 고음, 중음, 저음 순으로 청력에 장애가 와서 낮은 음성으로 크게 말하는 것이 더 잘 들린다.

(4) 미 각

혀 뒤쪽의 신맛과 쓴맛은 더 잘 느낀다. 대신에 혀 앞쪽에 있는 단맛과 짠맛에 대한 민감성이 없어져서 소금과 설탕 사용량이 많아진다.

(5) 후 각

후각 저하로 냄새에 예민하지 못한다. 후각은 미각에도 영향을 미쳐 상한 음식에 대해 민감하지 못하게 된다.

(6) 촉 각

온도를 식별하는 감각도 떨어진다. 통증감각도 떨어진다.

3) 피부의 변화

연령과 함께 모든 피부 층이 얇아지고, 피하지방도 적어진다. 이 때문에 피부는 얇고 주름이 생기며, 상처받기 쉽게 된다. 노화에 따라 피부는 주로 땀샘과 피지선의 기능 저하로 건조해지므로 매일 목욕하는 것은 피하고 로션을 바른다. 자율적인 땀 분비는 약 30%정도 감소한다. 머리카락은 숱이 적어지고 은발이 늘어난다. 얼굴의 털은 남성은 감소하고, 여성은 증가하는데, 특히 여성은 윗입술과 턱 부분에 털이 증가하며, 눈썹은 더 길어지고 진하게 된다. 연령이 증가함에 따라 손톱이나 발톱이 자라는 속도는 감소되면서 손발톱이 두껍고 거칠어진다. 따라서 깎기가 힘들어지는데 따뜻한 물에 담근 후에 깎으면 수월하다.

4) 비뇨기계의 변화

방광벽이 두꺼워져 방광의 확장 능력을 방해하여 편안하게 저장할 수 있는 소변량이 250~300 ml로 줄어든다(젊은이는 350~400 ml의 소변이 축적되면 충만감과 불편감을 느낀다). 여성은 폐경 후 에스트로겐 감소에 의해 골반저 근육이 약화되고, 비만 및 임신, 출산으로 인한 이차적 손상으로 골반저 근육이 더욱 약화된다. 이런 골반근육의 약화는 방광을 완전히 비울 수 없어 잔뇨와 세균뇨의 위험을 증가시키며, 요실금의 원인이 될 수도 있다.

5) 요실금의 4 형태

(1) 긴박성 요실금(urge incontinence)

화장실에 도착할 때까지 소변을 참을 능력이 없다.

(2) 스트레스성 요실금

기침, 웃음, 재채기, 짐을 들거나 운동 같은 복압을 증가시키는 행위로 소변이 배출된다.

(3) 과용성 요실금(over flow incontinence)

배뇨 충동이나 다량의 배뇨 없이 주기적이거나 계속적으로 소량의 소변이 누출된다.

(4) 기능성 요실금(functional incontinence)

배뇨조절의 장애라기보다 기능적인 요인으로 화장실에 도달하는 데 문제가 있어 발생한다. 1, 2, 3의 요실금은 여성의 골반근육 약화, 남성의 전립선 비대로 발생된다.

6) 근골격계의 변화

뼈의 손실과 골격량의 감소는 골다공증, 골절의 위험이 있다, 민첩성이 떨어진다, 신장의 감소되고, 허리가 굽어진다(추간판이 얇아지고, 인대가 강직되어 척추가 짧아진다). 근육섬유들의 수와 크기의 감소, 근력이 떨어지고 활동이 느려진다. 관절의 연골성 골화에 의해 다리를 끌며 걷는다. 관절염 퇴행성관절염, 류마치스성 관절염 등이 나타난다.

7) 인지장애

노인의 인지장애는 질병으로 인한 것이다. 노망, 치매, 기억력 장애, 혼돈, 알츠하이머병, 중풍, 기질적 뇌증후군, 동맥경화 등으로 인지장애가 나타난다. 치매란 명확하지 않은 기질적 원인으로 인한 지적 기능의 퇴행을 의미한다. 진행성 치매로 알츠하이머병(Alzheimer's Disease), 다발성 경색성 치매(Multi infarct Dementia, MID)가 있다. 알츠하이머병은 치매노인에게서 뇌신경섬유 농축체(neurofibrillary tangle)와 신경반점이 있으나 비치매 노인에게도 발견되므로 이러한 병리적 변화의 정도와 분포 형태의 차이라고 본다.

알츠하이머병의 원인은 정확히 알지는 못하지만 알츠하이머병에서 알루미늄 수준이 높게 나타난다(그러나 섭취와는 관계가 없다). 뇌의 신경전달물질의 부족(Choline acetyl transferase 감소, acetylcholine 생산이 50% 감소, acetylcholinestrase 감소), 유전적 성향(부모가 알츠하이머일 경우 자녀가 걸릴 확률이 50%), 바이러스의 관련설이 있다.

8) 다발성 경색성 치매

동맥경화나 죽상경화에 의한 것이 아니라 뇌경색으로 혈관에 의해 영양을 공급받는 뇌세포가 죽어서 생긴다. 뇌경색의 3 유형으로는 대뇌혈관의 차단으로 인한 뇌졸중, 작은 혈관들의 장애에 의한 경색(lacuna infarction), 뇌의 가장 작은 혈관장애에 의한 미세경색, 다발성 경색성 치매의 특징은 발병이 갑작스럽고 진행과 중단과정이 반복된다. 이전에 심한 혈관질환, 고혈압, 뇌졸중의 병력이 있는 것으로 나타난다. 진단으로 뇌의 어느 부분의 손상인지 추적이 가능하다.

2. 노화와 DNA

2.1 늙으면서 손상되는 DNA를 복구한다

사람은 나이가 들면서 환경오염, 스트레스 등 외부 요인과 신진대사 과정에서 나오는 산화물로 인해 자연스레 DNA에 손상을 입는다. 이 때문에 세포 기능은 망가지면서 늙을수록 심장병, 치매 등 노화 관련 질병에 잘 걸리게 된다. DNA 손상이 비정상으로 복구되면 세포가 무한 증식하는 암(癌)도 발생한다.

2.2 노화와 IGF 경로

새로운 증후와 노화이론의 합치 IGF(insulin-like growth factor) 경로에 의해 매개된 DNA 손상축적에 프로그램 된 반응이 노화와 연결되어 있다. 노화가 단순히 장기간에 걸친 세포의 손상이 축적된 결과인가 아니면 유전적으로 조절되는 것인가 새로운 조로증상과 자연적이고 조숙하게 노화된 쥐의 전사체(transcriptome)의 비교는 이 두 가지 이론과 일치한다. 이는 IGF 경고에 의해 매개되고, 노화와 연관된 DNA 손상의 축적에 대한 프로그램된 반응의 존재를 의미한다. NER(nucleotide excision repair) 경로상의 변이는 조로나 암민감성을 야기할 수도 있다. 조로는 전사를 차단하는 손상의 회복에 영향을 주는 변이에서 발생한다.

암 민감성은 전사에 상관없이 유전사 수준에서 변이의 예방에 영향을 주는 변이 때문에 발생한다. 저자들은 두 가지 표현형을 조합하는 새로운 증후 XPF-ERCC1 progeria(XFE)를 규명하였다. XPF-ERCC1은 NER에 필요한 두개의 서브-유닛으로 된 endonuclease이다. XPF에서 미약한 변이가 있는 환자는 xeroderma pigmentosum을 가지고 암 민감성 증후를 갖는다. 그러나 동일한 유전자의 매우 보존적인 잔기에서 심각한 변이가 있는 환자는 또한 조로증상을 나타낸다.

2.3 새로운 증후와 노화이론의 합치

장수는 복잡한 생물학적 및 사회적 문제이다. 지금까지 세계 여러 나라의 과학자들이 무려 200여 가지나 되는 노화가설을 내놓았으나 그 중 어느 하나도 노화의 원인에 대하여 명백한 해답을 주지 못하고 있다.

모든 장기와 조직에서 공통적으로 볼 수 있는 노화현상으로 한 가지 명백한 것은 세포수가 점차 줄어드는 사실이다. 그 이유에 대해서는 알려진 것이 적다. 다만 사멸하는 세포와 새롭게 생겨나는 세포의 수적 균형이 헝클어지고, 나이를 먹으면서 생리적인 재생기능이 약해지기 때문에 세포의 절대수가 적어지고, 결국 예비력이 낮아지거나 세포가 피로상태에 빠져 노화가 촉진된다고 볼 수 있다.

이와 같은 형태학적인 연구 외에 생체에서 떼어낸 세포를 조직배양하면서 생물의 노화와 수명문제를 해석해 보려는 기능적 연구도 많이 진행되었다. 대표적인 것이 하이브리크 박사와 모해르 박사가 증명한 “모든 세포에 수명이 있다”는 설이다. 그들은 태아 세포는 평균 50회, 어른 세포는 평균 20회 분열하고 사멸된다는 것을 확인하였다. 이러한 세포의 수명을 규정하는 인자는 과연 무엇인가만 풀리면 노화의 본질을 쉽게 파악할 수 있겠지만 아직 이 문제는 완전히 밝혀지지 못했으며, 대표적인 세 가지 견해가 있을 뿐이다.

첫째로는 조직에서 방금 떼어낸 세포 속에는 세포의 생존과 분열에 필요한 물질이 충분히 들어 있지만 분열을 반복함에 따라 점차 적어져 세포가 사멸한다는 생각이다.

둘째로는 세포의 생존에 필요한 물질은 세포 속에서 독자적으로 복제되지만 그 속도가 세포의 분열 속도보다 점차 떨어지며, 50회 분열하면 필요한 물질이 훨씬 줄어든다는 생각이다.

셋째로는 세포분열에 동반되는 유전자 즉, DNA의 복제가 잘못되거나 염색체가 이상 축적되는 것이 수명에 영향을 미친다고 하는 견해이다. 어떤 전문가도 역시 생물이 노화되는 것은 세포 속에서 갑작변이(돌연변이)가 축적되기 때문이라고 주장하고 있다.

또 한 가지 주목되는 것은 무균동물을 대상으로 한 실험이다. 노트르담 대학의 한 박사가 무균상태에서 기른 쥐와 보통 상태에서 기른 쥐를 비교해 실험한 바에 의하면 후자의 평균 수명은 수컷이 약 16개월, 암컷이 17개월인데 비하여 무균 쥐는 수컷이 24개월, 암컷이 22개월로서 약 1.5배나 더 연장되었다. 그 이유를 한 마디로 말할 수는 없지만 몸 안에 살고 있는 미생물이 수명에 큰 영향을 미치고 있다는 것을 추측할 수 있다. 이 연구는 주위를 무균환경으로 만든다는 것은 불가능한 일이지만 적어도 해로운 장내 세균을 몰아내고 유익한 세균을 정착시키는 데 성공하면 수명은 더 연장될 수 있음을 시사해 주고 있다.

한편, 신경생리학자들은 뇌수와 시구하부의 역할에 주목하고 있다. 시구하부는 물질대사, 소화기계통, 심장혈관계통, 내분비계통과 다른 계통의 활동을 조절 통제하며 유기체 내부 환경의 항상성을 유지한다. 구소련 의학과학원 장수연구소에서는 노화과정에 시상하부 핵들의 기본 성질이 서로 다르게 변한다는 것을 밝혀냈다. 즉 일부 핵들은 나이를 먹어도 활성이 변화되지 않으나, 다른 핵들은 흥분성, 감수성이 낮아지는가 하면, 또 다른 핵들은 그 기능이 높아지는 경우도 있다. 이처럼 유기체내 시상하부의 개별적인 핵들 사이에 연계와 균형이 파괴되어 회복할 수 없는 변화들이 나타난다.

다음으로 장수 전문가들은 세포의 유전기구에 대한 뇌수의 통제가 점차 약해진다는 견해를 내놓았다. '생명분자'인 RNA와 DNA 자체에서 노화의 징후를 발견한 것은 노화의 분자구조를 해명하는 데 적지 않은 기여를 하고 있다. 뇌수의 통제과정이 잘못되면 DNA 분자가 폐산물로 세포 속에 축적되면서 개별 유전자들의 활동에서 연관성과 순차성이 파괴된다. 즉 나이를 먹으면 일부 단백질들의 형성은 약해지며, 어떤 단백질의 합성은 반대로 세어진다.

노화과정에는 유기체에서 '소멸'만 진행되는 것이 아니라 이와 병행하여 반 노화 적응기구들이 발전 완성된다. 최근 노화 연구에서는 바로 노화과정과 노화를 억제하는 과정의 호상(상호) 관계와 수명의 종 차이뿐 아니라 개체 차이도 점차 밝혀지는 등 획기적인 전환이 일어났다. 분자생물학의 급속한 발전과 더불어 노화의 1차적 원인을 밝혀낼 수 있는 돌파구가 열리게 된 것이다.

사람의 몸에 있는 60조 이상의 세포들이 살아서 자기 기능을 수행하려면 물질대사가 끊임없이 이루어져야 한다. 기본 중추는 세포의 핵 안에 있는 유전자, 즉 DNA인데 유전 장치가 제 구실을 하려면 DNA를 파괴해 버리는 활성산소의 독작용을 막아야 한다. 그런데 세포 안에는 활성산소를 무독화시키는 SOD라는 효소가 있다. 이 효소는 어른을 100으로 보면 젖먹이 시기에는 20～70%, 노년기에는 50～60%, 그 후 나이가 들면서 계속 줄어든다. 노화 및 질병 발생은 효소의 감소와 일치한다. 그러므로 노화를 막고 장수하려면 이 효소를 어른 수준으로 회복시켜야 한다.

지금까지 연구는 주로 노화촉진 요인을 없애기 위한 대책과 일반적인 건강보호에 기본을 두었다. 이러한 연구과정은 한계수명을 뛰어넘는 문제에 대해서는 생각조차 하지 못했다. 그러나 장수과학은 사람이 늙는 1차적인 원인을 밝혀냄으로써 자기 수명보다 오래 살 수 있는 가능성을 열어놓게 되었다.

물론 노화가 완전히 밝혀지자면 아직도 많은 문제들이 해명되어야 한다. 최근 세계적 장수 전문가들이 중요한 장수인자들을 분석, 발표한 바에 의하면 자기 노력 60%, 유전적 요인 15%, 사회적 요인 10%, 의료 조건 8%, 자연환경인자가 7%를 차지한다. 활성산소의 생산을 막으며 장내에서 좋은 세균은 증식시키고, 해로운 세균 증식은 억제하는 방향으로 식생활을 합리화하는 것이 무엇보다 중요하다는 것을 알 수 있다. 이와 함께 좋은 자연환경의 조성, 적당한 운동, 생활섭생의 준수, 노화에 박차를 가하는 성인병의 예방, 장수영양 식료품과 장수보약을 먹는 것들이 중요한 방도이다.

3. 노화와 관련된 질병

1) 암

45세 이후 생존 시 8년마다 암 발생 가능성은 2배로 증가하게 된다. 그 원인은 노화가 진행됨에 따라 면역기능의 저하, 세포 수리기능의 감퇴, 발암물질에의 노출증가, 영양소섭취의 장기간 부족상태가 복합적으로 작용하여 발암의 가능성을 증가시키기 때문으로 풀이된다.

2) 심장 혈관질환

다가 불포화지방산 섭취의 감소 및 포화지방산 섭취의 증가 등을 포함한 식(食)적인 문제, 운동부족, 흡연, 음주과다, 고혈압, 당뇨 등의 복합작용으로 말미암아, 심장마비(Heart Attack), 뇌졸중(Stroke), 관상 심장질환 등이 증가하게 된다.

3) 신경통

노화에 따른 면역작용의 저하, 식이 및 영양문제가 복합적으로 관련되어 관절과 골격 통증을 유발시킨다.

4) 당 뇨

호르몬, 대사질환, 면역 및 식이문제에 의해 발생이 되며, 30세 이후에 많이 발병하는 경향이 있다. 30세 이후 매 10년마다 당뇨의 가능성이 2배로 증가한다.

5) 노인성 치매(Senile Dementia)

노인성 치매는 식이적으로 공급되어야 할 신경전달물질이 공급되지 않을 때 또는 뇌 세포의 기능이 쇠퇴되어 발생하므로 뇌 세포의 활동을 지속적으로 유지시켜 줄 필요가 있다.

6) 면역관련 질병

노화가 진행됨에 따라 면역관련 세포인 T-Cell, B-Cell의 성장 저하와 더불어 면역 단백질인 Ig A, M, E, G, D 등이 감소되어 질병 감염성이 증가된다.

4. 만성 신부전증과 피부증상

정상적인 신장은 인체의 불순물을 제거하고 체내의 수분을 균형 있게 유지시켜 준다. 그러나 만일 만성 신장질환으로 인해 신장에 이상이 발생되면 신장은 더 이상 정상적인 기능을 할 수 없게 된다. 만성 신부전을 일으키는 신장질환은 당뇨병, 루푸스 등과 같은 전신질환, 각종 사구체 신장염, 고혈압, 신결핵, 결석, 다낭성 신증 등 다양한 원인이 있다.

만성 신부전증이란 여러 가지 신장 질환, 예를 들면 만성 사구체 신염, 당뇨병성 신증, 고혈압성 신경화증 등과 같은 질환으로 인하여 신장이 정상적으로 가지고 있는 배설, 조절, 대사 및 내분비적 기능이 전체적으로 저하되거나 이상이 초래된 상태를 뜻한다. 원인이 되는 신장 질환의 종류에 관계없이 만성적으로 신기능 장애가 진행되어 사구체 여과율이 50% 이하로 감소하면 대부분의 경우 계속적으로 사구체 여과율이 감소하게 되며, 궁극적으로 말기 신부전증에 도달하게 된다. 참고로 신기능 장애의 정도를 다음과 같이 4기로 분류하기도 한다.

1) 예비력 저하

신장의 예비기능이 감소되어 있으나 대사능력은 충분하여 체액의 항상성 유지에 지장이 없고, 혈청 화학상의 이상이 없는 시기로 정상 배설 기능의 50% 이상일 때 일어난다.

2) 신기능부전

대상능력의 한계가 있는 시기로 경도의 고질소혈증, 요농축력 저하가 인정되나, 일반생활에 지장이 없는 시기로 배설 기능의 30~50%일 때, 단 탈수, 심한 감염, 수술 등의 stress가 가해질 때 대상부전으로 되는 시기이다.

3) 신부전

대상부전으로 고질소혈증, 산혈증, 혈청 인 상승, 혈청 칼슘 저하, 빈혈 등을 보이는 시기로, 배설 기능이 5～30%일 때, 단 상기한 stress가 가해지면 요독증에 빠지는 시기이다.

4) 요독증

신부전의 결과로 인하여 중추신경, 소화기, 혈액계 등에 요독 증상이 존재하고, 방치하면 사망에 이르며 배설 기능이 5% 이하인 시기이다.

5. 각종 질환과 피부증상

1) 소화기 계통의 증상

식욕부진, 오심, 구토, 소화불량, 식후 포만감, 위장관 출혈이 흔히 나타나고 위장염, 위 및 십이지장 궤양, 대장염 그리고 췌장염 등이 초래될 수 있다. 또한 장관운동장애와 흡수장애 때문에 전반적인 영양결핍이 올 수 있다.

2) 빈 혈

신부전 환자에게 있어 빈혈은 매우 보편적인 소견이다. 이것은 erythropoietin이라는 적혈구 조혈인자의 생산부족에 주로 기인하며, 그 외 요독에 의한 적혈구 생성 방해, 골수의 섬유화 및 요독성 위장염과 혈소판의 기능 장애에 의한 적혈구 소실로 인한 것이다. 그리고 흡수장애와 음식의 제한에 의한 엽산과 철분의 부족도 빈혈의 발생을 촉진한다.

3) 신경계 증상

우선 중추신경 증상을 보면 경미한 의식의 변화에서부터 지남력 상실, 혼란, 반혼수, 혼수, 발작에 이르기까지 여러 형태로 나타난다. 계산 기능의 저하를 포함하는 지적 사고력의 감퇴를 호소하기도 하며, 학생인 경우 성적이 저하된다. 말초신경계도 자주 침범되어 피부감각 이상, 다리가 자기도 억제할 수 없이 흔들리는 소위 하지불안증후군, 마비와 경련을 보일 수 있다. 자율신경계 이상으로는 소화관 운동 이상, 딸꾹질, 설사 혹은 변비, 혈압이 일정하지 않고 심하게 변화하는 것 등이 포함된다.

4) 심장 및 혈관 계통의 증상

협심증 및 심근경색증 등의 관상동맥 질환의 빈도가 높아 말기 신부전 환자의 가장 흔한 사망원인의 하나를 차지한다. 또한 동맥경화의 진행속도가 빠르고, 체액량의 증가로 고혈압, 울혈성 심부전으로 호흡곤란 및 다리의 부종을 보인다. 그리고 심낭의 염증으로 흉통, 간의 울혈과 종대로 복부팽만을 호소하기도 한다.

5) 골격기관의 증상

흔히 신성 골이영양증이라고 하는 다양한 임상 소견을 나타난다. 부갑상선 기능항진, 비타민 D 대사장애 및 전반적인 영양결핍 등으로 인하여 나타나며, 증상으로서는 피부소양증, 뼈의 통증 및 크지 않은 충격에도 쉽게 뼈가 부러지기도 하며, 일단 부러진 뼈는 또 쉽게 낫지 않는다.

6) 감 염

백혈구의 숫자는 대개 정상이나 약간 감소하기도 하며, 특히 백혈구의 탐식기능이 저하되고, 또한 항체의 생성이 둔화되어 중요한 사망원인이 된다.

7) 피부 증상

요독증에서의 피부 증상은 매우 환자를 괴롭히는 것의 하나인데, 피부소양증은 대개 이차성부갑상선 기능항진증이 잘 조절되지 않았을 때 많이 나타나며, 피부의 칼슘염 침착과도 관계가 많다. 일반적으로 피부는 거칠어지고 차갑게 느껴지며, 오랫동안 요독증이 지속된 환자에서는 피부가 검게 변하는데, 이것은 피부 색깔을 검게 변하게 하는 멜라닌이라는 호르몬의 생산이 증가하기 때문이다.

8) 내분비 계통의 증상

신장에서는 erythropoietin과 비타민 D와 같은 내분비호르몬을 생산하는 한편 여러 가지 호르몬, 예를 들면 인슐린, 글루카곤, 성장호르몬 및 부갑상선호르몬 등을 분해시킴으로써 인체의 각종 영양소의 대사 및 내분비 계통의 장애를 초래하게 되는데, 한 예로 당뇨병이 있을 때와 마찬가지로 혈당이 증가할 수 있다.

9) 생식기관의 증상

전반적인 생식기관의 기능 저하를 초래하는데, 남자에서는 성욕감퇴, 발기부전 등을 호소하며, 여성에게서는 생리가 불순하게 되고, 임신되기가 어려우며, 일단 임신하더라도 분만까지 끌고 나가기가 어렵다.

10) 기타 증상

기타 관절염을 동반하기도 하며 칼슘인산염의 관절 내 침착으로 통풍과 비슷한(위통풍) 소견을 나타내기도 한다. 그러나 실제로 통풍을 일으킬 수 있는 요산이 요독증에서는 증가함에도 불구하고 통풍의 발생은 적다. 이외에 폐나 요로감염의 빈도가 매우 높은데, 특히 요로감염은 소변량이 감소함에 따라 뇨가 정체되기 때문에 그 가능성이 매우 높다. 만성신부전증을 일으키는 원인은 매우 다양하다. 대표적인 원인질환으로는 당뇨병, 고혈압, 만성 신장염 등이 있으며, 이외에도 여러 사구체신염, 루푸스, 다낭성 신질환, 신결석, 요로폐쇄, 신증후군, 신혈관질환 등의 다양한 원인들이 있다.

6. 각종 질환에 의한 합병증

1) 혈액학적 이상

만성신부전 환자에서 빈혈은 일반적 현상이며, 빈혈에 의한 신체 증상들은 주로 헤마토크리트가 20% 이하일 때 나타나므로 이때에는 수혈이 필요하다. 또한 흔히 응고장애가 동반되며 잇몸의 출혈, 코피, 장출혈 등의 이상출혈 상태가 나타난다.

2) 고혈압

고혈압은 만성 신질환의 공통적 결과이며, 또한 지속적인 본태성 고혈압은 만성 신질환을 유발할 수 있다. 만성 신질환에서 고혈압의 원인은 신장에서 레닌 생성의 증가와 체내 염분의 저류를 들 수 있다. 만성 신부전에서 고혈압의 조절은 중요하며, 단순히 염분 투여의 제한뿐만 아니라 이뇨제 등 혈압강하제 투여가 필요하다.

3) 심폐합병증

심혈관계 합병증은 투석을 받고 있는 환자들의 사망 원인들 중 가장 중요한 부분을 차지하며, 고혈압은 가장 중요한 위험인자이다. 만성 신부전의 심폐합병증들로는 울혈성 심부전, 심장 및 폐실질의 전이성 석회화, 요독성 장막염, 부정맥 등이 있다.

4) 신경근육 합병증

신경계 합병증으로는 중추신경계, 말초신경계 및 자율신경계의 많은 증상들을 볼 수 있다. 근육계 합병증으로는 근위부 근육 약화와 근육 불안정을 들 수 있다.

5) 위장관계 합병증

만성신부전에서 위장관 증상들은 사구체 여과율이 10 ml/min 이하가 될 때까지는 잘 나타나지 않는다. 식욕부진, 오심, 구토가 초기 증상이며, 오심과 구토는 이른 아침에 한다. 위장관 출혈은 만성신부전에서 흔히 보이며, 이는 위에서 직장까지 어디에서나 일어날 수 있다.

6) 면역학적 합병증 및 감염

감염은 만성신부전에서 뿐만 아니라 급성신부전에서도 사망의 흔한 원인이다. 요독증에서 세포성 면역기능과 체액성 면역기능이 동시에 저하되어 있으며, 이는 감염의 기회를 증가시킨다. 이외에도 영양실조, 늑막액 증가 및 소양증에 의해 긁음으로 생기는 피부감염 등에 의해서도 감염의 기회는 증가된다. 또한 만성신부전 환자에서 신장이식 후 실시하는 면역억제제 투여로 감염이 잘 발생한다.

7) 골이영양증

골이영양증은 골연화증, 골조소증, 낭성 섬유성 골염, 골경화증 모두를 포함한다. 요독증에서 보이는 골이영양증의 원인으로는 신기능의 감소에 의해 비타민 D 대사의 장애에 따른 위장관 내에서의 칼슘흡수 장애, 고인산혈증에 의해 상대적으로 발생하는 저칼슘증에 의한 이차성 부갑상선 기능항진증, 대사성산증 등에 의한다. 또 만성신부전에서 혈중 요산의 증가에 의해 이차성 통풍이 발생할 수도 있다.

8) 영양 및 대사장애

불충분한 단백질과 열량의 섭취로 단백질 영양장애가 오며, 일반적으로 혈당의 증가와 혈청 중성지방의 상승을 볼 수 있다.

제 9 장

활성산소와 피부노화

1. 노화의 원인 활성산소

인간의 생존과 활동을 위한 충분한 에너지(ATP)를 공급하기 위하여 인간은 주로 탄수화물과 지방의 대사에 의존하는데, 탄수화물은 세포 속에 산소가 충분할 때 훨씬 많은 에너지를 생산하며, 특히 지방은 세포 속에서 산화되어야만 에너지원으로 쓰일 수 있다. 이와 같이 인간은 세포 속에 산소를 공급하지 않으면 살아갈 수 없는 것이다. 그런데 그 에너지 생산을 위한 체내 산소대사의 과정에서 부산물로서 유해산소 또는 활성산소라고 부르는 free radical이 생겨난다.

Free radical이란 짝지어지지 않은 전자를 가진 물질을 말하며, 이것은 반응성이 아주 강하고 그 수명이 아주 짧은데, 정상적인 산소는 우리 몸에서 약 100초 이상 머무르는데 반하여 Superoxide(O_{2}-), hydroxyl oxygen 등 유해산소는 1백만~10억 분의 1초 동안 생겼다가 없어진다. 이처럼 짧은 시간이지만 유해산소는 세포막을 형성하는 주성분인 지질의 과산화현상을 일으켜서 세포막을 파괴하고, 신호전달 체계를 망가뜨리거나 적혈구를 파괴하기도 한다. 세포 내의 미토콘드리아에서 일어나는 전자전달계 과정에서 ATP와 유해산소인 free radical이 만들어지는데 산소의 환원과정은 다음과 같다.

O_2 + 1 e superoxide (O_{2}-)

O_2 +2 e H_2O_2 (hydrogen peroxide)

O_2 + 3 e OH

O_2 + 4 e H_2O

McCord는 그의 연구에서 정상적인 호흡 시에 25개의 산소분자가 환원될 때마다 1개의 유해산소(free radical)가 생성되며, 체온이 상승되고 에피네프린의 농도가 증가하면 유해산소의 형성이 증가된다고 보고했고, 하루야마 시게오가 쓴 뇌내 혁명에서는 갑자기 격한 운동을 하거나 화를 내면 부신수질에서 노르에피네프린이 분비되어 갑자기 모세혈관이 수축하여 혈액의 흐름이 순간적으로 멈추었다가 다시 흐르게 되는데, 이 때 혈액이 재 관류하면서 유해산소가 가장 많이 발생하게 된다고 하며, 이 때 발생한 유해산소가 세포를 공격하여 유전자에 상처를 입힌다고 주장하고 있다.

사실 지질의 과산화화(lipid peroxidation)는 세포막에서 지속적으로 일어나는 생리작용으로 불포화지질의 산화적 손상을 의미하며, 이 반응이 극심한 경우에는 다양한 질병으로 진전될 수도 있다. 특히 불포화지방산이 가장 과산화화 되기 쉬운 것으로 알려져 있다.

지금까지 항산화효소(antioxidative enzyme)가 풍부한 음식을 섭취하는 것은 암이나 심장병 등의 발병 가능성을 줄여 준다고 생각되어 왔으며, 항산화효소가 신체의 노화현상을 지연시킨다는 연구보고도 있다. Free radical의 형성과 그에 따르는 지질의 과산화화(lipid peroxidation)는 운동 시에 일어나는 산소 섭취량의 증가에 따른 자연스러운 결과라고 할 수 있다. 그러므로 항산화효소가 풍부한 음식을 섭취하면 운동 중에 생산되는 과산화물을 해독시키고, 아주 격렬한 운동에 의하여 야기되는 근육 손상의 정도를 줄일 수도 있을 것이라고 예상하고 있다.

이러한 항산화효소가 풍부한 보충제로는 알파 토코페롤(α-tocopherol)과 같은 지용성 비타민 E, 베타 카로틴(β-carotene), 수용성 비타민 C, 셀레늄(Se), 녹차, 클로렐라, 녹황색 야채 등이 있다고 한다. 그 중에서도 비타민 E는 세포막과 관련이 많기 때문에 인간에게 있어서 가장 중요한 지용성 항산화제(antioxidant)로 알려져 있다. β-carotene은 free radical의 반응을 억제하고, 그 구조를 파괴하는 항산화제의 역할을 한다. 비타민 C는 수용성 과산화 radical을 제거하고 또 환원된 비타민 E를 재생시키는 역할도 한다.

2. 항산화효소의 종류와 그 기능

Catalase

$2H_2O_2 \rightarrow 2H_2O + O_2$

Superoxide dismutase (SOD)

$O_{2-} + O_{2-} + 2H+ \rightarrow H_2O_2 + O_2$

Glutathione peroxidase

$H_2O_2 \rightarrow 2H_2O$

$ROOH \rightarrow ROH + H_2O$

이와 같이 항산화효소는 유해산소(free radical)가 생기면 이를 즉시 제거하므로 운동을 하여 산소 소비량이 증가하여 체내에 유해산소가 증가한다 하더라도 유해산소의 증가량 이상으로 free radical을 제거하는 항산화효소의 분비가 촉진되어 장기적인 체력훈련은 세포의 노화방지에 긍정적인 효과가 있다고 할 수 있다.

과격한 운동을 일시적으로 하면 인체의 면역능력이 저하되어 감염의 위험성이 높아지지만 개인에게 적절한 강도의 운동을 규칙적으로 꾸준히 하면 면역능력이 향상되어 그 흔한 감기에도 쉽게 걸리지 않게 된다는 사실과 같은 맥락에서 볼 수 있는 것이다. 그러므로 인간은 자신의 체력과 환경에 적절한 지구성 운동을 규칙적으로 꾸준히 해야 한다.

3. 활성산소가 발생하는 요인

① 정신적 스트레스(미움, 분노, 시기, 질투, 두려움, 불안감, 공포감, 죄책감 등)
② 과식
③ 흡연
④ 과도한 운동
⑤ 지방이 산소에 노출될 때
⑥ 오염된 도시(디젤 배기가스, 질소산화물)
⑦ 태양광선(자외선), 초음파, 진단용 방사선
⑧ 수돗물 처리과정에서 사용되는 염소
⑨ 크롬, 철, 코발트, 니켈 등
⑩ 건축 등에 사용하는 석면
⑪ 고엽제인 다이옥신
⑫ 공업용 탈지제
⑬ 세정제인 클로르에탄
⑭ 마취제인 할로탄
⑮ 위궤양 치료제인 시메티딘 등의 약제

4. 항산화 물질

① 비타민 E
② 비타민 C
③ 요산
④ 빌리루빈
⑤ 그루타치온
⑥ 카로틴

5. 발병 가능한 질병

① 암
② 동맥경화
③ 당뇨병
④ 뇌졸중
⑤ 심근경색
⑥ 간염
⑦ 신장염
⑧ 교원병
⑨ 아토피성 피부염
⑩ 파키슨병
⑪ 자외선과 방사선에 의한 질병

6. 활성산소가 인체에 유해한가

(1) 활성산소는 우리 몸에 없어서는 안 될 중요한 역할을 하고 있다.
(2) 주요 역할은 병원체인 세균, 바이러스와 싸우고 독성물질에 대한 해독작용을 하는 생체방어 기능을 한다.

우리 몸은 세균이나 바이러스에 감염되면 발병하지만, 건강체인 경우는 밖에서 침입하는 병원체를 백혈구가 제거하게 되어 있다. 이것을 면역이라고 한다. 백혈구 중에서도 면역항체를 생산하고, 면역기능을 조정하는 임파구는 한번 싸웠던 병원체나 이물질의 특징을 기억하여 두 번 다시 그 병원체에 감염되지 않게 방어하는 일을 한다. 그 면역기능을 백신이나 예방주사로 이용하고 있다는 것은 알려진 사실이다.

그런데 세균과 바이러스 및 이물질을 상대로 싸우는 것은 임파구뿐이 아니다. 임파구는 적이 되는 병원체의 특징을 기억하여 싸우게 되는데, 그 효력을 발휘할 때까지는 적지 않은 시간이 걸린다. 그렇다고 해서 임파구가 싸울 때까지 병원체를 그냥 내버려둘 수는 없다. 그래서 공격해오는 병원체를 상대해서 싸울 전사가 필요하다. 거기에 상당하는 것이 면역의 움직임을 돕는 세포의 하나의 호중구나 마크로파지이다.

7. 노화와 질병의 원인 활성산소

1) 과잉 활성산소 유발인자 : 환경오염, 화학물질, 자외선, 혈액순환 장애, 스트레스 등

활성산소는 우리가 호흡하는 산소와는 완전히 다른 물질로, 본래의 역할은 체내 살균이다. 그러나 환경오염과 화학물질, 자외선, 혈액순환 장애, 스트레스 등으로 과잉 생산된 활성산소는 인체의 정상적인 DNA와 세포, 조직을 공격한다. 활성산소는 DNA의 유전정보를 파괴하고 세포막을 붕괴하며, 비정상적인 세포단백질을 형성한다. 인체의 가장 작은 단위가 붕괴되면 생리적 기능이 저하되어 각종 질병과 노화에 노출된다. 현대병의 90% 이상이 활성산소가 원인이며, 노화의 원인설로 가장 강력하게 대두되고 있는 것 또한 활성산소 이론이다.

(1) 활성산소를 막아주는 좋은 식사법 12가지

① 기름진 음식 복용을 줄여라. 이 중 특히 튀김 종류의 패스트푸드는 먹지 마라.

② 수소처리 된 기름이 들어있는 식품을 피하라(과자류).

③ 지방을 먹을 때 단일 불포화지방(올리브유)이나 다가포화지방(식물성 기름)을 먹어라.

④ 설탕을 줄여라. 설탕이 듬뿍 들어간 음식은 대부분 지방도 많이 들어 있어서 더욱 나쁘다.

⑤ 신선하거나 살짝 데친 야채의 섭취량, 종류를 늘리고 가능한 매끼 먹도록 하라.

⑥ 다양한 색깔의 제철에 나는 신선한 과일을 먹어라. 한 번에 한 가지 과일을 먹기보다는 조금씩 여러 가지 과일을 먹도록 하라.

⑦ 콩이나 콩으로 만든 식품을 많이 복용하라(단, 유전자 조작이 되지 않은 콩이어야 함).

⑧ 육류 섭취를 주 1회로 줄이고, 염분 섭취를 줄여라.

⑨ 녹차를 매일 마셔라.
⑩ 훈제, 소금으로 절인 식품도 아주 가끔 먹는 정도로만 하라.
⑪ 타거나 숯불에 구운 음식은 피하되 어쩔 두 없이 먹게 될 때는 꼭 항산화제를 같이 복용하라(항산화제 식품으로는 신선한 야채가 해당됨).
⑫ 발색소가 들어있는 식품을 피하라. 발색소 첨가 여부는 포장지 설명을 보면 알 수 있다.

질병이나 노화와 관련된 독성물질인 활성산소라는 물질을 만들어 낸다는 것이다. 그런데 인간은 생명유지를 위해 산소를 써서 에너지를 만들어야 하므로 활성산소의 생성은 누구도 피해갈 수 없는 불가피한 것이다.

(2) 활성산소 피해를 줄일 수 있는 방법

첫째, 우선 산소를 차단시키는 것이다. 쇠가 녹이 슬거나 과일을 먹다가 남겨 두면 표면색이 검게 변하는 것은 산소가 닿기 때문인데, 이를 막는 방법은 은박지나 비닐로 싸 두거나 하면 되는 것이다. 진공포장으로 해서 캔을 만들면 뚜껑을 따기 전까지는 산소가 닿지 않으므로 산화되지 않는 것도 같은 이치이다.

둘째, 사람을 산소로부터 차단시킨다는 것은 말이 안 되는 것이지만, 불필요하게 산소가 몸속에 필요 이상으로 많이 들어가게 하지 않는 것도 한 방법이 된다. 예를 들어 너무 격렬한 운동을 하면 안정시보다 훨씬 더 많은 산소가 몸속으로 들어가므로 격렬하고 심한 운동을 하지 않는 것이 좋다.

셋째, 산소가 만나서 산화가 되는 물질 자체를 줄이는 것이다. 산소가 많이 있더라도 산화가 될 물질이 적으면 활성산소는 덜 생길 수 있다. 이와 관련된 과학적 근거를 갖고 있는 대표적인 장수방법이 칼로리 제한법이다. 쉽게 말해 좀 덜 먹으면 산화될 물질이 적어 활성산소도 덜 생겨서 노화가 천천히 된다는 이론이다.

넷째, 활성산소가 생기더라도 이를 빨리 처리하고, 그 피해를 최소화시키는 능력을 갖는 것인데, 이를 '항산화 능력'이라고 한다.

수십 억 년 전 지구에는 산소를 사용할 줄 모르는 단세포, 단순 생명체들이 살고 있었다. 그러다가 차차 산소를 사용할 줄 알고, 또 산소를 운반할 수도 있는 다세포 복합 생명체가 출현하였다. 그리고 점차 적응과 진화가 반복되어 오늘날 우리 인간은 산소를 가장 효율적으로 사용하는 능력을 이용하여 많은 에너지를 만들어 내며 활동을 하게 되었다. 그것뿐이 아니다. 산소 사용으로 생기는 해로운 물질인 활성산소를 처리하는 항산화 능력도 가지고 있다. 산소로부터의 이로움은 취하고, 해로움은 그때마다 바로 처리하는 항산화 능력, 이들 2가지가 서로 조화를 이룰 때에야 비로소 우리는 건강을 유지할 수 있다. 만일 활성산소를 처리하는 능력이 부족하면 세포가 손상되며, 무기력하고 피곤하며, 각종 질병에 걸리게 된다.

이상에서 본 바와 같이 지나친 산소흡입은 오히려 몸에 해가 되며, 산소흡입이나 피부 관리를 통해서 흡수된 산소가 몸 안에 들어가게 되면 그로 인한 활성산소에 영향을 미치는 것은 사실이다. 따라서 활성산소를 줄이기 위해서는 몸에 꼭 필요한 칼로리만큼만 먹고(적게 먹고) 적당한 운동(지나친 운동은 그만큼 산소를 많이 필요로 하기 때문에)과 항산화제를 복용하여야 한다고 생각한다.

사람의 몸이 활동에 필요한 에너지를 얻으려면 음식물로 섭취한 탄수화물 등이 호흡을 통해 몸에 들어온 산소와 결합하는 대사가 일어나야 한다. 이상적인 대사란 에너지원과 산소가 균형을 이루는 것이다. 그런데 과도한 운동이나 폭음, 과식 등의 이유로 에너지원과 산소의 균형이 깨지면 대사과정에서 남거나 부족한 산소가 불안정한 상태로 바뀐다. 이 같은 체내 산소 대사의 찌꺼기가 바로 활성산소라고도 불리는 유해산소인 것이다.

정상적인 산소는 우리 몸속에서 약 1백 초 이상 머무르는데 반해 유해산소는 1백만~10억 분의 1초 동안 생겼다가 없어진다. 이처럼 짧은 작용시간이지만 유해산소는 세포에 악영향을 끼친다. 세포막을 형성하는 주성분인 지질의 과산화현상을 일으켜서 세포막의 생체보호, 신호전달 체계를 망가뜨리거나, 적혈구를 파괴하기도 한다. 또 단백질 과산화 현상도 일으켜서 단백질로 이뤄진 체내의 각종 효소들, 즉 소화효소 등의 기능을 떨어뜨린다. 유해산소는 세포의 핵산도 산화시키는데, 이것이 암이나 노화의 원인이 되는 것이다. 그리고 유해산소는 동맥경화, 백내장, 신경계질환, 관절염의 원인이 되기도 한다.

2) 유해산소를 줄여 주는 역할

첫째는 루이보스 차와 같이 유해산소를 제거해 주는 효소인 SOD를 많이 함유하고 있는 것이다.

둘째는 적포도주와 같이 우리 몸의 세포가 유해산소로부터 받는 공격을 대신 받아주는 폴리페놀과 같은 항산화 물질이 많이 함유되어 있는 것이다.

활성산소란 공기 중의 산소를 호흡하여 산화에 얻어지는 에너지를 이용하여 생명을 유지하는데, 이때 여러 대사과정에서 끊임없이 생성되어 생체조직을 공격하여 세포를 산화, 손상시키는 주된 성분이며 유해산소라고도 한다. 또 한편으로 병원체나 이물질을 제거하기 위한 생체방어 과정에서 O_2, H_2O_2와 같은 활성산소가 대량 발생하며, 이들의 강한 살균작용을 통해서 병원체로부터 인체를 보호하는 작용을 한다.

산소의 존재 하에서 발생하는 세포나 세포소기관에 손상을 초래한다. 또한 생체 내 여러 단백질의 아미노산을 산화시켜 단백질의 기능 저하를 초래한다. 그리고 핵산의 손상으로는 핵산 염기의 변형, 핵산 염기의 유리결합의 절단, 당의 산화분해 등을 초래하여 돌연변이나 암의 원인이 되기도 한다.

3) 만병의 주범 활성산소

비타민 E, C, 요산, 빌리루빈, 글루타치온, 카로틴 등이 활성산소의 독작용을 제거하여 생체를 보호하고 있으며, 이들 물질을 항산화물이라고 하는데 활성산소를 항산화 물질이 제거하지 못할 경우 축적되는 활성산소에 의해 여러 가지 질병이나 노화가 초래된다고 한다. 현재 우리가 앓고 있는 질환 중 약 90% 정도가 활성산소와 관련이 있다고 하며, 그 질환에는 주로 암, 동맥경화, 당뇨병, 뇌졸중, 심근경색, 간염, 신장염, 교원병, 아토피성 피부염, 파킨슨병 외에 자외선과 방사선에 의한 질병 등이 있다. 외인성 활성산소의 생성 대도시의 주된 대기오염 물질인 질소 산화물은 헤모글로빈을 자동 산화시키고, 디젤 배기가스는 직접 혹은 간접으로 활성산소를 생성시켜 호흡기 질환을 초래하는 것으로 알려져 있다.

태양 광선의 자외선, 진단용 방사선 및 초음파 등에 의해서도 활성산소가 발생되어 암이나 염증을 유발한다. 수돗물 살균의 목적으로 수돗물 처리과정에서 사용되는 염소 및 오존처리와 자외선 조사도 염소 래디컬이나 활성산소를 생성할 수도 있다. 그리고 중금속 중 크롬, 철, 코발트, 니켈 등도 활성산소를 생성하며, 활성산소 생성에 의한 조직 손상이 중금속 중독 증상이나 발암성과 알레르기성의 원인으로 알려져 있다. 공업, 건축업 등에 대단히 유용한 석면도 활성산소를 생성하여 폐암 등을 유발한다고 한다. 또한 월남 전쟁 시 사용되었던 고엽제인 다이옥신, 공업용 탈지제, 세정제인 클로르에탄, 마취제인 할로탄, 위궤양 치료제인 시메티딘 등의 약제도 활성산소를 생성하며, 독작용을 초래하는 것으로 알려져 있다.

4) 병원체와 싸우는 활성산소

인간의 몸 안에서 활성산소가 피해만 주고 있는 것은 아니며, 사실 활성산소는 우리 몸에 없어서는 안 될 중요한 역할을 하고 있다. 그 주된 일의 하나가 병원체인 세균 및 바이러스와 싸우고, 독성물질에 대한 해독작용을 하는 생체방어 기능이 있다.

우리 몸은 세균이나 바이러스에 감염되면 발병하지만, 건강체인 경우는 밖에서 침입하는 병원체를 백혈구가 제거하게 되어 있다. 그래서 공격해오는 병원체를 상대해서 싸울 전사가 필요하다. 거기에 상당하는 것이 면역의 움직임을 돕는 세포의 하나의 호중구나 마크로파지이다.

호중구는 살균 능력이 강하기 때문에 병원균을 찾으면 즉시 공격하는데, 이때 무기로 사용하는 것이 활성산소이다. 때로는 호중구가 적을 자신의 세포 속으로 유인하며, 강력한 활성산소를 퍼부어 죽이기도 한다. 또 마크로파지는 세균 등의 병원체를 통째로 삼켜 활성산소나 분해 효소를 방출하여 파괴하고 소화한다. 이렇게 혼신의 힘을 다하여 병원체와 싸우는 정의의 사자인 호중구나 마크로파지가 활성산소를 발생시키는 장본인이다.

5) 동맥경화의 원인인 활성산소

순환기 장애의 대표적인 것으로 동맥경화를 꼽을 수 있는데, 동맥경화는 심장에 있어서는 심근경색, 협심증의 원인이 되고, 뇌에 있어서는 뇌경색, 뇌출혈 등을 일으키는 원인이 된다. 이 병은 모두 돌연사로 이어질 위험성이 높고 중・장년층을 중심으로 그 예방이나 치료에 대한 관심이 높다.

이러한 심장질환과 뇌질환의 원흉인 동맥경화에 활성산소가 관련되고 있다는 견해가 최근에 이르러 주목받고 있다. 동맥경화는 혈액 속의 지질이 산화되거나 세포막 등을 구성하고 있는 불포화지방산이 산화되어 이물질로 되어서 혈관 내벽에 부착되어 내벽을 변성시킴에 따라 혈관이 경화되어 버린 것이다. 이때 혈중의 지질이나 세포막 성분인 불포화지방산을 산화시키는 작용에도 활성산소가 관련되고 있다고 한다.

6) 발암에 원인이 되는 활성산소

발암의 과정을 살펴보면 그 발단은 세포의 DNA가 손상을 당했기 때문이라는 학설이 있다. DNA에 손상을 주는 원인에 활성산소가 관련된다는 것은 충분히 생각할 수 있다. 활성산소가 DNA에 수복 유전자가 손상을 받아 수복을 못하게 되거나 암 억제 유전자가 가능하지 못해 세포의 분열 증식이 조정되지 않게 되거나 암 유전자에 이상을 초래하기도 한다. 이때 혹시 암 억제 유전자가 정상으로 작동하면 불량 세포라 하더라도 이상 증식이 억제되어 암으로 연결되지 않을 것이다.

활성산소가 세포의 DNA에 있는 암 억제 유전자의 움직임을 방해하면 그 세포는 암세포가 된다는 것이다.

7) 당뇨와 활성산소

세포 안의 미토콘드리아의 작용에 장애가 생겨 체내의 포도당 이용에 이상이 생기는 병이 있는데, 이러한 사태가 생기는 것은 미토콘드리아 유전자에 활성산소가 어떤 상해를 주었기 때문이 아닌가 여겨지는 것이다. 인슐린을 분비하려면 생체 유지에 필요한 에너지 축전지가 되는 ATP를 소비하게 된다. 그러나 미토콘드리아 유전자에 장애가 있어서 ATP제조가 저하되면 인슐린의 분비가 약해져 혈당치가 올라간다는 것이다.

8) 간장과 활성산소

식품첨가물이나 화학물질, 알코올, 약물 등이 몸속에 들어왔을 때 그것을 이물질로 판단해 해독하는 효소로써 사이토크롬 P450이 있다. 이 해독작용 과정에서도 활성산소가 발생하는 것으로 알려져 있다. 이 사이토크롬 P450에 의한 해독은 간장에서 행해진다. 이런 맥락에서 볼 때 간장은 우리의 생체를 위해 얼마나 중요한 역할을 있는 장기인가를 느낄 수 있게 된다. 반대로 그 때문에 얼마나 많은 활성산소나 과산화지질이 모이기 쉬운 장소인지도 알 수 있다. 다시 말해서 활성산소가 많이 발생하는 장소이고, 활성산소에 의해서 장기 안의 세포도 죽이기 쉬운 조건이다.

9) 류마치스 관절염

관절에 염증이 생기면 살균작용을 하는 호중구가 달려와 염증부분에 활성산소를 사방에 뿌린다. 호중구가 출동할 때는 세균이나 바이러스 등이 침입했을 때이고, 이들의 병원체를 상대로 활성산소로 공격을 유도하기 위해 염증이 생긴다. 더욱이 관절을 원활하게 움직일 수 있도록 관절을 싸고 있는 활액막에서 분비되는 점막의 활액에 항산화 물질(스카벤저)이 충분히 포함되어 있지 않은 것도 재난의 원인이 된다. 그러니까 호중구가 내뿜는 활성산소에 의한 무차별 공격에 대한 처지가 이루어지지 않고 염증부분이 심한 상해를 입는 것이다.

그런데 인간의 몸에는 외부에서 들어오는 세균이나 바이러스같이 특이한 이물질(이것을 항원이라 한다)에 대한 면역능력과는 별도로 본래 면역반응을 일으켜서는 안 되는 몸속의 원래 있는 성분에 대해서 면역작용을 하는 자가 면역이란 것이 있다. 류마티스성 관절염은 이 자가 면역이 과잉 반응으로 일어나는 대표적인 병이다.

10) 위염에 영향을 주는 활성산소

위염, 위궤양에도 활성산소가 관여 위염에는 급성 위염과 만성 위염의 두 가지가 있다. 급성 위염은 과식이나 향신료 등 자극물의 섭취 외에 세균이나 바이러스에 의해 위의 점막에 염증이 생기는 것을 말한다. 만성 위염은 위가 장기간 여러 가지 음식물이나 화학물질 등과 접하는 동안 점점 피로가 쌓여 약해진 곳의 위 점막이 상해서 생기는 염증이다. 만성 위염에서는 염증이 생기고 치유되고 하는 과정이 반복되는 것이 특징이다. 만성 위염의 경우 몇 번이고 병증을 일으켜 그때마다 생기는 활성산소가 더욱 위벽을 상하게 하므로 평소에 되도록 위에 부담을 주지 않게 하는 생활태도를 유지하는 것이 무엇보다 중요하다.

8. 노화현상의 핵심 이론

생명을 유지하기 위해서는 필수적으로 산소와 음식물이 있어야 한다. 호흡을 통해 얻은 산소와 소화기를 통해 흡수된 영양소는 인체 내에서 대사 활동을 하는데 그때 발생되는 부산물, 즉 노폐물이 바로 활성산소이다.

현재 활성산소는 노화현상을 설명하는 핵심 이론으로 등장하고 있고, 각종 난치병과 기이한 질병의 근본 원인을 풀이할 때도 등장한다. 최근에는 각종 암의 발생 원인을 활성산소에서 찾아내려는 경향이 있다. 활성산소는 모든 동식물의 몸 안에 균이나 곰팡이, 바이러스 등이 침입했을 때 이것들을 물리쳐서 몸을 정상적으로 만들고 보호해 준다. 그러나 활성산소가 과도하게 우리 몸에 축적되어 있으면 많은 질병이 발생한다. 활성산소가 몸속에 과도하게 축적되는 요인으로 내적요인과 외적요인이 있는데, 먼저 내적요인으로는 만성염증이 있다.

우리 몸 내부에 만성적인 염증이 생기면 이를 물리치기 위해 백혈구가 활성화된다. 활성화된 백혈구는 활성산소를 계속 생성하는데 이 활성산소들이 만성 염증 같은 다른 요인들과 결합하여 질병을 유발하는 것이다. 또 혈액 순환에 장애가 있을 때에도 활성산소가 발생한다. 한편 외적요인으로는 흡연을 꼽을 수 있다. 흡연을 하면 활성산소가 몸속에 축적된다. 또한 자외선, 방사선, 화학물질로 인해 활성산소가 생길 수 있다.

활성산소가 유발하는 질병으로는 뇌졸중, 심근경색, 동맥경화, 당뇨, 간염, 신장염, 일반 염증, 교원병(류머티즘, 전신성 홍반성 낭창), 폐경화증, 궤양(피부 궤양과 켈로이드, 위궤양, 장궤양), 아토피성피부염, 특수질환(파킨슨씨병, 남성불임, 베체트병, 가와사키병, 난치 희귀병, 대퇴골두괴사), 기미, 백내장, 주근깨, 잔주름 등이 있다.

9. 한의학적 관점에서 본 활성산소

활성산소에 빠져들어 갈수록 이런 무서운 질병을 야기하는 것이 과연 한의학적인 관점에서 보면 무엇일까를 거듭 따져 보았다. 이 과정에서 '어혈이 모든 병의 시작이며 끝이다'라는 확신을 가졌다. '어혈이 만병의 원인'이 된다는 관점에서 활성산소가 모든 병의 시작이며, 인체의 대사과정에서 생기는 일종의 부산물, 노폐물이라고 하면 그것이 한의학에서 말하는 어혈로 말할 수 있다. 그리고 어혈을 현대 의학 이론에 접목해서 풀이할 수 있는 가장 근접한 이론이 바로 활성산소 이론이 아닐까 하는 생각이 든다.

한방에서도 통용되는 "열 개의 병중에서 아홉은 담 병이다." 라는 말은 수많은 질병의 원인 중 90%는 담에 의해 발생한다는 의미이다. 담이란 한의서 중 가장 많은 부분을 차지하고 가장 많은 처방들을 가진 것인데, 이러한 담을 여러 각도에서 분석, 관찰하고 다시 세분하여 각각의 원인과 증상, 처방을 모두 달리하고 있으므로 모든 병의 원인을 담이라 해도 결코 틀린 말이라고 할 수 없을 정도다.

중풍 후유증에 흔히 사용하는 보양환오탕이라는 처방이 있다. 이 처방은 황기, 당귀, 적작약, 지룡, 천궁, 도인, 홍화로 구성이 된다. 그런데 이 처방 중 황기를 제외하면 모두 피를 새로 태어나게 하고, 묵은 피를 제거하는 약재들이다. 이를 활혈화허라는 약물이라고 한다. 중풍 후유증이나 중풍의 전조 증상이 있을 때 흔히 사용하는 처방인데, 내용 약재들 역시 어혈을 제거하는 치료제로 다용하는 약물들이다. 보양환오탕에 쓰는 당귀, 천궁, 적작약, 도인, 홍화, 자룡은 활혈을 제거시키는 약물로서 중풍의 후유증에 사용된다. 중풍이란 뇌혈관질환으로 한방치료가 탁월하다고 알려져 있다. 중풍하면 한방을 우선으로 여기는 이유는 바로 나쁜 피를 녹이고 막힌 것을 뚫어주는 힘이 강하기 때문이다.

활성산소를 제거하는 항산화제들이 건강하고 튼튼하냐 아니냐를 질병의 척도로 삼고 또한 그에 따라 노화의 상태를 측정할 수 있다는 이론이다. 활성산소를 제거하고 몸을 건강하게 만드는 효소는 크게 4가지(수퍼 옥시드디스뮤타제, 카타라제, 환원형 글루타치온과 글루타치온 페록시다제, 셀레니움)로 나뉜다.

10. 피부노화와 주름이 생기는 이유

피부노화와 주름이 생기게 되는 원인에는 생리학적 과정의 끝없는 이유를 동반하는 매우 복잡한 과정이라 할 수 있다. 이 피할 수 없는 노화를 막아내거나 최소화시켜 준다고 주장하는 현실과는 거리와 먼데 그 이유는 노화과정이란 그 자체가 매우 복잡하고 난해한 문제이기 때문이다. 피부는 그 자체로도 수많은 방법으로 늙어가게 된다. 식물 추출액이나 비타민을 피부에 사용한다고 해서 노화를 촉진시키는 수많은 원인들을 모두 해결할 수는 없다. 외부에서 발생한 일련의 요소들(태양 손상, 공해, 활성 산소 피해, 연기)과 내부에서 발생한 요소들(유전학적으로 결정된 세포 형성, 연대순에 따른 노화, 호르몬 감소, 면역 활동 억제)이 우리가 나이든 피부라고 말하게 되는 이유라고 할 수 있다.

단지 산소 고갈, 활성산소 피해, 콜라겐 파괴, 감소된 세포 전환, 세포이상 형성, 감소된 지방 용적, 세포간의 결함, 유전학적으로 미리 결정된 세포활동 정지, 호르몬 손실 등만이 피부노화의 영향을 미치는 것은 아니다.

이러한 문제를 보다 객관적으로 봄으로써 우리의 피부에 어떠한 현상이 일어나는지, 그리고 이러한 현상에 대한 치료를 위해 할 수 있는 일이 무엇인가를 이해하도록 도와줄 것이다. 그리고 어떻게 해서 주름제거 제품 회사들이 그러한 주장을 펼치고 있는지, 그리고 그러한 주장이 사실이 될 수 없는지를 통찰하는 것은 우리의 피부 뿐 아니라 예산에 이득을 주게 될 것이다.

예를 들어, 피부의 구조를 지지하는 콜라겐과 엘라스틴이 계속되는 햇빛의 노출로 인해 파괴될 때, 이러한 콜라겐과 엘라스틴은 나이가 들게 되면서 유연성을 잃게 되고 더 단단해지게 된다. 즉 피부가 유연성을 잃게 된다는 뜻이다. 어떤 제품들은 오직 콜라겐을 촉진시키거나 엘라스틴만을 개선한다고 한다. 이것은 집을 지을 때 아무런 기초 없이 대들보로만 집을 짓는 것과 다를 바 없다. 이는 다른 하나가 없이는 둘 다 생존하지 못하는 원리와도 같다.

이외에도 나이가 들어감에 따라 감소하게 되는 피부의 특정 성분들이 있다. 세포 사이에 존재하는 수분 유지 요소들이나 표면을 개선시키는 요소들, 예를 들면 세라미드(ceranides), 히알루론산, 폴리사카린, 글리세린 등 그 외에 다른 많은 요소들이 고갈되어 다시는 생성되지 않게 된다. 뿐만 아니라 피부 지탱 구조 성분들과 콜라겐, 엘라스킨은 약해지고 손상된다. 또한 나이가 든 피부는 젊은 피부보다 더욱 알레르기 반응이나 염증 등에 더욱 민감해지는데, 이는 약한 면역체계 때문이라 할 수 있다.

보다 깊은 분자 단계에서 볼 때, 피부 세포의 재생산을 위한 DNA와 RNA 유전적 전달체의 속도가 느려지고, 이러한 세포들의 재생산을 멈추게 된다. 이러한 변화는 세포를 비정상적으로 만들게 되며, 피부의 촉감을 변화시키고, 세포가 수분을 유지하는 것으로부터 방해하게 된다. 이것이 바로 나이가 든 피부일수록 건조해지는 이유라고 할 수 있다. 피부의 DNA와 RNA 내에서의 변화는 다양한 이유에서 일어나게 된다. 이러한 이유에는 태양으로부터의 손상의 결과, 그리고 시간의 흐름에 걸친 피부세포 내에서 생기는 활성산소 손상에 의한 염증반응의 결과와 같은 유전적인 이유를 들 수 있다.

노화에 대한 이러한 수많은 요인들을 타겟으로 자연스럽게 노화를 감소시켜 주는 효과가 있다고 주장하는 수많은 화장품 성분들을 보아왔을 것이다. 콜라겐, 엘라스틴, 세라마이드, 히알루론산, 폴리사카린, DNA, RNA, 그리고 이 외의 다른 피부 성분들이 주름방지 크림의 함유물로 유명하다.

훌륭하면서도 오래 된 글리셀린 또한 피부 세포층 사이에서 풍부하게 존재한다. 이러한 글리셀린은 피부가 더 좋게 느껴지도록 돕게 되나, 화장품 산업에서는 글리셀린에 대해 비교적 많은 의견을 내놓지 않는다. 그 이유는 특색이 있다고 하기엔 너무나 평범하기 때문이다. 안타깝게도 화장품 산업에서는 피부가 잃었던 것을 다시 되찾아준다는 어구를 사용하기 좋아하며, 이러한 어구들은 화장품 성분들이 영구적인 방법으로 피부 구성에 영향을 줄 것이라고 믿도록 만들게 된다. 하지만 이러한 주장들은 현실과는 매우 차이가 있다. 다시 말해 화장품을 통해 노화를 막을 수는 없으며, 이러한 노화를 줄이기 위해 매일 사용되는 스킨케어로는 충분하지 않다는 것이다.

제 10 장

현대인과 아토피

1. 알레르기성 질환과 아토피성 질환

인간의 몸은 외부의 환경의 변화에 따라서 정상적으로 스스로를 보호하는 반응을 본능적으로 하도록 유전자 프로그램으로 입력되어 있다(보호본능). 이 보호본능 중에서 가장 중요한 본능이 면역체계의 면역적인 자기보호 본능이라고 할 수 있다. 면역체계는 인간의 질병에 대한 저항력을 발휘하여 자기를 보호하는 체계인 것이다. 면역체계는 백혈구들로 구성되어 있고, 이 백혈구들 중에 가장 중요한 T-임파구는 면역체계의 총사령관이라고 부를 수 있다. 알레르기는 면역체계가 약해졌기 때문에 일어나는 비정상적인 자기 보호본능 반응이다.

인간의 면역체계가 그 유전자들에 입력된 대로 제대로 잘 작동하면 면역체계가 강한 것이며, 반대로 그 유전자들의 작동이 원활하지 못하면 면역체계가 약하다고 말할 수가 있는 것이다. 면역체계가 강하면 우리의 몸은 외부로부터 들어오는 나쁜 물질에나 환경을 두려워하여 과인반응을 하지 않고 자신 만만하기 때문에 차분하고 조용하게 반응하면서 자기 보호본능을 정상적으로 나타낸다. 그러나 면역체계가 약하면 자기 보호본능이 비정상적으로 과잉하게 일어나는데, 이러한 비정상적 반응을 알레르기 반응, 또는 알레르기 현상이라고 부른다.

알레르기는 이 정상적인 자기 보호본능의 반응의 정도가 지나쳐서 면역체계가 외부로부터 몸 안으로 들어오는 물질들이나 환경의 변화에 대한 비정상적인 과민반응, 혹은 이상반응을 나타내는 현상을 뜻한다. 결국 알레르기성 질환의 근본 원인을 면역체계가 약해졌기 때문이다. 그리고 면역체계가 약해졌다는 말은 이 면역체계의 총사령관격인 T-임파구가 올바로 작동하지 못하게 되었다는 말이며, 이 T-임파구가 올바른 작동을 못한다는 말은 그 T-임파구 속에 입력된 유전자가 잘 작동하지 못한다는 말이다. 유전자는 세포 속에 입력되어 세포의 성능을 결정해 주는 프로그램이므로 이것이 제대로 작동을 못하거나 변질되면 질병들이 발생하게 되어 있는 것이다.

2. 알레르기 질병의 치유

면역체계의 약화가 알레르기 질병의 근본적인 원인이기 때문에 그 근본적인 치유는 면역체계의 강화가 유일한 치유의 길이다. 다시 말하면 올바른 작동을 하지 못하고 있는 T-임파구의 유전자들을 다시 활발하게 재 작동하게 하는 길이 알레르기 질환의 올바른 자연치유의 길이다.

① 과민반응에 의하여 몸 전체에 나타날 수도 있고, 부분적으로 나타날 수도 있다.
② 호흡기 계통으로는 천식, 알레르기성 비염, 축농증 등을 유발할 수도 있다.
③ 피부의 가려움증, 두드러기, 아토피성 피부염을 유발한다.
④ 중추신경 계통으로는 두통, 미열, 어지럼증, 만성 피로증을 유발한다.
⑤ 소화기 계통으로는 복통, 구토, 소화불량, 설사 등을 유발한다.
⑥ 비뇨기 계통으로는 빈뇨증, 혈뇨증을 유발한다.
⑦ 특히 수유기에 있는 유아들에게 우유 알레르기 때문에 철분결핍으로 인한 빈혈증도 생길 수가 있다.

3. 알레르기 반응을 일으키는 물질들

꽃가루, 먼지, 동물의 털, 새털, 동물이나 인간의 몸에서 분비된 물질과 섞인 피부세포 조각들, 곤충들의 조각들, 곰팡이, 음식 등에 의해 체질에 따라 알레르기 반응을 보인다.

4. 우유와 우유제품으로 인한 알레르기

인간의 모유 속에 있는 단백질과 우유의 단백질은 그 성질이 아주 다르다. 수유기의 아기들이나 새끼소들은 소화기능이 미숙하여 단백질을 완전히 소화시키어 아미노산으로 분해하지 않고도 혈액으로 흡수하는 경향이 있다. 그런데 우유에는 수유기에 있는 새끼소들에게는 엄마소의 단백질이 흡수되어도 전혀 이상 과민반응이 일어나지 않지만, 인간에 있어서 아기들에게는 전혀 소화되지 않아 아미노산으로 분해되지 않은 소의 단백질이 흡수되면 엄마의 단백질이 아닌 이물질 반응, 곧 알레르기 반응을 일으킬 수가 있는 것이다. 결론적으로 우유는 인간에게 필요한 음식이라는 관념을 버리는 것이 옳고, 특히 알레르기성 체질을 타고난 사람들은 가능한 우유를 식단에서 제외하는 것이 알레르기의 예방을 위하여 꼭 필요하다.

5. 조건반사 형태로도 알레르기 증세가 나타날 수 있다

5.1 심리적 조건반사

외부에서 몸 안으로 들어오는 알레르기 반응을 일으키는 물질은 전혀 없어도 환자 자신이 알레르기 반응을 일으키는 어떤 물질에 노출되었다고 상상하여 두려워하거나 또는 과거에 심한 알레르기 증세가 나타났던 상황과 유사한 상황이나 심리적 느낌이 있을 때에 일어나는 조건반사 형태의 과민반응이 일어날 수도 있다.

5.2 면역 조건반사

면역체계를 구성하는 백혈구들 중에서 가장 중요한 T-임파구나 NK(자연 살상)세포는 예민한 조건반사 반응을 한다. 실험실 쥐에게 T-임파구를 죽이는 물질인 사이크로스포린(Cyclosporin)이라는 물질과 약한 단맛이 나는 설탕물을 동시에 투여하면 쥐가 의식하지는 못하지만 쥐의 몸속에서 T-임파구들이 죽게 된다. 이러한 실험을 며칠 동안 반복하고 나면 조건반사가 형성되어 사이크로스포린은 투여하지 않고 설탕물만 조금 먹여도 쥐의 몸속에서 T-임파구가 죽는 조건반사 현상이 일어난다.

5.3 기관지 천식

기관지에 자기 보호본능 반응이 과민하게 일어나서 기관지가 좁아져서 호흡, 특히 숨을 내어쉬기가 어려운 상태이며, 위에서 열거한 모든 알레르기를 일으킬 수 있다.

6. 아토피성 피부염

아토피성 피부염을 일으키는 3가지 요소들이 있는데, 가장 중요한 요소는 알레르기성 피부 과민반응 요소와 스트레스 요소가 가장 중요한 요소이다.

① 알레르기성 과민반응 요소
② 스트레스 요소로는 스트레스 반응의 하나로 피부염이 되는 신경성 피부염, 그리고 심리적 조건반사나 면역 조건반사의 요소도 포함된다.

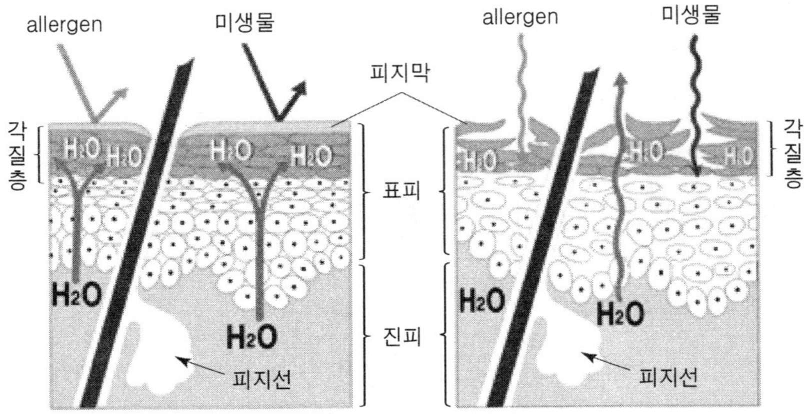

그림 10-1. 아토피 피부

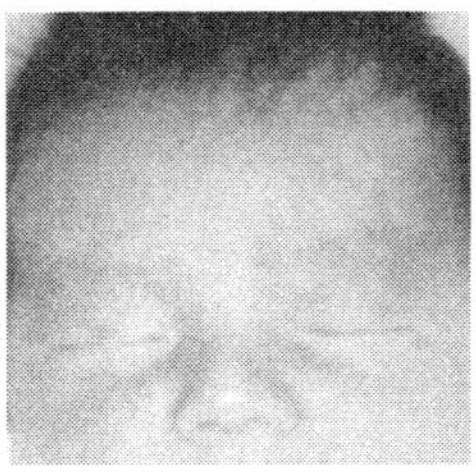

그림 10-2. 유아기 아토피 피부염

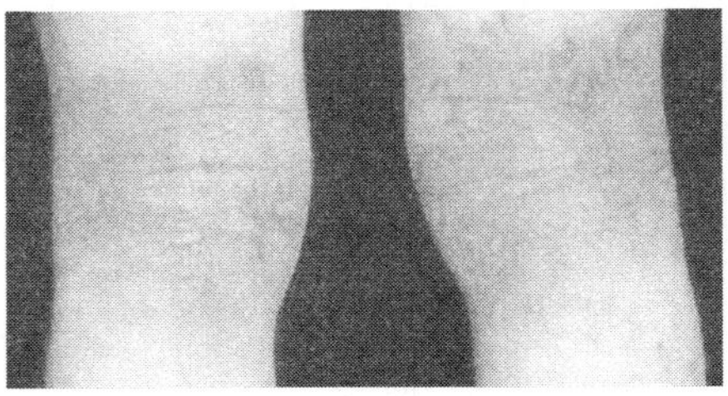

그림 10-3. 소아기 아토피 피부염

③ 자가 면역성 요소로는 면역체계의 총사령관인 T-임파구의 유전자의 변질로 인하여 환자 자신의 조직을 공격하여 발생하는 질병을 자가면역성 질병이라고 부른다. 아토피성 피부염의 경우 변질된 T-임파구들이 피부조직을 공격하여 피부염을 생기게 하는 요소이다.

6.1 알레르기 질병의 치료

근본적인 치유는 면역체계를 강화시키는 길뿐이다. 과민반응 물질(히스타민) 생산에 의하여 가려움증, 두드러기, 기관지 수축 증세들이 생긴다. 이러한 증세의 치료로는 항히스타민제 투여, 또는 기관지 확장제를 투여하는 방법 등이 있다.

6.2 알레르기성 질환의 현대 의학적 치료

1) 항히스타민제 치료

세포들이 과민성 반응의 결과로 히스타민이라는 물질이 생산되어 가려움증, 재채기, 두드러기, 천식 등의 과민반응 증세를 일으킨다. 그래서 현대의학에서는 이 증세들을 완화시켜 주기 위하여 이미 몸속에 생산된 히스타민을 파괴하는 역할을 하는 항히스타민제라는 약품을 생산하여 치료제로 사용한다. 그러나 이 치료효과도 일시적일 뿐이기 때문에 알레르기성 과민반응이 있을 때마다 반복 투여해야만 한다.

2) 스테로이드, 코티손, 면역억제제 치료법

이 약품들은 T-임파구들을 죽여서 몸이 과잉반응을 아예 하지 못하도록 해주는 증세 치료법이며, 오히려 알레르기성 질환의 근본 원인이 되는 면역체계의 약화를 더 심하게 약화시킴으로 인하여 결과적으로는 알레르기성 질병을 더욱더 악화시키는 경향이 있다.

3) 면역항진제 치료법

면역체계를 자극시키어 일시적으로 활성화시키는 자극제는 있지만 정확하게 부작용 없이 면역체계를 인위적으로 강화시키는 약은 아직도 없다. 이런 면역자극제들은 결국은 면역체계를 과잉 자극시키어 결과적으로 면역체계를 피곤하게 하여 오히려 면역체계를 궁극적으로는 약화시키는 결과를 초래한다.

7. 아토피성 피부염의 치료

1) 아토피성 피부염과 목욕

전통적인 아토피성 피부염의 치료 개념에 의하면 비누를 사용하는 목욕은 환자의 피부를 더 건조하게 만들기 때문에 피부염을 더욱 악화시킨다고 전해져 왔다. 그러나 목욕으로 때를 제거하지 않으면 몸에서 분비된 나쁜 분비물과 변질된 지방질, 환경으로부터 접촉되어 묻은 오염물질들이 죽은 피부세포들과 혼합되어 알레르기 반응을 일으키는 나쁜 물질들이 지속적으로 나와서 아토피성 피부염을 지속적으로 악화시키게 된다.

목욕은 다음과 같이 실시한다.

① 목욕하는 시간이 즐거운 시간이 되게 하라. 약 30분 동안 목욕탕 안에서 장난감을 가지고 재미있게 놀게 하라. 아이가 즐거운 시간을 보내고 있는 동안 어머니는 열심히 물을 온몸에 뿌리거나 부어주어 오래 된 떼가 잘 불게 하라.
② 떼가 잘 불게 되면 조심스럽게, 부드럽게 떼를 밀어 피부를 깨끗하게 해준다.
③ 그 후에 피부에 순수한 올리브유를 아주 가볍게 발라주어 피부가 건조해지는 것을 방지한다. 그리고 가려운 부분, 염증이 심한 부분에 알로에나 스테로이드 연고를 살짝 발라주고 재운다.

2) 아토피성 피부염과 음식

원칙적으로 채식이 가장 적합하다.

(1) 채식의 장점

① 균형진 영양소들을 포함하고 있다.
② 활성산소의 산화작용을 방지하는 산화방지제가 충분히 포함되어 있다.
③ 충분한 섬유질이 포함되어 장을 청소하고, 변비를 회복시키어 대장으로부터 불순물의 재흡수를 막아서 면역체계와 피부에 악영향을 미치지 않는다.
④ 짜고 맵지 않게, 자극성이 없도록 조리한다.
⑤ 가능한 한 식용유 사용을 최소화 한다.

(2) 육식의 문제점들

① 영양소들이 불균형하게 포함되어 있다.
② 여러 오염물질들과 고단백 고지방으로 말미암아 면역체계를 더 약화시킨다.
③ 섬유질이 없다.

3) 주거환경의 정화

① 맑은 공기(새집증후군을 피할 것)의 공급이 아토피를 예방할 수 있다.
② 맑은 물을 공급하고, 여러 종류의 상업적 음료들을 피한다.

4) 규칙적인 운동을 한다.

5) 충분한 휴식과 평안한 수면을 취한다.

6) 아토피성 피부염과 스트레스에는 아토피성 피부염 치료에 가장 중요한 부분이다.

① 면역체계는 특별히 T-임파구는 생각(느낌, 마음)에 극도로 예민하게 반응한다.
② 피부도 마음에 너무나 예민하게 반응한다.(소름이 끼친다. 신경성 피부염, 스트레스성 가려움증)
③ 엄마의 긍정적 정신상태가 결정적으로 아이의 면역체계와 피부에 중요한 영향을 미친다.
④ 사랑으로 아이를 대하여야 한다.
⑤ 절대로 절망적인 표정, 부정적인 언사, 한탄, 분노, 짜증을 내지 말아야 한다.
⑥ 꼭 회복될 수 있다는 확신으로 아이를 대하고 그 확신을 생활 속에서 나타낸다.
⑦ 노래로 아이를 돌보아 준다.

목욕이나 건강식, 운동, 주거환경의 정화 등 위의 모든 것을 다 잘 해도 엄마가 부정적이고 우울하면 효과가 없다.

8. 뉴스타트만이 해결이다

알레르기성 질병들은 근본적으로 약화된 면역체계 때문에 발병한 것이므로 치유를 위해서는 약화된 면역체계의 총사령관인 T-임파구가 강화되어야 한다. T-임파구의 강화는 그 T-임파구 속의 유전자들이 다시 재작동하기 시작해야만 한다. 비 작동상태에 있는 T-임파구들의 유전자들을 다시 활성화시키어 재 작동시키는 길이 알레르기성 질병들의 자연치유를 이루는 길이다.

뉴스타트(newstart)로 생활습관을 바꾸어 주어야만 한다. 생활습관을 바꾸어 주는 것이 T-임파구의 유전자를 활성화시키기 위한 최적 유전자 환경조건을 이루게 하는 것이다. 뉴스타트의 원칙을 따르면 마침내 최적의 유전자 환경이 조성된다. 그 때 T-임파구 속의 유전자들에 유전자를 자동시키는 원동력인 생명력이 전달되어 비활성화되어 있던 유전자들이 재작동을 시작하면서 그 결과로 T-임파구의 기능은 마침내 정상화되고 강화되어 결국 과민성 체질은 회복되어 알레르기 과민반응들은 완전히 치유되는 것이다.

9. 아토피 피부염

9.1 아토피 피부염에서 표피 장벽의 역할

아토피 피부염의 임상증상은 유전, 환경 요소와 피부장벽, 면역과 신경계 이상의 복잡한 상호작용의 결과로서 나타난다. 아토피 피부염의 원인과 증상들을 파악하기 위해 여러 연구들이 진행되고 있으며, 최근에는 비정상적인 장벽 기능이 아토피 피부염의 병인론 모델에 있어서 주목을 받고 있다. 따라서 이 논문은 아토피 피부염의 표피 장벽의 역할을 알아보고자 하였다. 피부의 가장 중요한 기능 중 하나는 외부와 내부 환경 사이의 장벽 역할을 하는 것이다. 피부 장벽은 두 가지 기능을 한다. 몸속의 수분이 지나치게 외부로 손실되는 것을 보호(내부에서 외부로의 장벽)하고 알레르겐, 가려움을 일으키는 자극제, 그리고 외부 세균과 같은 환경물질들이 피부 속으로 유입되는 것을 억제(외부에서 내부로의 장벽)한다.

10. 아토피성 피부염 검사

10.1 피부 단자검사(Prick Skin Test)

일종의 피부 반응검사로 간편하고 신속하게 검사할 수 있어 널리 사용된다. 여러 가지 항원이 들어있는 액체를 등이나 팔에 올려놓고 그 부위를 소독된 침으로 살짝 찔러 두면 15~20분 후 그 부위가 부어오르며 가려운 발진이 생기는데 빨간 발진과 부어오른 정도에 따라 알레르기 반응 정도를 판단한다. 이러한 단자검사는 2세 미만에서는 피부반응이 약하게 나오므로 시행하기가 어렵고, 약을 먹고 있거나 피부염이 심한 경우에는 시행하는데 제한이 따른다.

10.2 혈청 내 특이 면역글로불린 E 검사

특정한 항원에 대한 반응을 나타내는 항체 중 면역글로불린 E가 아토피 피부염과 같은 알레르기 환자에서 높은 농도로 나타난다. 그 중 집 먼지 진드기, 바퀴벌레, 동물의 털이나 꽃가루와 같이 흡입을 통하거나 계란, 우유, 밀, 땅콩과 같은 음식물 섭취를 통해 알레르기를 일으키는 개개의 항원들에 대한 면역글로불린 E의 수치를 재는 방법이다.

피부 단자검사와 달리 약물을 복용하는 중이거나 광범위한 피부염이 있을 경우에도 사용할 수 있고, 2세 미만의 유아에게도 실시할 수 있는 장점이 있으나 결과가 나오는데 시간이 걸리고, 비용이 많이 드는 단점이 있다.

10.3 총 혈청 면역글로불린 E 검사

알레르기 질환과 관계가 있는 면역글로불린 E의 총량을 측정하는 것으로, 아토피 피부염 환자의 80% 정도에서 수치가 증가되어 있다. 그러나 수치가 정상이어도 피부염이 나타날 수 있으므로 진단에는 제한적으로 사용한다. 하지만 총 혈청 면역글로불린 E의 수치가 높은 환자는 천식이나 알레르기 비염의 질환을 같이 갖고 있는 경우가 많으므로 주의 깊게 관찰하여야 한다.

10.4 음식물 알레르기 검사

아토피 피부염의 원인에서 음식물이 관여하는 것은 환자마다 차이가 있으나 밀접한 관련이 있다는 보고도 많다. 특히 유아에서 발생하는 경우나 치료에 잘 반응하지 않는 경우에 음식물과의 관련성을 의심할 수 있다.

음식물이 실제로 아토피 피부염의 원인으로 작용하는지를 알아볼 수 있는 검사법으로는 음식물에 대한 세심한 병력 청취가 중요하고, 음식물 일기를 작성하는 것이 도움이 된다. 의심되는 음식물을 앞서 설명한 피부 단자검사나 혈액 내의 특이 면역글로불린 E를 측정하여 확인한다. 이러한 과정을 거쳐서 음식물이 원인으로 판단되면 해당 음식물을 환자의 식이에서 1～2주간 완전히 제거하여 증상이 호전되는지를 확인한다. 확진을 위해서는 음식물 유발시험이 필요하며, 방법으로는 개방 유발시험, 단일 유발시험 및 이중맹검 유발시험 등이 있다.

10.5 혈액내 호산구 검사

알레르기성 질환이 있으면 백혈구 백분율 검사에서 호산구가 매우 증가하는데, 아토피 피부염이 심한 정도에 따라 호산구도 비례하여 증가한다. 그러나 기생충 질환이나 류마티스 관절염이 있는 경우에도 증가할 수 있으므로 진단에 큰 도움이 되지는 않는다. 총 알레르기 항체치는 병이 심할 때 급격히 올라가고, 좋을 때는 떨어지거나 정상이 되는 것이 아니다. 이 검사는 알레르기의 원인을 밝힐 수는 없지만 알레르기 진행 정도의 기준이 되는 검사로 그 수치는 연령에 따라 정상치가 다르다.

그 밖에도 피부 반응검사의 하나인 첩포검사, 피부 각질층의 기능검사, 습진부위의 배양검사 등이 진단과 치료에 도움이 될 수 있다.

11. 아토피 피부염과 알레르기 질환의 유사성

11.1 역학적인 유사성

아토피 피부염과 천식 사이에는 역학적으로도 명백한 많은 유사성을 보이고 있다. 서구 여러 국가에서 천식의 유병률이 증가하고 있으며, 특히 소아에서의 증가율이 뚜렷한 것으로 보고되고 있다. 미국에서는 1980년에 천식 환자의 수는 680만이던 것이 1993～1994년도에는 1370만으로 증가하였다 즉 천식의 유병률이 1980년대에 비해

1994년에 75%가 증가하였다. 이 중 4세 이하의 소아 연령은 160%가 증가하였다. 1998년도에는 미국에서의 천식 환자는 1700만으로 증가한 것으로 보고되고 있다. 국내에서도 1995년에 초등학생의 7.7%가 천식을 한 번이라도 진단받은 과거력이 있는 것으로 조사되었으며, 2000년도에는 9.1%로 증가하였다. 천식뿐 아니라 아토피 피부염의 유병률 역시 증가하고 있다.

미국에서는 학생 중 아토피 피부염의 과거력이 있는 사람은 17.2%, 북유럽에서는 15.6%로 보고되고 있다. 최근 5~9세 사이의 일본 학생들에서의 아토피 피부염의 유병률은 21%로 보고하고 있다. 국내에서는 1995년도에 초등학생의 16.6%가 2000년도에는 24.9%가 아토피 피부염으로 진단받은 과거력이 있다고 조사되었다. 영국에서의 아토피 피부염 cohort study를 보면 1946년에 태어난 소아의 약 5.6%, 1958년에 7.3%. 1970년도에는 12.2%로 보고되었으며, 1994년도에는 20%로 보고되고 있다. 전체적으로 최근 30년 사이에 아토피 피부염은 약 2~3배 증가하였으며, 전 인구의 약 15~20%에서 소아기에 아토피 피부염을 경험하는 것으로 보고되고 있다.

이렇게 천식뿐 아니라 아토피 피부염이나 알레르기 비염의 증가도 유사한 양상을 보이고 있음을 알 수 있다.

11.2 유전적인 배경

아토피 피부염과 다른 알레르기 질환은 공통적인 병인과 유전적인 배경을 갖고 있는 것으로 알려져 있다. 유전적인 배경을 갖고 있는 개체에서 임신 중 또는 출생 후에 환경적인 영향이 아토피 피부염의 발현에 관여하는 것으로 알려져 있다.

태생기의 림프구는 태반에서 분비되는 사이토카인과 호르몬의 영향과 항원에 노출됨으로써 TH2 profile을 보이게 된다. 일반적으로 흡입성 항원이나 식품 항원에 의한 T세포의 감작은 임신 22주 이상이면 가능한 것으로 알려져 있으며, 임신 20주가 지나면 IgE 생성도 가능한 것으로 알려져 있다. 출생 후에는 비아토피성인 사람은 감염 등의 면역계 자극에 의해 TH2 profile이 TH1 profile로 전환된다. 즉, 임신 중 출생 전후의 환경이 아토피 질환의 발현에 영향을 줄 수 있는 근거가 될 수 있다. 아토피 피부염의 가족력이 주요한 위험 인자가 된다. 부모 중 한 사람이 아토피 피부염을 갖고 있는 경우에 자녀에서 아토피 피부염을 보일 확률은 약 2~3배, 부모가 모두 아토피 피부염을 갖고 있는 경우에는 약 3~6배로 보고되고 있다.

Uehara 등의 연구에 의하면, 아토피 피부염을 갖고 있는 성인 환자의 약 60%에서 아토피 피부염을 가진 자녀를 두고 있는 것으로 조사되었다. 양측 부모 모두가 아토피 피부염을 갖고 있는 경우에 약 81%, 한 부모가 아토피 피부염을 갖고 있고 다른 한쪽 부모는 알레르기성 호흡기 질환을 갖고 있는 경우에는 59%에서 한 부모가 아토피 피부염을 갖고 있고, 다른 한쪽 부모는 알레르기성 질환이 없는 경우에는 56%에서 아토피 피부염이 있는 것으로 보고되고 있다.

또한 아토피 피부염의 가족 내 발병은 부모보다는 형제간에, 아버지보다는 어머니에서 아토피 피부염이 있을 때 위험도가 더 높은 것으로 보고되고 있다. 그러나 모계의 위험도가 높은 것은 아토피 피부염의 발병에 유전적인 배경 이외에도 출생 전 태내 환경과 출생 후의 환경 등 다른 인자 들이 위험 인자로 추가적으로 관여함을 뒷받침하는 이유가 되기도 한다. 반대로 아토피 피부염이 있는 소아에서 부모 중 아토피 피부염을 갖고 있는 또한 쌍생아의 연구에서도 일란성 쌍생아의 경우 약 77%에서, 이란성 쌍생아의 경우에는 15%에서 아토피 피부염을 같이 갖고 있는 것으로 보고되고 있다.

아토피 피부염은 천식과는 달리 출생 시 체중과는 별로 상관관계가 없는 것으로 알려져 있다. 모유 수유를 통해 신생아에게 직접적인 외부 단백항원의 섭취를 제한함으로써 항원 감작을 지연시킬 수 있는 장점과 함께 모유의 면역학적인 장점 때문에 아토피 질환의 예방에 중요한 것으로 알려져 있어 미국이나 유럽의 소아과학회에서도 고 위험군에서는 모유 수유를 적어도 4～6개월 유지하도록 권장하고 있으나, 모유를 통해 모체로부터 소량의 항원이 아기에게 전달될 수 있어 모유 수유기간이 길수록 아토피 피부염의 발현 위험이 크다는 보고도 있다. 생후 1년 이내에 항생제를 사용한 경우에 아토피 피부염 등의 아토피 질환의 발현이 높다는 보고가 위생가설을 뒷받침하기도 한다.

그러나 이 같은 유전적·면역학적 위험인자를 제외하고라도 즉, 같은 유전적인 배경을 갖고 태어난 같은 종족이라도 환경요인에 따라 아토피 질환의 발병 양상이 달라지게 된다. 일반적으로는 가족 수가 적은 경우 경제수준이나 교육수준이 높은 경우 시골보다 도시에 사는 경우 항생제를 많이 사용한 경우에 아토피 질환의 유병률이 높은 것으로 알려져 있다.

11.3 다른 아토피 질환 발현(알레르기 행진)의 위험인자로서의 아토피 피부염

아토피 피부염은 소아 천식의 발병과 중증도 및 천식의 지속 여부에 영향을 미치는 중요한 risk factor로 작용한다. 영아기 초기에 아토피 피부염이 있으면서 알레르기 질환의 가족력이 있는 소아의 50%는 알레르기성 기도 질환이 발현됨을 볼 수 있었다. 실제로 아토피 피부염이 있는 소아의 약 80%는 소아기 동안에 알레르기성 기도 질환이 발현되었고, 이 중 40～50%는 천식이었다고 보고하였다. 대다수의 소아에서 아토피 피부염이 outgrow 되면서 알레르기성 호흡기 질환이 발현되는 것이 관찰된다. 그러나 아토피 피부염 환자의 약 15～30%는 아토피 피부염과 함께 천식을 같이 갖고 있는 것으로 조사되었다.

2006년도 천식 및 알레르기 예방본부에서 국내 4개 대학병원의 소아 알레르기 환자를 대상으로 조사한 결과를 보면, 알레르기 질환의 연령별 분포는 2세 미만에서는 아토피 피부염이 79%, 천식이 13%, 알레르기 비염이 13%였으며, 2～4세 사이에는 천식이 37%, 비염이 38%, 아토피 피부염이 19%, 4세 이상에는 천식이 72%, 알레르기 비염이 64%, 아토피 피부염이 29%로 연령이 증가할수록 아토피 피부염의 분포는 낮아진 반면에 천식과 알레르기 비염 등의 호흡기 알레르기 질환의 분포가 증가된 것으로 보고되었다. 이들 환자 중 38%는 두 가지 이상의 알레르기 질환을 같이 갖고 있었다.

또한 소아 천식 환자 중 과거에 아토피 피부염을 경험한 환자는 57%, 알레르기 비염 환자 중 천식을 경험한 환자는 50%조 조사되었으며, 그 반대로 아토피 피부염 환자 중 과거에 천식을 경험한 환자는 4.5%, 천식 환자 중 과거에 알레르기 비염을 경험한 환자는 3%로 조사되었다. 이번 조사는 아토피 피부염은 천식이나 알레르기 비염보다 일찍 발병하며, 아토피 피부염이 앞으로 발생되는 알레르기 질환의 'entry point'임을 시사함과 동시에 알레르기 행진을 입증하는 것으로 생각된다.

영아기에 아토피 피부염이 있는 환자에서 aeroallergen의 감작 여부, 알레르기성 기도 질환의 발병 여부를 본 연구 결과에 의하면, 첫 3개월 이내에 아토피 피부염이 있던 영아의 69%가 5세에 이르러 aeroallergen에 감작되었고, 특히 양측 부모에서 알레르기 질환이 있는 경우에는 77%가 유전됨을 알 수 있었다.

독일에서 1314명의 infant를 대상으로 10년간 전향적으로 관찰한 다기관 연구 결과를 보면, 1세에 영아의 약 10%가 식품 항원에 감작되었고, 1.5%가 흡입성 항원에 감작되었으며, 6세에는 3%가 식품 항원에, 30%가 흡입성 항원에 감작된 것으로 조사되었다. 또한 아토피 피부염이 있으면서 알레르기 질환의 가족력이 있고, 식품 항원에 감작되었던 경우가 후에 천식 등 호흡기 알레르기의 호발 위험군으로 조사되었다. 또한 아토피 피부염과 동반된 천식은 아토피 피부염 없이 천식만 있는 경우보다 천식의 정도가 더 심한 것으로 보고되고 있다. 아토피 피부염을 동반하지 않은 천식 환자를 10년간 관찰한 결과 41%는 well, 52%는 mild asthma, 5%는 severe asthma를 갖고 있는 것으로 보고되고 있다.

반대로 아토피 피부염을 동반한 천식의 경우에는 34%가 well, 54%는 mild asthma, 11%가 severe asthma를 갖고 있는 것으로 보고되고 있다. 또한 아토피 피부염의 중증도는 천식의 중증도와도 직접적으로 연관이 있는 것으로 보고되고 있다. 중증의 아토피 피부염과 경증의 천식을 같이 갖고 있는 환자에서는 항원 유발 후에 심한 후기 천식 반응을 이는 아토피 피부염을 활성화시키는 mechanism이 기도 염증을 유발하는 것으로 보고 있다.

11.4 아토피 피부염의 예방과 치료 접근

아토피 피부염의 치료는 궁극적으로 아토피 피부염의 치료뿐 아니라 향후 발현하는 다른 알레르기 질환의 예방적 차원에서의 접근이 되어야 한다. 따라서 알레르기 질환의 1차적, 2차적인 예방이 시도되어야 한다.

첫째, 아토피 피부염의 관리가 알레르기 질환의 발현에 미치는 영향을 고려하고 인식하여야 한다는 것이다. 즉 아토피 피부염은 향후 발현하는 알레르기 질환의 entry point이므로 아토피 피부염의 치료와 지속적인 관리는 천식, 알레르기 비염, 식품 알레르기에 대한 포괄적인 개념을 바탕으로 이루어져야 한다는 것이다. 따라서 환자와 의료진을 대상으로 아토피 피부염의 임상 양상과 진행과정 등에 대한 인식을 고취시키는 교육이 중요하다.

둘째, 유발요인과 위험군을 파악하여 회피하는 것이 중요하다. 신생아기나 영유아기를 통한 식품 항원에 대한 노출뿐 아니라 집 먼지 진드기 등의 흡입성 항원에 대한 노출, 호흡기 바이러스 감염, 임신 전후를 통한 엄마의 흡연과 간접흡연 등이 주요한 유발요인이 된다. 그러나 아토피 피부염의 발현이나 중증도에 관여하는 인자는 매우 다양하며, 여러 조건에 따라 그 위험도는 달라질 수 있으므로 위험인자의 분석과 해석은 신중을 기해야 할 것 같다. 따라서 아토피 피부염의 악화 및 위험요인을 파악하여 회피하는 것이 중요하며, 지속적인 항염증 치료로 염증반응을 조절할 수 있어야 한다.

셋째, 적절한 피부 관리가 중요하다고 강조하고 있다. 아토피 피부염의 악화 및 유발인자가 무엇이든 간에 목욕과 피부 보습을 잘 못하는 것이 아토피 피부염의 중증도를 악화시키고, 오랫동안 증상을 지속시키는 공통적인 원인이 되기 때문이다. 부적절한 방법의 피부 관리는 피부 각질층을 손상시켜서 피부의 염증반응을 유발시키고, 이로 인해 피부를 통한 수분 손실, 피부 보호 장벽의 손상 등을 초래시킴으로써 아토피 피부염을 악화시키게 된다. 그러므로 효과적인 피부 관리를 위한 환자 및 보호자의 교육이 중요하다.

넷째, 피부의 알레르기 염증반응과 가려움증 등의 증상 조절에 도움이 되는 새로운 치료법과 조기 관리를 통한 이차 예방에 대한 중요성을 강조하고 있다. 다른 알레르기 질환에서와 마찬가지로 고위험군에 대하여는 모유 수유를 적극적으로 권장하며, 모유 수유가 불가능한 경우에는 단백질 가수분해 된 제품을 사용하는 것을 권장하고 있다. 일부 보고에서는 영아기에 식품 제한과 함께 집 먼지 진드기 노출을 최소화하는 것이 아토피 피부염의 예방뿐 아니라 소아 후기에 발현하는 소아 천식의 예방에도 효과가 있다는 주장도 있다.

12. 아토피 피부염 증상

12.1 아토피 피부염의 증상

아토피 피부염의 가장 중요하고 힘든 증상은 가려움증이다. 가려워서 긁게 되면 습진성으로 변하고, 이러한 변화가 피부의 가려움증을 악화시켜 합병증을 유발시킬 수 있다. 이 때문에 차분히 공부할 수 없는 어린이도 있다. 긁으면 그 자리에 코끼리 피부처럼 되어(태선화) 더욱더 가려워지는 악순환이 일어난다. 아토피 피부염은 나이에 따라 특징적인 형태와 분포양상을 보이는데 영아기, 소아기, 사춘기 및 성인기 등으로 나눈다.

영아기는 생후 2개월부터 2세까지 주로 머리, 얼굴, 몸통 부위에 붉고, 습하고 기름지고, 딱지를 형성하는 병변으로 나타난다. 소아기는 3세 이후 사춘기 이전까지로 팔, 다리, 손목, 발목 등 구부러지는 부위의 피부가 두꺼워지거나 구진, 인설, 색소침착 등 건조한 피부 병변이 나타나며, 이마의 태선화, 눈 주위의 발적 및 인설, 귀 주위의 피부 균열 및 딱지 등 증상이 생긴다. 성인기에는 대체로 호전되어 약 30~40%정도가 외관상으로는 피부염을 나타내지 않으며, 나머지에서는 피부건조, 자극성 물질에 의한 피부자극이 있으면 주부습진이나 가려움증 등 중증의 피부염은 많은 약제사용 및 생활에 지장을 초래할 정도로 고생하는 경우가 있다.

아토피 피부염의 특징은 우선 만성적이어서 일반적으로 10년 이상 계속되는 일도 드물지 않다. 비특이적 자극물질에 대해서도 정상인에 비해 민감하게 반응하는데, 이는 내인적 과민성 반응에 의한 것으로 생각된다. 아토피 피부염 환자에서는 음식물 알레르기가 흔히 있는데 달걀, 우유, 밀, 콩, 땅콩 등이 주로 알레르기를 유발한다고 한다. 실제 어렸을 때부터 밀가루 음식만 먹어도 가렵고 발적이 생겨 고생하는 학생으로부터 목욕 시 비누를 사용하거나 때밀이로 문지르기만 해도 가려움증으로 수시간이나 수일까지도 고생하는 사람도 있어 그 증상도 다양하다.

또한 피부가 건조한데, 이는 겨울철이나 목욕을 자주하는 경우에 더욱 심하다. 정신적인 스트레스를 받으면 발적과 가려움증이 심해질 수 있다. 이러한 고통은 정신적인 불안, 우울증까지 생기며 지속적인 약물과다로 부작용을 일으키는 일도 있다. 먼지, 진드기, 잡초, 동물의 비듬, 곰팡이 등을 접촉하여 흡입하게 되어도 피부병변이 발생하거나 악화될 수 있다.

12.2 아토피의 치료법

기본적으로 아토피 치료는 체내에 축적된 독성물질을 배출시켜 해독시킴으로써 혈액을 맑게 하고(정혈요법), 몸의 기혈상태를 강화시켜 면역력을 증강시키면서 역치를 높이는 방법(면역증강요법), 피부와 상관 장부인 폐 기능을 활성화시키는 방법(보폐요법)으로 치료를 하여야 근본치료가 될 수 있다.

1) 한약 복용

한약 복용을 통하여 오장육부의 균형을 맞춰주어 면역력을 높이고, 태열, 태독, 담음, 어혈 등의 독소를 제거하고 피부재생을 촉진한다. 한방 유형은 크게 5가지로 나뉠 수 있는데, 임상적으로는 같이 병발하는 경우가 많다.

(1) 열성형

비만이면서 땀을 많이 흘리는 유형으로, 위장에 열이 쌓여 발생하므로 발병이 급하고 가려움이 심한 것이 특징이다. 위장의 열을 내리고, 음을 보하는 치법이 반드시 들어가야 한다.

(2) 비허형

밥을 잘 안 먹고 약하거나 마른 이에게 나타나는 유형으로, 소화불량으로 얼굴색이 좋지 않고, 변이 묽게 나오는 경우가 많다. 이런 경우 비위를 덥히고, 습열을 내리는 치료법을 사용한다.

(3) 어혈형

피부가 검게 변해 있는 경우가 많고, 밤이 되면 가려움이 심해져 소양증과 짓무름이 생긴다. 검은 반점이 몸 전반에 걸쳐 발생하는 만성인 경우 어혈이 있는 경우가 많으며, 이 경우 어혈을 없애고 혈을 보충해주는 치료법을 사용한다.

(4) 기허형

늘 피곤하고 숙면을 취하지 못하며, 얼굴이 창백하고 숨이 약하고, 어지럽고 목소리가 작고 눕기를 좋아한다. 인체 전반에 떨어진 기운을 순환시키고 보충하는 치료법을 사용한다.

(5) 체질적 불균형

출생 때부터 체질이 불균형한 상태로 태어나 후천적인 섭생과 습관이 몸에 맞지 않아 아토피가 심화되고 발병되는 경우이다. 선천적 불균형을 조화롭게 하면서 아토피를 치료해야 효과적이다.

2) 외부 치유법

환자의 체질과 증상의 정도에 따라 이에 알맞은 한약액을 환부에 도포하거나 보습제, 크림, 연고들을 처방하여 피부의 독소를 배출시키고 진정, 재생을 촉진한다.

3) 고농도 산소 아로마 테라피

아로마 오일을 유효한 경혈점에 흡수시키면서 편백나무로 만들어진 고농도 산소치료실에서 피톤치드와 고농도 산소를 흡입시켜 아토피 피부염으로 인한 증상을 감소시키고, 신진대사 증진 및 체력회복, 신체 저항력 강화 및 영양소 흡수촉진, 피부미용효과, 두뇌활동 증진, 숙취해소 효과를 나타낼 수 있다.

4) 식이 및 생활관리

(1) 식이관리

기본적으로 아토피에 좋은 음식들은 신선한 야채, 나물, 과일, 흰살 생선, 콩제품, 발효식품들이며, 해물류는 알레르기 반응이 없는 것들, 계란도 반응이 없는 사람에 한해서 섭취해야 한다.

알레르기를 잘 일으키는 식품에는 유제품, 붉은 살 생선류, 계란, 돼지고기, 오렌지, 사과, 키위 및 땅콩 등이 주로 속한다. 그러나 모든 식품을 제한할 필요는 없으며, 환자 개인마다 알레르기를 일으키는 원인은 다양하므로 증상이 완화된 후 하나씩 테스트해 보면서 알레르기가 있는지 없는지 확인해 보는 것이 좋다.

식품은 특히 소아 아토피 피부염과 40～50%의 연관성이 있는 것으로 알려져 있으며, 특히 인스턴트 식품이나 패스트푸드의 섭취 증가와 식품첨가물의 섭취 증가가 아토피와 같은 알레르기 질환 발생 위험을 증가시키는 것으로 보고 있다. 과민반응을 일으키는 대표적인 식품첨가물에는 MSG, 타르계 색소 및 안식향산 등이 있다.

최근에는 친환경 식품(유기농 식품)이 아토피 피부염 증상 완화에 긍정적인 영향을 미친다는 연구 결과가 나와 있으며, 유산균이 풍부한 전통 발효식품을 많이 섭취하는 가정에서 자란 소아들은 살균한 식품을 주로 먹는 가정에서 자란 소아들에 비해 알레르기가 발생될 확률이 더 적은 것으로 보고되었다.

(2) 생활관리

목욕을 자주 하면 피부 보호막인 피지층이나 피부 보습층의 손실이 크다. 또한 너무 목욕을 안 해도 2차 감염이 발생하거나 피부 순환 장애를 초래할 수 있다. 더운물의 욕조에 오래 앉아 있는 것보다는 5분에서 10분 정도 하루에 한 번 내지 두 번 정도 미지근한 물로 간단하게 샤워를 하는 것이 좋으며, 평소에는 물로만 샤워를 하고, 주 2회 정도 아토피 전용 제품으로 샤워를 하는 것이 바람직하다.

흡입항원이나 접촉항원에 의한 피부 자극을 최소화하기 위해 베이크 아웃기법이나 천연 방향제를 이용하여 공기를 정화시키고, 피부에 심한 자극이 가지 않도록 느슨한 옷을 입어야 하며, 땀이 잘 흡수되고 부드러운 속옷을 입어야 한다. 피부가 건조해지면 증상이 악화되므로 방에 빨래를 널어 두거나 가습기를 활용하는 것이 좋다. 수면 부족, 정서적 불안, 스트레스, 좌절, 분노의 감정은 증상을 악화시키므로 충분한 수면을 취하고, 주위 사람들은 부드럽고 편안한 분위기를 만들어 주어야 한다.

13. 아토피 검사법과 치료법

아토피를 포함한 알레르기 질환은 생명에는 지장이 없지만 살아가는 데 있어 삶의 질을 떨어뜨려 심하게는 정상적인 생활이 불가능하게 할 정도로 무서운 질병이라 하겠다. 특히 아토피와 같이 아직까지 확실한 치료법이 없으면서 만성으로 갈 확률이 높은 질환 등은 더욱 그렇다. 따라서 자기 몸의 철저한 관리가 제일 큰 질병의 예방이자 치료의 기본이라 할 수 있을 것이다.

13.1 자가 진단법

자가 진단법이라 하면 흔히 있는 어떠한 매뉴얼처럼 정해져 있는 것이 아니다. 여러 환자들의 경험과 증상을 바탕으로 이런 경우 아토피를 의심해 볼 필요가 있다고 하는 것이다. 그럼 간단하게 아토피로 의심될 수 있는 증상을 진단할 수 있는 방법을 알아보면 다음과 같다.

① 무릎이나 팔 쪽의 접히는 부분이 자주 가렵고 긁는 횟수가 점차 늘어간다.
② 긁은 자리가 시간이 지나도 하얗게 남아 있거나 본래 색으로 돌아오는데 시간

이 걸린다.

③ 목이나 귀 밑이 거칠거나 각질이 잘 생긴다.

④ 입술 주위가 잘 트거나 붉어진다.

⑤ 몸의 특정 부위가 자주 가렵고 손상된 피부가 쉽게 정상으로 돌아오지 않는다.

⑥ 특정 음식을 먹거나 특정 물질에 접촉했을 때 피부가 가렵고 빨갛게 일어난다.

⑦ 얼굴이나 사타구니 부위가 자주 가렵고 붉어지거나 거칠어진다.

⑧ 땀을 흘리거나 바다 등에서 수영했을 시 피부가 따갑고 붉어진다.

⑨ 본인이 알레르기성 비염이나 천식 등의 다른 알레르기 질환이 있다.

⑩ 부모님 중 알레르기 질환을 가지고 있는 분이 있다.

정확히 몇 개라고는 말하기 어렵지만 위의 경우 중 해당사항이 3개 이상이면 아토피의 가능성이 있고, 5개 이상이면 의심을 해보고 증상부위를 전문가와 상의하는 것이 좋다. 부모님이 알레르기가 있거나 본인이 과거 알레르기 질환을 앓은 경력이 있다면 이는 유전적인 요소로써 지금은 아토피 증상이 없지만 앞으로 증상이 생길 가능성이 있다고 말할 수 있다.

13.2 전문적인 검사법들

1) 피부 단자시험

피부에 여러 가지 원인 물질을 극소량 떨어뜨려 피부에서의 반응을 보는 방법이다. 시험항원으로는 음식물 성분부터 집 먼지 진드기 추출물, 꽃가루, 곤충 분비물에 이르기까지 보통 50~80여 가지에 이른다. 만일 특정 성분에 의해 아토피 피부염이 일어난다면 원인 항원을 피하는 것이 제일 좋은 방법이다.

2) 혈액검사

혈액을 채취하여 혈액 내 IgE 항체의 수치를 측정한다. 알레르기는 IgE 항체가 매개가 되어 일어나는 반응이 대부분이기 때문에 정상인에는 매우 낮은 농도로 존재하는 IgE 항체는 알레르기나 아토피 환자에서 높은 농도로 존재한다. 그 외 트립테이즈나 카이메이즈 등 면역관련 세포인 비만세포에서 분비되는 물질을 측정하기도 한다.

3) 조직검사

병변부위의 조직을 소량 떼어 조직 내 호산구가 증가 및 침투되어 있는지 확인하는 방법이다. 알레르기 환자는 병변 부위에 호산구가 침투하여 여러 물질을 분비하고 비만세포를 자극하여 탈과립을 시킨다. 호산구의 증가는 알레르기 질환의 대표적인 증상이다. 주로 위의 방법들을 통하여 알레르기 및 아토피를 진단하지만, 한 가지만으로 알기는 무리가 있다. 예를 들어 혈액 내 IgE 항체가 높다고 해서 알레르기 질환이 있는 것이 아니며, 피부 단자시험으로 특정 항원이 반응을 일으켰다고 해서 그 물질로 인한 증상이 나타나거나 하지 않는 경우도 많다.

따라서 환자의 증상과 생활습관, 그리고 위의 검사 결과를 종합하여 더욱 정확한 질병의 원인과 증상 양상을 알 수 있다. 이러한 진단을 바탕으로 거기에 맞는 치료를 시행한다. 하지만 앞서 말했듯이 아토피 피부염은 타 질환에 비해 아직 확실한 치료약이 없기 때문에 자가진단이나 정밀검사로 아토피의 초기일 때 꾸준한 관리와 전문가 상담으로 질병의 예방하는 것이 제일 효과적이고 좋은 방법이라 할 수 있다.

14. 아토피와 영양 식습관

알레르기를 일으키기 쉬운 우유, 달걀노른자, 땅콩, 돼지고기 등은 너무 일찍 먹이지 않도록 주의한다. 식품 알레르기의 원인 식품에 따라 다음을 고려하여야 한다.

1) 우유 알레르기

① 우유 단백질 섭취를 하지 않는다. 대체 식품으로 흔히 사용하는 식품은 콩 제품이지만, 우유에 부적응을 보이는 경우 콩 단백제품도 문제가 될 수 있다.
② 단백 가수분해 분유와 같은 저 알레르기 분유를 이용할 수도 있다.
③ 피해야 할 식품으로는 산양유, 버터, 치즈, 요구르트, 우유성분이 들어간 간식, 프림, 푸딩 등이 있다.

2) 달걀 알레르기

① 흰자, 노른자 모두 제한한다. 조리과정에서 많이 이용되므로 주의깊게 살펴본다.
② 피해야 할 식품으로는 달걀흰자 및 노른자, 달걀 성분이 들어간 간식(빵, 과자) 등이 있다.

3) 어패류 알레르기

① 생선 알레르기가 있는 경우 모든 종류의 뼈 있는 생선을 제외하도록 한다.
② 패류 알레르기는 갑각류(새우, 게, 가재)와 연체동물(대합조개, 굴) 등이 원인이 된다.

③ 단백질 섭취의 중요한 식품으로 대체 식품을 이용하여 섭취가 부족하지 않도록 한다.

4) 땅콩 및 대두 알레르기

① 잣, 아몬드, 호두 등의 견과류는 알레르기를 일으키지 않는 경우도 있다.
② 대두를 원료로 사용하는 가공식품이 많으므로 식사에서 완전히 제외시키기가 어렵다.

15. 식생활 실천사항

(1) 식품 알레르기를 유발할 수 있는 식품을 무조건 먹지 않는 것은 바람직하지 않다.
(2) 본인의 아토피 피부염에 문제가 되는 원인 식품을 알고 대처한다. 이 식품을 대체하는 식품을 섭취하여 영양결핍이 되지 않도록 한다.
(3) 적절한 대체 식품이 없거나 섭취량이 부족한 경우 비타민, 무기질을 보충한다.
(4) 과자 등 포장된 식품을 구입할 때는 식품 포장지에 있는 주원료 성분 내용을 읽어보고 원인 식품이 들어있는 경우는 피한다.
(5) 원인 식품뿐만 아니라 그 성분이 원료로 들어간 식품도 섭취하지 않는다.

16. 아토피의 주요 원인

16.1 화학물질의 영향

아토피와 관련된 주요 화학물질로서 가장 주요한 것은 식품 첨가물이다. 우리나라에서 쓰이는 첨가물은 무려 348종에 이르는데, 각각의 첨가물들은 소량이라도 지속적으로 섭취할 경우 알레르기를 유발할 가능성이 무척 높다. '에이스'나 '칸쵸'같은 과자에 들어 있는 아황산계 표백제는 신경염과 기관지염을 비롯해 천식과 알러지 반응을 일으키기도 한다. 또한 장기간의 보존이 필수인 수입 밀가루의 경우 살충제뿐만 아니라 살균제로 구아자닌, 다페노코나졸, 카벤다진이 벌레나 알을 죽이기 위해서는 메치오캅, 벤디오카브와 같은 살충제가 쓰인다. 사용되는 양은 사실 건강에 안전한 양보다는 수입국의 국력에 의해 거의 좌우된다고 볼 수 있다.

미국 내 자국에서 유통되는 기준과 우리나라 같은 약소국에 적용되는 기준이 서로 다르다. 이와 같은 화학약품이 알레르기의 주요 원인이 될 수 있을 것이다. 이외에도 아이스크림과 사탕, 초콜릿 등을 거론하자면 끝이 없을 것이다. 가장 중요한 것은 인스턴트 음식과 패스트푸드의 폐해성일 것이다. 이 모든 음식 안에 들어있는 식품첨가물의 종류들이 알레르기를 유발하는 주요 원인이 될 수 있다.

16.2 육류 단백질의 과다섭취

소아과나 피부과 전문의들은 분유를 먹는 아이들이 모유를 먹는 아이들에 비해 아토피성 질환에 걸릴 가능성이 많다고 한다. 분유를 먹는 아이들에게 분유를 중지하는 처방만으로 50% 이상의 아이들에게서 아토피성 질환이 사라졌다는 학계의 보고도 있다.

육식동물과 채식동물은 그 치아 구조나 장부의 구조가 다르다. 심지어 주로 채식을 해 온 동양인과 육식을 즐겨온 서양인의 대장의 길이도 30 cm 이상 차이가 난다. 소화효소도 그 민족의 식습관에 맞게 되어 있다. 사람은 그 치아 구조나 장부 구조를 볼 때 비교적 채식동물에 가까운 구조를 가지고 있다. 따라서 육류를 과다하게 섭취할 때 그 분해과정에서 많은 부패 산물이 발생한다. 그로 인해 간이 혹사당하고 피가 오염됨을 통해서 알레르기가 유발될 수 있다.

16.3 새로운 대책의 필요성

지금까지 아토피성 피부염의 치료제들은 모두 일시적으로 증상을 억제하는 것에 지나지 않는 대중요법적인 약제들이다. 그러나 아토피성 피부염의 근본적인 치료를 위해서는 그것의 원인을 발견하고 차단하여 아토피성 피부염이 발생 또는 재발하지 않도록 해야 한다. 가장 기본적으로 생각할 수 있는 것은 항원이 되는 음식물의 섭취를 제한하는 것이다. 그러나 이것 또한 근본적인 치료라고는 할 수 없으며, 다양한 음식물들이 항원이 될 수도 있으므로 영양결핍 등의 문제를 야기시킬 수도 있다. 따라서 균형 잡히고 충분한 영양섭취와 함께 근본적인 치료를 할 수 있는 대안이 필요하다.

16.4 생식(건강식품)이 아토피에 좋은 이유

1) 다양한 영양소를 섭취하게 된다.

일반적으로 식사의 내용이 너무 단조로우면 필연적으로 영양의 결핍을 초래하게 된다. 건강한 신체 조직을 이루고 올바른 면역기능을 수행하는 튼튼한 면역체계를 가지기 위해서는 충분하고 다양한 영양소의 섭취가 필수적이다. 생식은 여러 종류의 식품, 특히 요즘 어린이들이 먹기 어려운 다양한 식품을 섭취할 수 있어 단순한 식단에 의한 영양의 불균형을 예방해 준다.

2) 효소가 살아있다.

생식은 영양과 비타민, 미네랄이 풍부할 뿐만 아니라 스스로를 소화 분해시킬 있는 효소가 포함되어 있어 식품의 소화, 흡수를 도와준다. 따라서 영양소의 효율도 극대화시키게 된다.

3) 무농약 유기농법으로 재배한 원료를 사용한다.

생식의 원료는 일체의 농약과 화학비료를 사용하지 않고 자연퇴비만을 사용하는 알칼리 토양에서 재배한다.

4) 동결건조 방법으로 만든다.

생야채나 생 곡식을 채취 당시의 상태로 먹을 때 그 식품이 가지고 있는 살아있는 영양소를 가장 최대로 섭취할 수 있다. 그러나 바쁜 현대인들에게 이것은 거의 불가능하다. 동결건조 방식은 식품 자체가 가지고 있는 영양소를 최대한 보존할 수 있는 식품가공 기술이다. 동결 건조시킨 식품은 비타민, 미네랄, 효소, 엽록소 등의 영양소 파괴가 거의 없이 자연 그대로 보존되므로 채취 당시의 상태로 먹는 것과 가장 유사한 영양소의 섭취를 기대할 수 있다. 생식의 원료는 이러한 동결건조 방법으로 만들어진다.

5) 생식에는 인공감미료, 인공색소, 인공향료 등 일체의 첨가물이 들어있지 않다.

16.5 생식의 작용

1) 세포 재생작용을 도와준다.

영아기는 일생을 통하여 성장이 가장 빠른 시기로 세포 분열이 완성하며, 이때 섭취되는 음식은 세포를 구성하는 재료로 쓰인 생식에는 탄수화물, 단백질 등의 영양소뿐 아니라 비타민, 미네랄, 기타 유효 성분이 풍부하여 세포에 필요한 영양분을 공급해주므로 덜 발달된 신체기관의 발달을 도우며, 소모된 조직의 세포가 재생되는 것을 도우므로 건강한 신체를 이루게 된다.

2) 면역력을 증강시켜 준다.

혈액이 산성화되면 면역력이 저하되어 정상적인 면역기능을 수행하기 어렵다. 생식은 혈액의 pH를 건강한 약 알칼리성으로 바꾸어 주어 면역계에 좋은 환경을 제공하므로 면역계가 정상적인 기능을 할 수 있도록 도와준다.

3) 정장작용을 도와준다.

생식에는 각종 비타민과 미네랄 및 섬유질이 풍부하여 장내에 정체된 숙변 또는 독소물질의 배출을 원활하게 한다.

16.6 아토피 어린이의 기타 식사관리

① 인스턴트식품(과자, 햄버거, 피자, 청량음료수 등)을 먹지 않는다.
② 모유를 먹인다. 유아의 경우 우유의 섭취를 줄이고, 이유식은 잡곡을 갈아서 죽을 끓여 먹인다.
③ 잡곡밥 중심의 식사를 한다.
④ 야채를 많이 먹는다.
⑤ 조리 시 첨가물을 먹지 않는다.
⑥ 운동이나 놀이를 적당히 시킨다.
⑦ 물을 많이 먹는다. 충분한 수분의 섭취는 노폐물과 독소물질이 효과적으로 배설될 수 있도록 한다.

제 11 장

알레르기와 면역체계

1. 피부 면역 시스템

병원균이 침입했거나 돌연변이를 일으킨 비정상적인 세포들이 있으면 정찰대 dendritic cell(DC, 수상돌기세포)가 이들의 표면에 있는 toll-like receptor를 통해 적을 감지한다. 아직 항원을 만나고 있지 않은 naive한 T-세포에 면역반응의 개시가 필요함을 알리게 된다. 이때 나서는 정예군이 B-세포와 T-세포이다. 적군의 정보를 전달한 수지상세포는 사멸하고, T-세포는 군대를 증강해 암과의 싸움을 시작하게 되는 것이다.

1.1 수상돌기세포(Dendritic cell, DC)

① 주로 피부와 면역기관(림프절, 비장, 간장, 흉선, 혈액, 골수)에 존재한다.
② 역할은 조직이나 장기에서 미성숙한 상태로 존재하면서 침입하는 병원균을 감지하여 T-세포에 항원을 제시한다.

그 기능은 병원균의 파괴보다는 병원균 특이적 항원을 T-세포에 제시하여 acquired immunity(획득 면역계)를 활성화하는 데 있다(T-세포에 대한 항원제시 세포(antigen-presenting cells : APC)에는 B-세포, macrophage, 그리고 DC 3종류가 있으며, 이 중 DC만이 아직 항원을 만나고 있지 않은 naive한 T-세포를 강하게 자극하는 능력을 갖고 있다.

1.2 톨라이크 수용체(Toll like receptor, TLR)

우리 몸에 병원체가 침투하면 toll-like receptor가 그것을 인식하고 면역반응의 개시가 필요함을 알리게 된다. 이 toll-like receptor는 일반적으로 우리가 면역에 대해 알고 있는 지식처럼 특정한 아미노산 서열을 인식하는 것이 아니라 병원체가 가지고 있는 세포벽 성분이라든지 세포막 단백질을 인식한다.

1.3 보조 T-세포(Helper T-cell)

면역반응이 어떠한 방향으로 유도되느냐 하는 것은 상당한 부분 T-cell 특히 helper T-cell이 어떤 종류의 사이토카인을 생산하느냐에 달려 있다는 연구 결과들이 많이 있다. Th-1과 Th-2 cell의 사이토카인 분비 능력의 차이가 이들 두 세포의 기능을 좌우한다. Th-1 cell이 분비하는 IFN-γ는 대식세포를 활성화하여 대식세포의 미생물 살해능력을 증가시키며, Th-1 cell의 분화를 촉진하는 IL-12를 만들어내게 하기도 한다. IFN-γ는 또한 B cell에 작용하여 IgG급의 항체 생산을 촉진하는 switch를 증가시킨다. 그 외에도 IFN-γ는 염증반응을 촉진하여 지연성 과민반응과 같은 반응도 유도하며, 세포독성 T-cell의 생산도 도와준다.

1.4 일산화질소(Nitrogen Oxide, NO)

백혈구로 하여금 암세포, 기생충 또는 박테리아를 죽이는 세포독성 활성은 NO를 유리시킴으로써 나타내고 있고, 내피세포 의존성 혈관 확장물질(아세칠콜린, 브라디키닌 등)들이 해당 수용체와 결합한 후 혈관 평활근을 이완시키는 작용을 매개하며(혈액순환 촉진 효과), 강력한 혈소판 응집 억제작용이 있는 등이 있다. 물론 과다하게 분비되면 패혈증, 관절염, 천식 등의 질병을 유발할 수 있다.

1.5 알레르기의 특징

천식의 정의는 만성 염증성 기도(airway) 질환이다. 아토피 피부염의 정의 중에 만성이라는 개념이 있다. 그러므로 환자(환자 보호자)에게 증상이 얼마나 자주 오랫동안 지속되는지 물어보는 것이 중요하다. 감기는 2주 이내면 대부분 소실되는 것으로 알려져 있다(감기 기침은 얼마나 오래 가는지, 기침이 오래 가면 다른 질환을 의심하게 된다). 알레르기는 오래 갈 뿐만 아니라 증상이 좋아지기도 하고, 악화되기도 하기를 반복한다. 천식발작, 아토피 피부염의 갑작스런 악화, 알레르기 비염에 의한 주체할 수 없을 정도의 콧물발작, 어느 순간의 두드러기, 이렇게 수많은 알레르기는 오래 가고 반복해서 나온다.

알레르기는 다양한 표현형으로 나타난다. 천식이 있는 환자는 알레르기 비염으로 옮겨 가기도 하고, 비염이 있던 환자가 어느 순간 두드러기 증상이 나타난다. 이러한 개념 중 알레르기 행진은 어린아이들에게 중요한 임상정보이다. 알레르기가 행진해

나간다는 뜻이다. 예를 들어 어떤 아이가 태어나서 식품 알레르기로 구토, 설사, 배앓이처럼 보채다가 2개월이 되어 영아 습진을 앓는다는 소리를 듣는다. 어느 순간 아토피 피부염이라 진단을 받는가 했더니 6개월이 되어 모세기관지염을 자주 앓게 된다. 세기관지염으로 고생하던 아이가 어느 순간부터 의사들은 천식이라고 진단하고 만 4세가 되니 천식이 좋아지는가 했더니 알레르기 비염으로 고생한다는 것이다. 이렇게 알레르기 증상이 나이에 따라 변한다. 이를 알레르기 행진이라고 한다.

외부로부터 자극에 대한 민감한 면역반응이 알레르기이므로 외부 환경이 변화되면 알레르기 반응이 소실되기도 한다. 이것이 내적 면역상태의 변화라기보다는 외적 환경의 변화로서 가장 특징적인 것은 직업성 천식을 이른다. 알레르기 행진이란 알레르기 체질을 가지고 있는 아이가 성장하면서 나타내는 증상을 개괄적으로 표현한 것이다. 그러나 아토피 피부염이 있었던 환자들은 천식으로 이행될 가능성이 높다.

1.6 알레르기를 진단하기 위한 방법들

면역학에서 항원, 항체 수치를 확인하는 방법을 Immunochemical techniques 또는 Immunoassay method라고 한다. IgE 항체를 검사하는 방법에는 두 가지 종류가 있다. 하나는 총 IgE 수치를 확인하는 것으로 IgE는(같은 Isotype) 같은 Constant-region Domain을 가지고 있으므로 이 부위를 확인하여 총 IgE를 측정한다. 두 번째는 특이 IgE를 확인하는 것이다.

이러한 특이 항체를 측정하는 방법은 4가지가 있다.

① 침강법(Precipitation in gel)
② 혼탁측정법(Nephelometry)
③ 방사선 면역측정(Radioimmunoassay ; RIA), 효소 면역측정(Enzyme Immuno-assay ; EIA)
④ 유세포측정기(Flow Cytometry)

현재 의사들이 사용하는 방법은 3번째 방법이다. 침강반응이 아닌 항원 항체반응에 대한 반응물질을 체크하여 검사하는 방법이다. 이런 반응물질에는 방사핵(radio-nuclides) 효소(Enzyme) 플로오로크롬(fluorochromes)이나 발광분자(Luminescent molecules)을 사용하는 방법이 있다. 이 방법은 침강법보다 예민한 검사방법이지만 기술적으로 어려움이 있다. 검사치는 nanogram/millimeter 정도를 체크한다.

1) 알레르기 증상이 변하듯이 혈청 IgE는 나이에 따라 변한다.

태어난 아이는 IgE가 낮은 수치를 보이다가 만 5세에서 7세 정도에는 성인 수치와 비슷하게 올라 간 것을 확인할 수 있다. 성별 차이는 없는 것으로 알려져 있으며, 70세 이상이 되면 수치가 성인보다 떨어지게 된다. 보호자 두 명 모두 알레르기를 가지고 있으면 아이의 75% 정도가 IgE 수치가 증가되어 있다. 또한 IgE 수치가 높은 아이들은 정상인 아이들보다 18개월 후 알레르기 증상으로 고생할 가능성이 10배 높다.

2) 총 IgE가 증가하는 것은 알레르기 질환에서만 올라가는 것이 아니다.

3) 호산구 또한 알레르기 진단에 유용하다.

알레르기에 관여하는 물질로 우리가 지목하는 것들이 IgE, 호산구, IgG4이다. 호산구 검사 시 유의할 점은 혈청에 속한 호산구의 숫자가 조직 내에서 조직에 손상을 주는 호산구를 정확히 대표하지 못하고 있다는 점이다. 호산구가 어떻게 만들어져서 어떻게 운명을 마치는가를 알면 이는 매우 자명하다.

골수에서 생산된 호산구는 저장되어 있다가 혈중으로 나오는데, 이때 중요하게 관여하는 인자들이 IL-3, IL-5, GM-CSF이다. 바깥세상으로 나온 호산구는 8시간에서 18시간 정도 배회하다가 조직에서 보내온 신호를 받고 이동한다.

조직에서 호산구는 2~5일 정도 살면서 여러 알레르기 반응을 유발하고는 생을 마감한다. 그런데 알레르기가 있는 사람들에서는 사이토카인의 영향으로 호산구가 14일까지 살아남기도 한다. 혈중과 조직의 총 호산구는 혈중에 1개가 있다면 조직에 100개가 있을 정도로 차이가 있다. 이는 알레르기 기본 검사이기에 항시 알레르기가 있는 환자는 스크리닝 검사로서 활용을 하여야 한다.

4) 호산구 임상적 중요성 세 가지

① 혈액 내 총 호산구가 500~700/mm^3 이상 되면 임상적으로 의미가 있다. 총 백혈구의 15~20%를 넘지 않는다.

② 비액에서 5~10% 정도의 호산구가 나온다면 알레르기 비염을 의심해야 한다. 소아에서는 5% 정도, 성인에서는 10% 정도로 본다.

③ 폐의 분비물에서 호산구가 나온다면 기관지 천식을 의심해야 한다. 천식 증상이 없다면 호산구성 기관지염을 의심해 보아야 한다.

※ 호산구를 읽을 때 세 가지 주의할 점

① 호산구 수치는 일중 변화가 있다. 또한 정상치 범위가 매우 넓다.

② 스테로이드를 쓰면 호산구가 감소한다. 그러므로 약물 투약 시간을 확인하여야 한다.

③ 호산구가 높은 것이 다른 질병일 가능성이 있다. 알레르기로 35% 이상 호산구가 증가하는 경우는 드물다. 다른 질병으로 의심할 수 있는 것으로는 여러 가지가 있다.

5) 피부 반응검사는 특이 IgE를 확인할 수 있는 간단한 방법이다.

1865년에 Blackely가 알레르기 비염이 있는 사람의 긁힌 피부에 꽃가루를 바르니 팽진과 발적이 일어났다고 보고하였다. 1924년 Lewis와 Grant가 처음으로 단자검사 방법을 소개한 후, Pepys가 피부에 알레르겐을 놓고 시험하는 방법을 소개한 1970년 이후에 광범위하게 사용되었다. 즉 정확하게 말하면 'Modified Prick Test'가 정확한 단자시험의 영어단어 선택이다.

6) 피부 반응검사 반응은 IgE 매개반응을 확인하는 것이다.

알레르겐은 손상 받은 피부를 통하여 들어가서 피부에 있는 비반세포에 붙어있는 IgE를 Crosslinking하여 화학물질을 분비한다. 히스타민은 8～10분 후 최고치에 도달하고, 10～15분 후 비반세포의 분비가 최고치에 이른다. 그러므로 피부 반응검사를 시행한 후 15분 후에 결과를 확인하게 된다.

일어나는 기전은 팽진은 히스타민에 의해서 혈관확장이 되고, 모세혈관 투과성이 증가되어 일어난다. 발적은 혈관 확장에 의해서 신경반사가 일어나고, 이로 인해 신경 혈관반응으로 일어나는 것으로 알려져 있다. 이 중 substance P도 한 역할을 하는 것으로 알려져 있다. 이러한 초기반응 후에 후기반응이 일어나는데, 이는 IgE가 관여하나 비반세포만이 아닌 다른 세포에서 분비된 다양한 화학물질들에 의해서 일어나는 것으로 알려져 있다. 히스타민은 후기반응에 관여하지 않는다.

7) 피부 반응검사 전에 먹지 말아야 할 약

아래의 표는 피부 반응검사에 영향을 주게 되는 약물들이다.

표 11-1. 피부 반응검사에 영향을 주는 약물

항히스타민(H1)	
Astemizole	30～60일
Cetirizine	3～10일

표 11-1. 피부 반응검사에 영향을 주는 약물 (계 속)

항히스타민(H1)	
Diphenhydramine	1~ 3일
Hydroxyzine	1~10일
Loratadine	3~10일
Ketotifen	> 5일
beta-Agonist(기관지 확장제)	No problem
Cromolyn Sodium	No problem
스테로이드(Corticosteroid)	No problem

2. 스트레스와 피부면역

심리적 스트레스가 체내 면역기전을 손상시켜 감염 위험을 높이는 것은 잘 알려져 온 반면 스트레스와 면역기능에 대한 분자학적 연관성에 대해서는 잘 알려지지 않았다. 캘리포니아 대학 앨리아스 박사팀은 쥐를 대상으로 진행한 연구에서 심리적 스트레스와 피부감염 발병 위험 증가와의 연관성에 관여하는 기전을 규명했다. 연구 결과 심리적 스트레스에 노출된 쥐들이 화농성 연쇄상구균 A(group A Streptococcus pyogenes)균이 피부감염 위험이 더 큰 것으로 나타났다.

또한 이 같은 심리적 스트레스가 피부 아래 표피조직에 있어서 항생제 펩타이드의 발현을 감소시키는 것으로 나타났다. 또한 추가 연구결과 심리적 스트레스가 글루코코티코이드 생산을 증가시킨 반면 피부 내 표피에 있어서 지방 합성은 억제시키며, 항생제 펩타이드를 함유한 수포 분비를 억제시키는 것으로 나타났다.

제 12 장

노인의 피부구조와 노화질환

1. 노인의 피부구조

노인의 피부문제는 노화로 인해 피부에 여러 가지 문제가 생길 수 있다. 그러나 노인의 경우는 적절한 관리를 못하여 여러 가지 피부질환으로 고생하게 되는 경우가 많다. 노인에게 올 수 있는 피부문제를 알고 대처하는 것이 중요하다.

1.1 피부의 구조

피부는 표피, 진피, 피하조직과 혈관, 신경, 털, 손톱, 분비선 같은 피부의 부속기로 구성되어 있다.

1) 표피

표피를 구성하고 있는 세포들은 여러 가지가 있는데, 대부분의 표피세포는 각질세포이다. 각질세포의 주요 기능은 표피가 보호기능을 갖도록 하는 섬유성 단백질인 각질을 생성하는 것이다. 각질세포는 그 아래에 있는 새로운 세포의 생성에 의해 피부 표면으로 밀려 올라가며, 결국 각질세포는 죽어 비늘 같은 구조물이 되어 탈락된다.

2) 진피

진피는 표피의 바로 밑에 위치하는 부분이 진피로서 두꺼운 섬유성 결합조직으로 되어 있다. 진피에는 혈관, 림프관, 신경, 모낭, 땀샘, 피지선 등이 분포되어 있다. 진피의 혈액은 표피에 영양을 공급하고, 진피의 결합조직은 표피층을 지지해 주며, 신경이 분포되어 있어 촉감, 통증, 온도에 반응하게 된다. 노인화 되면 이러한 압점에 둔해지게 된다.

3) 피하조직

피하조직은 지방조직으로 이루어진 층이다. 피하조직은 기본적으로 피하 지방층에 산재해 있는 결합조직으로 구성되어 있으며, 이러한 지방세포들은 열을 보존하고 보호하는 완충역할을 하며 열량을 저장한다. 기능의 저하에 의해 피하조직 보존 능력이 떨어진다.

2 노화질환

1) 소양증

만성 신장질환, 갑상선 기능항진증, 약품의 부작용, 그리고 감정적 장애 등이며, 노인에서 가장 흔한 원인은 피부건조이다. 너무 잦은 목욕이나 거친 피부, 심한 마찰, 냉방기 사용, 건조한 열도 원인이 될 수 있다.

2) 대상포진

Varicella-Zoster virus(이하 VZV)가 감염의 원인이며, 이것은 수두를 일으키는 바이러스로서 수두를 앓은 사람의 신경세포 내에 잠복해 있다가 면역력이 떨어지는 환자, 정신적 스트레스나 몸이 피곤한 경우 다시 활동을 시작해서 대상포진을 일으킨다. 특히 면역력이 약한 노인에서 많이 나타난다.

3) 피부 건조증

피지선의 활동이 감소하거나 피부의 수분이 증발되었을 경우, 목욕하는 동안 자연유지방이 상실되었거나 알레르기성 피부질환이 있을 때 발생한다. 너무 잦은 목욕, 거친 비누의 사용, 당뇨병, 갑상선 질환, 악성질환, 정신신경증, 파킨슨씨병 같은 질병에 사용하는 투약에 의해서도 생길 수 있다.

4) 피부암

피부암의 발생 원인은 여러 가지가 있으나 가장 중요한 원인은 자외선의 노출이다.

5) 기저세포암

기저세포암은 초기에는 작은 구진이나 낭종으로 투명한 상태이다가 경계가 편평해지면서 궤양으로 발전한다. 어떤 조직은 흰색 조직으로 경계가 분명치 않은가 하면, 어떤 것은 표면만 홍반으로 보인다. 기저세포암은 때로 색을 띤 것도 있으며, 60대에

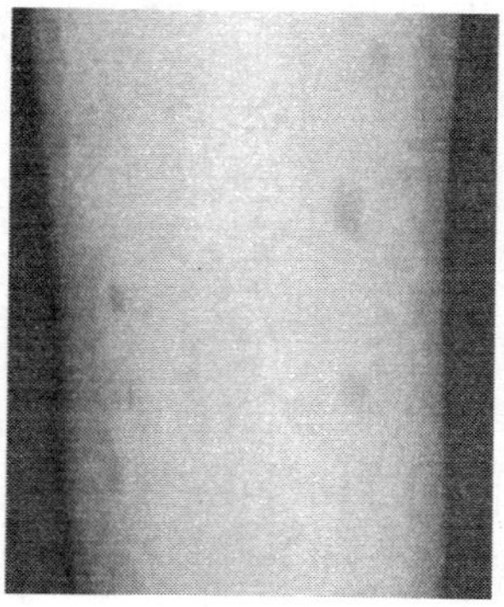

그림 12-1. 노인성 흑자

서 80대에 호발하고 전이되는 경우가 적다. 기저세포암의 예방으로 가장 중요한 것은 태양에 노출되지 않는 것이며, 치료는 병소부위를 절제하는 것이다.

6) 편평세포암

초기에 편평세포암은 단단하며 원뿔모양의 결절형태를 하고 있다. 조직이 커지면서 연결되어 만지면 단단하고 고정되어 있다. 궤양의 경계는 흔히 융기되어 있으나 분명한 경계는 없다. 편평세포암은 60대에서 80대에 호발하고, 천천히 자라나 다른 부위로 전이된다. 치료는 편평상피암의 조직을 절제하는 것인데, 적절한 외과적 절제 후에는 재발률이 낮다.

7) 악성 흑색종

악성 흑색종은 40, 50, 60대에 흔히 나타나며, 전이경향이 매우 높다. 처음에는 뚜렷한 이상을 발견하기 어렵다. 피부과적 치료로는 종양을 제거하는 것인데, 깊은 종양인 경우 피부이식이 필요한 경우도 있다.

3. 노인의 피부건강 증진방법

(1) 목욕을 자주 하면 건조가 심해지므로 잦은 목욕을 피한다.

(2) 목욕 시 장시간의 목욕은 피하며, 목욕물은 너무 뜨겁지 않고 따뜻한 정도로 유지한다. 비누는 지방이 많은 것을 사용한다.

(3) 목욕타월은 부드러운 것을 사용하며 너무 문지르지 않도록 한다.

(4) 목욕 후 물기를 닦을 때는 토닥거리며 닦아내고, 너무 강하게 문지르지 않는다.

(5) 목욕 후에는 유분을 공급할 수 있는 용액을 부드럽게 마사지한다.

(6) 로션에 향료와 알코올이 많이 든 것은 피부를 더욱 건조하게 하므로 피한다.

(7) 피부 습도유지를 위해 실내습도가 30～40% 되도록 한다.

(8) 겨울에는 가습기를 사용하여 습도 유지를 하면 된다.

(9) 햇빛에 장기간 노출되지 않도록 한다.

(10) 햇빛에 오래 노출될 경우에는 선 스크린 크림을 발라 주어서 자외선으로부터 피부를 보호하도록 한다.

제 13 장

피부노화와 모발

1. 모공

모공은 피부의 털이 자라나는 곳으로 피지선, 한선 등과 연결되어 피지나 땀이 분비되는 통로이다. 일반적으로 모공의 지름은 약 0.02~0.05 mm로 매우 작으며, ㎠당 100~120개의 모공이 존재하는데, 우리 얼굴에는 2만 개가 넘는 모공이 있다. 보통 모공은 눈에 잘 띄지 않으나 나이, 계절, 여성의 생리주기, 임신, 스트레스 등에 의해 피지 분비가 과다해지면 커져 보기가 흉해지게 된다.

2. 모공확장의 원인

얼굴에 피지가 많아 고민하는 사람들이 의외로 많다. 남자의 경우에는 얼굴이 번들거려 대인관계에 신경이 쓰이고, 여성은 화장이 잘 되지 않을 뿐만 아니라 넓어진 모공으로 인해 실제 나이보다 더 들어 보여 속상해 한다. 우리나라 중년여성을 대상으로 피부문제에 관해 조사한 통계에 따르면 얼굴의 번들거림, 넓은 모공이 1위를 차지할 만큼 지성피부와 늘어난 모공은 흔한 피부문제로 대두되고 있다.

여성들이 흔히 땀구멍이 넓어졌다고 상담하는 경우가 많다. 그러나 사실은 땀구멍이 늘어난 것이 아니라 솜털이 자라 나오는 구멍 즉, 모공이 넓어진 것이다. 모공이 넓어지면 각질이나 피지가 모공 속에 정체되기가 쉬워지며, 검은 피지 덩어리가 모공에 끼어서 모공 확장을 악순환 시키게 되며, 트러블의 원인이 되기도 한다.

모공이 왜 늘어나는지 아직 확실하게 밝혀지지는 않았지만 모공이 넓어진 것은 피부 분비선에서 피지가 비정상적으로 많이 분비되는 것과 연관이 있다. 따라서 모공의 관리를 위해서는 지성피부에서의 과다한 피지분비를 어떻게 처리해 주느냐가 중요하다. 특히 피지 분비가 많은 이마와 코 부분인 T존 부위를 중점적으로 팩을 하면 효과적이다. 또한 스킨스케일링이나 스팀 타월을 하게 되면 모공 속의 피지제거와 과다한 피지 분비로 인한 노폐물 제거에 도움이 된다.

화장을 할 때 파운데이션의 선택에 있어서 파우더 타입의 파운데이션을 사용하게 되면 가루입자가 땀이나 피지를 흡수하기 때문에 번들거림을 막을 수 있고, 화장을 오래 유지하는 데 도움이 된다. 코와 뺨에 피지가 있다고 손톱으로 짜는 것은 오히려 모공이 넓어질 수 있기 때문에 삼가도록 한다.

2.1 피지 분비의 증가

사춘기가 되기 전의 어린아이들 피부는 아주 팽팽하고 탄력 있을 뿐만 아니라 모공도 눈에 띄지 않는다. 하지만 사춘기에 접어들어서 호르몬 분비가 많아지면 피지선(피지라는 기름기를 만드는 피부의 구조물)이 커지면서 피지를 많이 만들게 된다. 피지선에서 만들어진 피지는 털이 나오는 구멍(즉, 모공)을 통해 피부 바깥으로 배출되어서 피부가 건조하지 않도록 하는 역할을 한다. 정상적으로 피지가 만들어지고 잘 배출된다면 별 문제가 없지만 과도하게 피지가 만들어진 피지가 배출되기 위해서는 자연히 그 통로가 넓어지게 된다.

따라서 모공이 늘어났다는 것은 겉으로 보이는 부분만 늘어난 것이 아니라 피부의 바깥층에서 피지선이 있는 부위에 이르는 피지가 배출되는 통로가 다 늘어난 것이다. 모공이 늘어난 대부분의 환자들을 살펴보면 피지가 많이 분비되어 세안 후 몇 시간 되지 않아 얼굴이 번들번들해지는 특성을 가지고 있다. 또한 얼마 전까지만 해도 여드름이 많이 있었고, 그 흔적으로 여드름 자국이나 흉터 또는 모공이 넓어진 귤껍질 같은 피부를 가지고 있다.

2.2 피부의 노화

피지 분비가 많지 않더라도 나이가 들게 되면 누구나 어느 정도 모공이 늘어나게 된다. 여성들은 30세 전후부터 피부 탄력이 급격히 저하되기 시작하는데, 이에 따라 피부가 늘어지면서 모공도 늘어져서 더 넓어 보이게 된다. 피부의 탄력이 떨어지는 것은 피부의 바깥층인 표피를 구성하는 표피세포들과 피부 깊이 있는 진피를 구성하는 콜라겐의 탄력이 떨어지기 때문이다.

이처럼 피부의 탄력이 떨어지면 피지가 배출되는 통로를 조여 주는 힘이 떨어지기 때문에 모공이 늘어나게 된다.

3. 늘어난 모공의 치료

늘어난 모공을 치료하는 것은 쉬운 일은 아니다. 오랫동안 피지 분비가 계속 많았기 때문에 그리고 오랜 기간에 걸쳐서 서서히 피부의 탄력이 떨어져서 모공이 늘어난 것이어서 단기간에 좋아지기는 어렵다. 치료는 원인에 따라 그에 적합한 치료를 하게 된다.

3.1 피지 조절

피지가 많이 배출되거나 즉, 피지선에서 피지가 많이 만들어지거나 아니면 피지는 적당량이 만들어지는데 모공 입구가 막혀서 배출이 잘 되지 않으면 피지가 자꾸 쌓이게 되므로 모공이 늘어나게 된다. 따라서 피지조절을 위해서는 피지생성을 억제하는 약을 사용하며 또한 막힌 모공을 뚫어줘서 피지가 잘 배출되도록 하는 치료를 하게 된다. 피지 분비를 줄여 주는 약은 상품명인 로아쿠탄으로 잘 알려진 이소트레티노인(isotretinoin)이라는 약이다. 이 약은 비타민 A를 변형시켜서 만든 약으로 피지 분비를 줄이는 데에 뛰어난 효과를 나타내기 때문에 피지조절, 나아가서는 여드름의 치료에 아주 효과적이다.

3.2 피부의 탄력을 증가시키는 피부 박피술

박피에는 해초박피 같은 비교적 깊은 박피, 스킨스케일링이나 크리스탈 필링 같은 얕은 박피가 있다. 박피의 깊이가 깊을수록 효과가 더 좋고 지속기간이 길지만, 시술 후에 표시가 난다는 단점이 있다. 표피의 탄력을 증가시키는 방법은 전반적으로 효과가 빨리 나타나는데 반해 지속기간이 아주 길지 않기 때문에 1～2주 간격으로 최소 2～3개월 이상 반복치료를 해야 한다.

해초박피는 천연 해초가루를 액티베이터와 섞어 피부에 마사지하여 박피를 유도함으로써 피지 배출을 돕고 피부를 맑게 해주며 모공 수축효과가 있는 방법이다. 시술 후 2일 간은 얼굴이 약간 붉어지고 부어 있고, 그 후 3～4일에 걸쳐 각질이 일어나 5～7일째 되는 날은 다 벗겨지게 되는데 울긋불긋한 여드름 자국도 같이 완화되는 효과가 있다. 물론 한 번의 해초박피로 확연한 모공수축, 자국 치료효과를 기대할 수는 없으므로 해초박피 시술 후 크리스탈필, 스킨스케일링을 반복하면서 모공 수축제품 사용과 피지조절을 꾸준히 병행하여야 한다.

3.3 IPL, 쿨터치 레이저 시술

IPL이나 쿨터치 레이저 시술은 레이저빔 또는 강한 빛을 이용하여 피부 속 깊이 자극을 주어 콜라겐 생성을 유도하여 살이 차오르게 함으로써 모공을 축소시키는 방법이다. 시술 후 일시적으로 붉은 기운이 있지만 다음 날이면 거의 표시가 나지 않을 정도로 일상생활에 지장이 없는 것이 장점이다. 한두 번의 시술로는 효과를 보기 어렵고 IPL은 3주 간격으로 5회, 쿨터치 시술은 4~6주 간격으로 3회 이상 치료해야 한다. 쿨터치 레이저나 IPL을 이용하여 치료를 하면 진피에서 콜라겐을 만들어 내는 세포가 자극을 받아서 콜라겐을 합성하게 된다.

3.4 쿨터치 레이저

최근에는 모공제거에 크게 주목을 받고 있는 쿨터치 레이저는 모공 축소에 알맞도록 특수하게 고안된 레이저 기기로서 정상적인 피부조직에는 손상을 주지 않고 넓은 모공만을 줄여 주게 된다.

모공제거의 원리는 레이저를 시술하는 동안에 레이저 광선이 조사됨과 동시에 냉각시스템이 작동해서 피부 표면에 손상을 주지 않고 모공을 수축하게 된다. 따라서 시술 후 수 시간이 지나게 되면 붉은 기운이 없어져 바로 일상생활에 지장 없이 치료받을 수 있다는 장점도 있다. 쿨터치 레이저는 모공 외에도 경미한 여드름 흉터와 눈가의 잔주름에도 효과가 있다.

1) 치료 장비

최근 미국 레이저 에스테틱사에서 개발된 쿨터치라고 하는 레이저는 "thermescent skin care"의 개념으로 명명된 비 박피성 콜라겐 재생술로서 입가, 눈가 잔주름이나 여드름으로 인한 흉터나 확장된 모공의 치료에 이용되고 있다.

2) 치료 원리

1.32 μm의 파장을 가지는 Nd-YAG 레이저의 일종으로서 레이저의 광열에너지가 피부 진피 유두층 하부와 진피 상부의 경계 부위에 영향을 주어 새로운 섬유조직의 합성을 유발, 피부 주름살이나 흉터를 감소시키는 것이 그 원리이다.

3) 특 징

① 쿨터치 레이저 파장은 표피층은 투과하기에 표피에 개방성 상처가 생기지 않아 흔히 레이저 박피에 수반되는 장기적인 홍반이 거의 없다.
② 색소침착이 생기지 않아 피부타입에 관계없이 모든 환자들에게 적용할 수 있으

므로 멜라닌 색소가 많은 동양인은 물론 흑인들에게까지 시술이 가능하다.

③ 피부에 레이저 빔 도착 직전에 다이내믹 쿨링 방식으로 냉각 스프레이가 분사되어 마취가 필요 없으며 통증이 경미하다.

④ 다음 날 화장이 가능하고 일상생활에 지장이 없다.

4) 시술방법

시술 전 특별한 조치는 필요 없으며, 화장이나 먼지를 닦아낸 후 마취가 필요 없으나 민감한 분의 경우 마취 크림을 바를 수 있으며 거의 통증이 없다. 대개 시술시간은 15～20분 정도이며, 시술 후 특별한 드레싱이나 사후 조치는 필요 없고 1시간 후면 화장과 정상적인 사회생활이 가능하다. 이런 시술을 주름이나 흉터 부위를 따라 1개월 간격으로 3～5회 시술한다.

4. 모공 박피

모공 박피는 깊은 모공을 축소하기에 알맞게 고안된 스킨플러스(skin plus)라는 기기를 이용한다. 스킨플러스를 이용해서 원래 모공보다 좀 넓게 파낸 후 재생되도록 하는 방법이다. 이때 단순히 모공만을 깎아 내는 것이 아니라 고주파를 이용하여 모공 주위 피부의 탄력을 증가시킴으로써 모공이 수축되게 한다.

시술 후 3～5일간 드레싱(인조 피부 또는 연고)이 필요하고, 약 2～3개월 정도는 큰 효과가 없는 듯이 보이지만 3개월 쯤 후부터 시술 전에 비해 좋아지기 시작해서 서서히 모공 수축효과가 나타나게 된다. 그러나 약 3개월간 모공이 붉고 더 패이고 넓어진 듯 보이기 때문에 모공확장이 심하거나 여러 방법을 시도해도 효과를 못 본 경우 마지막으로 하는 시술이다.

5. 스팟필

모공 박피를 대신할 수 있는 방법은 바로 스팟필이다. 스팟필은 부분 화학박피로 모공으로 화학약품을 발라 박피를 유도하지만 자기 피부가 남아있기 때문에 시술 후 관리가 쉽다. 이 방법은 작고 깊은 흉터, 넓은 모공 치료에 효과적이며, 약 1주일 정도 딱지가 생기고, 그 후 1～4주 정도 붉은 기운, 색소침착이 나타나지만 세안, 화장 등 일상생활에 큰 지장이 없으며, 치료의 합병증이 거의 없어서 안전한 방법이다. 1개월 정도 간격으로 5차례 이상 시술을 받으면 효과를 알 수 있는데, 여름에 해도 별

지장이 없으며, 모공 축소술처럼 2~3개월간 모공이 더 커지는 경우도 없다.

6. PCS

최근에는 PCS라는 방법이 고안되어서 보다 편하게 치료에 응용되고 있다. PCS란 특수하게 고안된 아주 가는 프루브를 넓어진 모공에 삽입한 다음, 적절한 고주파 전류를 방출시키면 모공 주우의 손상된 피부가 재생되어서 모공이 수축되는 방법이다. 또한 모공에 끼어 있는 피지가 녹아 나오기 때문에 블랙 헤드를 쉽게 제거할 수 있다. 시술 후에 딱지가 생기지 않기 때문에 여름에도 편하게 시술을 받을 수 있고, 드레싱이 필요하지 않아서 시술 직후에도 세안과 화장이 가능하다.

모공의 상태에 따라 대략 2주 간격으로 5~10회 정도 시술 받는 것이 좋다. 모공에 끼어 있는 피지덩어리가 제거되기 때문에 한두 번의 시술만으로도 모공이 깨끗해 보이는 가시적인 효과를 느낄 수 있지만, 모공 주위의 탄력이 증가되어서 모공이 줄어들기 위해서는 꾸준한 치료가 필요하다.

7. 모공수축 화장품

시중에서 판매하고 있는 모공수축 화장품은 사실 치료와 연관된 성분이 미량이기 때문에 큰 효과를 기대하기는 어렵다. 피부과에서 판매되는 전문제품, 피지조절 화장품을 사용하면서 모공 프로그램으로 꾸준히 치료를 받는 것이 좋다. 그밖에 피지를 과도하게 짜거나 자주 짜면서 모공 수축을 해주지 않거나 유분이 많은 제품을 과다 사용할 경우도 모공이 넓어질 수 있으므로 피지를 과도하게 짜는 것을 중단하고 가능하면 세안 후 차가운 물로 마무리하고, 짜고 난 후에는 반드시 모공 수축효과가 있는 제품으로 마무리하고 유분이 없는 oil-free 제품을 사용하도록 한다.

8. 모공 관리법

1) 모공열기

깨끗한 수건으로 물에 적셔 랩에 싼 이후 전자레인지에 2~3분간 데워서 스팀 타월을 만들어 얼굴에 대거나 뜨거운 물을 받아 김을 쐬는 등 모공을 열어준다.

2) 모공청소

알맞은 크렌져를 선택해 메이크업을 깨끗이 지운 후 폼 크렌징으로 이중세안을 한다. T존 부위처럼 피지분비가 많고 모공 확장이 심한 부분은 스크럽제가 함유된 딥크렌징을 이용하여 피부에 남아 있는 잔여물을 깨끗이 지워낸다.

3) 모공수축

미지근한 물로 여러 번 행군 후 마지막에는 찬물로 헹구어 낸다. 차가운 스킨이나 냉 타월로 모공을 조여 준다.

9. 모공이 커지지 않게 하려면

1) 여드름 관리에 신경을 쓴다.

여드름을 손으로 짜게 되면 흉터가 남고, 그로 인해 모공이 열리면서 커지게 된다. 모공이 넓어지는 것을 막으려면 여드름을 깨끗한 면봉으로 투명한 진물이 나올 때까지 완전히 짜낸 후 진정 팩을 하면 모공이 넓어지는 것을 막을 수 있다.

2) 봄에서 여름 사이를 조심한다.

모공은 봄에서 여름 사이에 가장 넓어지는데, 그것은 여름철 더운 날씨로 인해 모세혈관이 확장되어 땀과 피지분비가 왕성해지기 때문에 모공을 청결히 집중적으로 관리해 줘야 한다.

3) 과다한 피지분비 조심

갑자기 피지 분비가 많아지는 이유는 호르몬의 이상 작용이나 심리적인 원인, 위산과다, 변비 등의 내적 원인과 비타민 B군이 결핍되었을 때와 같이 다양한 원인이 있으므로 조심한다.

4) 너무 잦은 사우나는 삼가

사우나처럼 온도가 높은 곳에 있으면 모공이 확대되면서 피지가 많이 빠져 나온다. 그러면 피부가 건조해지면서 탄성도 떨어져 모공이 늘어지게 된다. 따라서 너무 오랫동안 사우나 안에 있지 않는 것이 좋으며, 사우나 후에 찬물로 여러 번 세수를 해주어 피부에 탄력, 생성을 촉진해 주어야 한다.

5) 스트레스, 수면 부족도 원인

스트레스는 피지 분비를 왕성하게 하는 주범이다. 밤에 늦게 자거나 수면 부족이 계속 되면 피지 분비가 촉진되면서 피부 타입도 지성으로 변하기 쉽다.

6) 술과 담배는 백해무익

알코올이 몸에 들어가면 산화될 때 지방만 남게 되어 콜레스트롤 수치가 높아진다. 이때 피부의 피지 분비가 왕성해지므로 모공이 넓어지게 된다.

7) 자극적인 음식이나 지방질이 많은 음식은 피한다.

① 좋은 음식은 비타민 B_2, B_6, 표고버섯, 해조류, 시금치, 양배추 등이다.

② 나쁜 음식은 백미, 설탕, 과자, 마요네즈, 아이스크림, 술, 담배, 커피, 매운 음식 등이다.

제 14 장

입술과 피부 섹시함의 심볼

1. 섹시함의 척도, 입

예로부터 입은 건강상태를 가늠하고 헤아리는 잣대로 이용되면서도 한편으로는 성의 상징이라고 불리어지고 있다. 그래서인지 화장을 잘 하지 않는 여성일지라도 입술만은 꼭 화장을 해 생기 있게 보이려고 한다. 입은 아주 섬세한 부분이다. 그러므로 입술이 조금만 넓고 좁음에 따라, 또는 크고 작음에 따라 미모가 두드러지게 차이가 날 뿐 아니라 입술 색을 보고 혈색이 좋은지 나쁜지를 금방 알게 해 건강상태를 체크할 수 있게 해준다.

그러나 현대에 이르러서는 입을 성적인 면으로 많이 봄으로써 미에 대한 기준이 많이 변화됐다. 특히 입과 입술에 대한 관심과 척도가 섹시함에 머물러 많은 여성들이 섹시한 입술이 되기 위해 성형외과를 찾고 있다. 20~30년 전만 해도 앵두같이 작고 야무진 입술이 제일 예쁘다며 찬사를 보내면서도 크고 도톰한 입술은 토인입술 같다며 천하게 여겼었다. 그러나 요즘은 오히려 크고 도톰한 입술이 섹시하고 아름답다고 생각하는 시대가 됐다. 이는 외국에서 남성의 사랑을 받는 여배우들의 입술이 모두 크고 도톰한 입술인 것이 TV나 잡지 등의 매스컴을 통해 알려지면서 우리나라에도 커다란 영향력을 끼쳤기 때문이다.

또한 과거에는 한국인의 체구가 작음에 따라 모든 것이 작고 옹골차며 다소곳한 여성상이 으뜸이었다. 하지만 현대에는 외국의 섹시스타 마릴린 먼로, 소피아 로렌, 브리지트 바르도 등의 크고 도톰한 입술이 활기차고 솔직한 인상을 풍겨 모든 남성들의 마음을 흔들자 적잖은 여성들이 크고 도톰한 입술을 갖고 싶어 하며 열망하고 있다.

2. 아름다운 입술

입술은 성의 상징이라고 할 만큼 여성의 아름다움을 표현하는 부위 중 가장 중요한 곳이다. 그러나 아직까지도 입의 진가를 모르는 여성이 많다. 얼굴에서 눈, 코는 중요시하면서 입술엔 별 신경을 쓰지 않는 것이 대부분의 사람들이다. 그래서 쌍꺼풀 수술이나 코 수술은 많이 하면서도 입술이 못생겨서 콤플렉스를 느끼는 사람마저도 입술 수술은 잘 하지 않는다. 입은 아주 많은 기능을 가지고 있다. 음식물을 먹는 것, 숨을 쉬는 것, 말하는 것 등. 게다가 아름답고 섹시한 미모마저 풍긴다면 입의 기능은 그 어떤 부위보다도 많은 역할담당을 하고 있는 가장 중요한 부분이라는 것을 느낄 것이다.

그렇다면 아름다운 입술은 어떤 입술인지 구체적으로 알아보자. 입술은 이마에서 턱까지의 길이 중 3분의 1에 해당하는 인중에서 턱 끝까지의 길이의 2분의 1에 위치하고 있는 것이 가장 좋다. 또한 코끝에서 턱 끝까지 선을 그었을 때 입술이 선에 닿지 않아야 한다. 그러나 우리나라 사람들은 얼굴이 평면적이라 상대적으로 입이 돌출된듯하게 보인다.

입술은 아무리 예뻐도 코의 폭이 입술의 가로길이보다 크면 이상하게 보인다. 그리고 입술이 눈 길이보다 2배나 길면 그 것 또한 어색하다. 입술의 적당한 길이는 엄지와 새끼손가락을 제외한 세 손가락을 입에 대었을 때 손이 남지도 모자라지도 않는 입이다. 가장 이상적인 입은 보통 눈동자의 내측거리와 같고, 입술의 두께는 윗입술이 7~9 mm, 아랫입술은 9~11 mm이다.

3. 이상적인 입술의 모양

이상적인 입술의 모양은 윗입술이 아래 입술보다 전방으로 약간 나와 있으며, 윗입술에서는 빨간 부분의 중앙부가 약간 돌출되어 있어야 한다. 모나리자의 입술처럼 입술의 양끝이 약간 치켜 올라가 항상 미소를 머금은 듯이 보이고, 입술의 색깔은 투명한 빛과 윤기를 띤 붉은 색으로 보이는 것이 좋다. 입술의 색깔은 의학적으로도 건강진단에 좋은 근거가 된다. 입술의 붉은 부분을 홍순이라 하는데, 홍순은 각화 현상이 잘 안 일어나는 상피 층으로 덮여 있으며, 이 상피층에는 eleidin이 풍부하여 투명도가 높아 진피의 모세혈관이 잘 투시되어 붉은 색을 띤다.

빈혈이나 심장병 같은 혈액 및 순환기 계통의 건강상태는 물론이고 소화기 계통에 이상이 생겼을 때도 가장 먼저 창백해지거나 빛깔이 변하고 윤기를 잃는 것이 입술이다. 윤기 있고 건강한 붉은 빛을 띤 입술을 소유한 여성은 건강해 보이고, 표정이 밝아 보이며 아름다워 보인다.

입술모양이나 색깔은 입술 화장으로 얼마든지 고치고 색깔에 변화를 줄 수 있다. 어떤 모양과 색깔로 하느냐에 따라 얼굴 전체 분위기와 인상이 달라진다. 하지만 입술이 너무 작거나 크고, 외상에 의한 변형이 있는 경우는 화장으로 감추기가 힘들어진다. 입술은 매우 재생력이 강하지만 한번 손상되면 원상회복이 힘든 구조로 되어 있다.

입술과 코가 연결되는 중간부분의 인중은 입 주위 근육이 정교하게 엮여 만들어져 있고, 입술의 빨간 부분과 피부가 연결되는 부분은 약간 돌출되어 융기를 이루고 있고, 융기된 부분의 색깔은 주변보다 하얀 색깔을 띠는 특수한 조직으로 되어 있다. 이러한 부위는 손상 시 원상회복이 어렵기 때문에 수술 시에 세심한 주위를 해야 한다. 이제까지는 언청이 수술과 외상에 의해서 입술이 변형된 경우에 주로 하였지만 요즘은 미용목적의 입술 성형이 많이 시술되고 있고, 결과 또한 쌍꺼풀이나 코 수술만큼 얼굴의 이미지에 많은 변화를 가져다준다. 입술 성형수술은 입술 점막을 통해 시술을 한다. 입술 점막은 혈액 순환이 좋아 수술 후 회복이 빠르고 결과도 좋다.

4. 입 성형의 형태에 따른 교정법

4.1 얇은 입술

얇은 입술은 단아하고 지적이면서 깔끔해 보이는 인상을 준다. 그러나 너무 얇으면 깍쟁이 같으며, 심지어는 얄미워 보이기까지도 한다. 어떤 여성은 립스틱 등 메이크업으로 얇은 것을 두껍고 도톰하게 보이게도 하지만 지나치게 크게 그리면 오히려 지저분하고 어색하게 보여 안 하느니만 못한 결과를 초래한다. 입술은 1 mm만 차이가 나도 전체적인 인상이 많이 달라 보인다.

만약 얇은 입술에 커다란 불만이 느껴지면 도톰하게 만들어 주는 수술을 하면 된다. 얇은 입술을 도톰하게 해주는 수술은 두툼한 입술을 얇게 해주는 수술보다 훨씬 어렵다. 수술방법에는 여러 가지가 있는데 지방조직 또는 근육의 얇은 막을 입술 속에 이식해주는 방법, 지방 또는 콜라겐을 주사기로 주입하는 방법, 또는 입술 안쪽의 조직을 이용하여 V-Y 모양의 점막 전이 성형술을 해주면 도톰하고 예쁜 입술을 만들 수 있다.

그러나 아직도 일부에서는 무면허 의료인들에게서 입술에 이물질 주사(파라핀 또는 실리콘 용액)를 맞고 그 부작용을 호소하는 분들이 있다. 이것은 코나 유방의 경우와 마찬가지로 입술의 경우에도 이물주사를 맞는 것은 절대 금물이다.

4.2 두꺼운 입술

옛날에는 두꺼운 입술을 천한 상이라며 좋지 않게 보는 사람이 많았으나 요즘은 적당히 두툼한 입술이 복 있고 섹시하다고 평하고 있다. 때문에 많은 사람들이 입술을 크고 도톰하게 만들고 싶어 하는 추세이다. 그러나 너무 두꺼우면 일명 '토인입술'이라고 칭하며, 약간 무식하고 미련하게 볼 수도 있다.

입술이 지나치게 두꺼운지 아닌지를 알아보려면 화장을 지운 후 입가에 짙은 입술색 외에 옅은 색이 많이 보이면 일단은 두껍다고 단정 지을 수 있을 것이다. 입술 자체의 좀 더 옅은 부분은 입술의 점막이기 때문이다.

두꺼운 입술에 대한 수술은 입술을 얇게 할 부분의 양과 위치를 파악한 이후 시술에 들어가게 된다. 입 안쪽 점막과 점막 아래 조직을 렌즈 형으로 잘라 입 안으로 입술을 밀어 넣어 작게 만드는 방법이다. 그다지 난이도가 높은 수술은 아니지만 수술 후 부기가 눈이나 코보다 늦게까지 가라앉지 않는 것이 단점이라면 단점일 수 있다. 수술 후 5일 후면 실을 뽑고, 2주 정도 지나면 부기가 완전히 가라앉는다.

4.3 윤곽이 흐린 입술

선천적으로 혹은 사고로 입술이 피부색과 구별이 힘들 정도로 흐린 사람은 입술선을 가능한 한 예쁘게 만들면서도 말하고 먹는 등의 기능을 잃지 않도록 조심스럽게 수술해 준다. 수술은 입술선 모양으로 절개해서 제거해 주게 된다. 특히 사고로 입술에 흉터가 생긴 경우는 최대한 보이지 않게 흉터를 제거해 준 후 남은 입술 조직과 피부를 자연스럽게 연결시켜 입술 선을 만들어 준다. 그러나 동양인은 흉터가 잘 생기기 때문에 화상으로 인해서가 아니면 수술보다는 화장으로 윤곽을 그리고 취향에 따라 입술에 어울리는 색깔을 칠하는 것이 좋다.

4.4 앞으로 나온 입

사람을 처음 만났을 때나 자신이 스스로 부끄럽다고 인식할 때, 또는 웃을 때 등 습관적으로 입을 막는 사람이 있다. 대개 이런 사람들은 입이 튀어나와 있는 경우가 많다. 그러나 입술이 아닌 입 전체가 앞으로 튀어나온 사람은 잇몸 뼈가 앞으로 돌출되어 있는 것이 원인인 경우가 많다. 이런 경우는 잇몸 뼈를 안으로 들여보내는 교정을 하면 치료가 된다.

수술은 우선 심하지 않으면 송곳니 옆에 있는 어금니인 소구치를 뽑아내고 치과에 가서 치열교정을 한다. 만약 심하게 튀어나와 있으면 양쪽 송곳니 옆의 소구치를 뽑아내고 치아를 뽑아 낸 곳의 잇몸 뼈를 잘라 들여보낸 후 와이어나 플레이트로 잇몸 뼈를 교정하는 수술을 해주야 한다. 그리고 뒷마무리로 치열교정을 해야 한다. 이런 방법으로 수술을 하면 잘라낸 잇몸만큼 입이 안으로 들어가게 된다.

4.5 입이 들어간 합죽이

합죽이는 입이 보통 사람들 보다 들어간 상태를 말한다. 합죽이를 교정하는 수술은 다른 수술에 비해 복잡하지만 안 했을 때보다 훨씬 얼굴형의 균형이 잡히고 인물 역시 수려한 모습으로 변하게 된다. 수술방법은 윗잇몸 속의 점막을 절개하고 상악골 전체를 잘라서 앞으로 이동하게 된다. 최근에는 팔다리를 늘이는 사지 연장술을 얼굴뼈에 적용시켜 얼굴을 길게 늘이는 수술까지 시행되고 있는 실정이다. 이와 같이 심한 합죽이일 경우엔 상악골 연장술과 같은 방법으로 교정하면 된다. 이때 역시 전문적인 교정치료 의사의 도움을 받아야 한다.

4.6 아랫입술에 비해 윗입술이 두꺼운 입

미인형의 입술 비율은 윗입술의 두께가 아랫입술의 80% 정도일 때가 적당하다. 만약 윗입술이 아랫입술보다 두꺼우면 코믹한 인상을 주게 된다. 코미디언이라면 오히려 장점이 될 수도 있으나, 두꺼운 입술을 가진 여성이 미인이 돼 남성들의 마음을 사로잡고 싶다면 일단 수술을 해야만 남성들로부터 호감을 얻을 수 있을 것이다. 그러므로 이런 경우에 해당하는 여성들에게 권유하는 수술, 즉 두꺼운 윗입술을 얇아지게 하는 수술은 우선 두꺼운 윗입술의 입술 안쪽을 절개해 두꺼운 부분을 잘라낸 다음 가장자리를 예쁘게 정돈해 주게 된다.

그리고 윗입술보다 얇은 아랫입술에는 지방주사를 살짝 주입함으로써 도톰하게 만들어 줄 수 있다. 이때 가장자리는 남겨 두고 안쪽으로 지방을 주입하면 신비스럽고 아름답게 보이는 입술을 만들어 줄 수가 있다.

4.7 비뚤어진 입

일반적으로 사람들은 눈, 코, 입을 비롯해서 모든 부분이 좌우 대칭을 이루고 있지 않는다. 대개 조금씩 올라가거나 내려가 있다. 즉, 눈에 띄지 않게 조금씩 비뚤어져 있어 완벽하게 균형을 이룬 사람은 거의 없다는 뜻이 된다. 특히 입을 다문 상태에서 입이 비뚤어진 모양이면 교정을 받아야 한다. 왜냐하면 입이 비뚤어진 것은 곧 원인이 얼굴 한쪽이 다른 한 쪽에 비해 발육이 덜된 것이 때문이다. 따라서 이런 경우에는 입술만 고쳐서는 안 되며, 얼굴 전체에서 비뚤어진 원인을 알아내야 한다.

이와는 반대로 입을 다물고 있으면 정상인데, 말할 때 혹은 웃을 때 비뚤어지는 사람은 입술과 관련된 부분에 이상이 있는 경우가 많다. 입술과 연결된 안면신경이나 입술을 들어 올리는 근육의 일부가 죽어 있는 경우일 수도 있다. 이것을 치료하기 위해선 안면신경을 이식하거나 근육의 막을 사용해 움직이지 못하는 쪽을 보완해서 채워주게 된다.

4.8 언청이

성형외과에서 선천성 기형으로 가장 많이 다루는 부분이 바로 언청이다. 언청이란 윗입술이나 입천장이 선천적으로 없거나 갈라진 질환을 말한다. 언청이 중 입술이 갈라진 것은 구순열이고, 입천장이 갈라진 것은 구개파열이다. 구순열은 출생한 후 10주 전후에 첫 번째 시술을 갖는 것이 좋다. 성장한 후에는 구순열에 의해 콧구멍이 짝짝이가 되기 쉬우므로 코 성형수술을 해주어 비슷하게 맞춰 주어야 한다. 구개열은 생후 1세 전후에 수술하는 것이 좋다.

5. 잇몸 노출증(Gummy smile, horse smile)

5.1 윗입술의 위치에 따른 미소의 3유형 분류

1) 모나리자 미소(Mona Lisa smile)

• 가장 흔히 볼 수 있는 미소의 유형이다.

큰광대근육(zygomatic major)이 우세하게 작용하여 입술아귀(labial commissure)가 상, 외방으로 올라가게 된다. 아랫입술을 내리는 근육들은 거의 작용하지 않거나 작용해도 조금만 작용하게 된다.

2) 송곳니 미소(Canine smile)

• 웃을 때 송곳니가 노출되는 미소의 유형이다.

윗입술올림근육(levator labii superioris muscle)이 강하게 작용하고, 아랫입술을 당겨 내리는 근육들은 약간 작용한다. 이때 넓은 목근육(platysma)은 전혀 작용하지 않는다.

3) 전체 치아미소(Full-denture smile)

• 가장 드문 유형의 미소로서 인구의 2% 정도에서 볼 수 있다.

웃을 때 큰 어금니들(molar teeth)을 포함한 모근 치아가 노출된다. 윗입술을 당겨 올리는 모든 근육들과 아랫입술을 당겨 내리는 모든 근육들이 모두 강하게 작용하여 넓은 목근육도 상당히 작용하게 된다. 웃을 때는 자연스럽게 벌어지는 입 속에 하얗고 가지런한 치아가 적당히 보여야만 매력적이고 절제된 느낌을 준다.

보통 웃을 때에는 윗 치아가 2/3정도 보이고, 크게 웃을 때 잇몸이 조금 보인다면 정상이다. 하지만 정도가 지나쳐 잇몸이 지나치게 보이는 것을 잇몸웃음이라 하며, 이런 경우에 잇몸의 노출을 숨기기 위해 손을 가리고 웃거나, 다른 사람과의 대화에 자신을 잃게 되는데 지나치면 여성의 아름다움인 웃음을 의도적으로 피하려고까지 하게 된다. 그 원인은 웃을 때 윗입술이 지나치게 움직이거나, 윗입술에 비해 잇몸뼈가 과도 성장하여 넓은 잇몸이 노출되기 때문이다.

수술방법으로는 근본적으로 과다 발육된 잇몸 뼈의 일부를 절제해야 하지만, 전신마취로 수술하는 비교적 큰 수술이므로 잘 시행되고 있지 않으며 환자에게 부담이 적은 간단한 방법을 주로 사용하는데 부분마취로 입술 안쪽의 점막을 절제하여 내려주거나, 입술을 위로 당기는 근육의 일부를 잘라 주어 쉽게 교정하는 방법을 사용한다.

6. 구순, 구개열 후 악골변형

구순열, 구개열 환아의 부모는 그 환아들의 일차 수술이 끝난 뒤의 달라진 모습을 보고 큰 기쁨을 누리게 된다. 그러나 환아가 성장함에 따라 상악골의 발육 장애로 인해 중안면부가 함몰되어 보이며, 상대적으로 하악골이 돌출되어 부정교합이 발생하게 되고, 이 부정교합은 또다시 안면골의 성장에 영향을 주어 변형을 과장시키게 되는 상황에 처하게 되면 당혹해 하며, 일차 수술이 끝났을 때 사라졌던 죄의식이 되살아나게 된다. 일차 수술 전에 그러한 가능성에 대해 충분히 설명을 들었다 해도 막상 그러한 상황이 발생하게 되면 당황할 수밖에 없다.

구순열 구개열 환자는 수술부위의 반흔화와 이원된 안면골(특히 상악골)의 성장저하 등의 이유로 중안면부가 함몰되어 가는 것과 같은 변형을 일으키게 된다. 앞서 말한 바와 같이 이러한 변형은 부정교합을 초래하고, 이는 다시 안면골의 변형을 악화시켜 안면골의 성장이 멈출 때까지 변형이 진행된다. 따라서 안면 골격에 대한 수술은 안면골의 성장이 끝나는 사춘기 이후가 적당하다.

안면골의 변화는 그 위의 안면부 연부조직에도 영향을 주어 구순 구개열 후 코, 입술 변형을 야기한다. 정리해서 말하자면 구순, 구개열 후 안면변형의 수술은 사춘기 이후 안면골의 변형을 교정하고, 그 후에 연조직 변형의 교정을 시도해야 하는 것이다.

구순, 구개열 후 안면 변형의 정도는 유전적 요인, 구순 구개열 교정수술을 받은 시기와 수술방법, 수술자의 수기, 치과 교정치료, 구개열 고정수술 후의 반흔 구축, 골 성장점의 손상, 수술 받은 부위의 혈행 장애 등이 좌우된다. 수술 전 충분한 병력 청취, 이학적 검사, X선 촬영과 두개골 계측X선 사진 분석 및 치과 교합 분석을 통해 환자를 위한 가장 적절한 수술계획을 세우게 된다.

수술은 출혈을 감소시키기 위한 고난도의 유도 저혈압 마취하에 구강 내 절개를 통해 이루어진다. 상악은 르포 1과1/2 절골술, 하악은 하악지 분할절골술을 시행하여 만족스러운 교정을 이룬 뒤에 미리 제작해 둔 아크릴 교합 부목으로 8주간 악간 교정술을 시행하게 된다.

수술이 끝난 뒤 2～3일간 중환자실에서 집중 감시 후 일반 병동으로 전실하며, 부종은 2～3일을 고비로 감소하기 시작하여 6개월이 지나야 완전 소멸된다. 상악 수술 시 가장 유의해야 할 것은 기도의 확보로 이를 위해 전신마취 시 삽입했던 기과지내 튜브를 보통 2일간 유지한 뒤 환자의 상태를 보아가며 이를 제거한다. 감염의 예방을 위해 약 1주일간 항생제를 투여하며, 그 후 환자는 퇴원하여 외래에서 경과를 관찰 받게 된다. 8주 후 악간 고정을 한 철사를 제거하며, 악관절 강직을 예방하기 위해 열심히 개구운동을 해야 한다.

7. 반영구 화장

반영구화장이란 말 그대로 반영구적인 화장법으로 신개념의 미용기술이라고 할 수 있다. 순수한 식물의 열매나 잎에서 추출한 천연 피그먼트를 사용, 피부의 상부 진피층까지만 주입시키기 때문에 신진대사를 거듭하면서 피부 각질이 벗겨져 3～5년이면 지워지는 자연스러운 메이크업이다.

진피 깊숙이 잉크를 주입하는 문신(타투)은 모양이 마음에 들지 않아도 수정하고 싶어도 지울 수 없다는 건 다 알고 있다. 퍼머넌트 메이크업은 천연 식물성 피그먼트를 사용해 피부에 전혀 해가 없으며, 컬러나 형태를 원하는 대로 수정 및 교정이 가능하다. 대부분의 여성들은 화장을 했을 때와 안 했을 때의 차이를 실감하고 있는 것이 사실이다. 따라서 눈썹 숱이 적거나 입술색이 옅어 고민하는 여성들, 화장이 귀찮거나 시간이 없을 때 세안만 해도 단정한 모습을 보일 수 있다는 점에서 바쁜 일상 시간에 쫓기는 여성들에게 아주 경제적이다.

퍼머넌트 메이크업 화장법은 눈썹, 아이라이너, 입술에 초미립자의 섬세한 시스템을 이용해 산뜻하고 또렷한 눈매와 입술을 살리면서 고통 없이 아름다워질 수 있다.

1) 반영구 화장의 효과

눈썹을 잘 그리지 못하는 사람과 선천적으로 눈썹 숱이 적은 사람, 양쪽 눈썹의 균형이 맞지 않는 사람의 머리색과 눈동자 색에 따른 자연스러운 눈썹으로 메이크업 한다. 매일 눈썹 때문에 고민했던 사람에게 완벽하고 자연스러운 자신의 눈썹처럼 만들어준다.

(1) 맨 얼굴이 아름답다.
(2) 식사를 해도 립스틱 수정이 필요 없다.
(3) Kiss를 해도 지워지지 않는다.
(4) 운동을 해 땀이 나도 그대로이다.
(5) 수영을 할 때도 아름다움이 지속된다.
(6) 눈물과 빗물에 화장이 지워지지 않는다.
(7) 화장 때문에 시간낭비가 없다.
(8) 화장을 내추럴하게 하고 싶은 분에게 좋다.
(9) 결혼을 앞둔 신부에게 맨 얼굴의 자신감을 준다.
(10) 영구적이지 않으므로 유행이나 취향에 따라서 편안하게 수정이 가능하다.
(11) 미세한 천연색소 입자로 구성되어 다양하고 자연스러운 색감표현이 가능하다.
(12) 알레르기 반응, 감염 가능성이 적고 안전하다.
(13) 자연스럽고 풍부한 색조, 다양한 색상 연출이 가능하다.
(14) 매일매일 번거로운 화장으로부터 자유롭고 편해진다.
(15) 맨 얼굴로 당당하게 외출할 수 있다.
(16) 수영이나 헬스 후에 땀이 나도 지워지지 않아 편하다.
(17) 기존의 문신과는 다르게 자연스러우며 수정이 가능하다.
(18) 기존의 변색된 문신도 상태에 따라 색상 수정이 가능하다.
(19) 화장에 자신이 없거나 메이크업에 시간이 많이 걸리는 사람에게 좋다.
(20) 쌍꺼풀 수술한 눈의 어색함을 자연스럽게 해준다.
(21) 눈썹 숱이 적거나 양 눈썹의 균형이 맞지 않는 사람에게 좋다.
(22) 입술 윤곽이 뚜렷하지 않거나 입술 색이 고르지 못한 사람에게 좋다.
(23) 재료가 식물성이므로 인체에 해가 없다.

제 15 장

피부의 박피와 스케일링
(주름살 제거법)

1. 피부박피

피부에 손상이 가해졌을 때, 어느 정도의 시간이 지나면 없어졌던 표피가 재생이 되기 시작하고, 진피에 혈관이 새로 많이 생겨나서 영양 공급이 충분히 되는 한편 진피조직이 새로이 구성되는 즉, 진피조직이 재배열되는 과정을 겪어서 피부가 아물게 된다. 이런 피부의 재생 과정을 이용하여 기미, 주근깨, 검버섯, 또는 흉터나 주름살 등을 치료할 수 있다. 우리가 피부를 인위적으로 파괴시켰을 때에도 위와 같은 재생 과정이 나타나는데, 이 과정에서 기존의 표피에 있던 색소(즉, 기미나 주근깨)가 파괴되며, 진피조직이 새로이 구성되어 재배열되기 때문에 흉터가 얕아지고, 피부가 팽팽하게 당겨지면서 잔주름이 감소하게 된다.

또한 나이가 들수록 햇볕에 의해 피부가 많이 손상되어서 피부에 탄력이 없어지고 화장도 잘 받지 않게 되던 것이 치료 후에 피부에 탄력이 생기면서 화장도 잘 받게 된다. 이런 원리를 이용한 치료방법이 피부박피, 즉 필링(Peeling)이다.

1.1 박피의 종류

박피는 어떻게 피부를 벗겨 내느냐에 따라

① 연마기를 이용하여 피부를 갈아내는 기계적 피부박피
② 특수한 화학약물을 이용하는 화학적 피부박피(케미칼 필링)
③ 해초성분을 이용하는 해초박피

④ 크리스탈 가루를 이용하는 크리스탈 필링
⑤ 레이저를 이용한 레이저 박피(laserbrasion) 등으로 구분할 수 있다.

2 해초박피

최근 들어 아로마, botanical(식물성) 화장품, herb(허브)에 대한 관심이 높아지면서 천연해초(deep sea herb)를 이용한 박피술이 기미나 잡티와 같은 색소성 질환, 잔주름, 얕은 여드름 흉터, 넓어진 모공 치료 등에 폭넓게 사용하는 해초는 미네랄이 풍부하고 장에 좋은 효과를 나타내기 때문에 오래 전부터 건강식품으로, 그리고 갑상선질환의 치료에 이용되어왔다.

최근에는 해초가 피부에 미치는 효과에 대한 연구도 활발히 진행되고 있는데, 해초는 풍부한 미네랄을 보충하여 피부에 영양을 공급하며, 상처 회복을 돕고 뛰어난 보습기능과 피부의 투명성 유지에 효과를 나타내는 등 피부미용에 좋은 효과를 나타내는 것으로 밝혀지고 있어서 몇몇 기능성화장품에 사용되고 있고, 피부과 치료에도 쓰이게 되었다.

해초박피란 깊은 바다에서 추출한 해초가루를 활성용액과 섞어 마사지 하듯이 얼굴에 발라 박피하는 방법으로, 마사지하는 강도와 시간에 따라 박피의 깊이가 결정된다. 시술시 통증이 있지만 마취를 할 정도는 아니며, 시술 당일부터 세안, 화장이 가능하다. 시술 직후 2~3일간 얼굴이 붉게 되지만 화장으로 가릴 수 있고, 2~3일 후부터 허물이 벗겨지기 시작해 2~3일간 벗겨진다. 5~6일이면 거의 다 벗겨지므로 직장을 다니면서도 큰 무리 없이 효과적인 박피를 할 수 있다는 것이 장점이다. 또한 해초의 피부 진정작용과 상처 치유력, 보습작용 때문에 기존의 화학박피에 비해 치료 후의 회복이 빠르며, 시술 후 피부가 민감하거나 건조해지고, 붉은 기운이 오래 가거나 색소침착이 생길 가능성이 기존의 다른 박피에 비해 덜하다는 것이 더 큰 장점이다.

1) 해초박피의 적용 증상

여드름 피부, 얼굴색이 칙칙한 피부, 노화된 피부, 기미, 잡티, 잔주름 등에 좋다.

2) 해초박피의 과정

① 아줄렌클렌저로 메이크업 및 피부 불순물을 1차 세안하고, 스페시픽클렌저로 2차 세안한다.

② 재료를 피부에 발라 시술부위가 붉어질 때까지 5분간 전체를 꼼꼼히 마사지한다.
③ 차가운 거즈를 올려놓고 5분 정도 놔둔다.
④ 해초팩을 피부로부터 제거한 후 포스트 필링 프로텍티브 겔을 발라 준다.
⑤ 아줄렌크림을 바른 후 색조크림을 바른다.

3) 해초박피 후의 경과

① 시술 후 얼굴이 붉어진다(붉은 기는 3일 정도면 없어진다).
② 24시간이 지나면 세안, 화장이 가능하다.
③ 만 3일 정도 지나면 허물이 쭈글쭈글해진다.
④ 4일째 되는 날 병원에 오셔서 허물을 벗겨내고 새 피부를 위한 콜라겐 벨벳 마스크를 한다.
⑤ 5일째부터는 평소와 다름없이 생활할 수 있다.
⑥ 시술 후 1달간은 강한 자외선을 피하고, 자외선 차단제는 습관처럼 사용해야 한다.

4) 해초박피의 효과

여드름 및 여드름 자국, 잡티, 기미, 늘어난 모공에 효과적이다. 한 번의 시술로 이 모든 것이 완전히 좋아질 수는 없지만 피부 톤이 맑아지며 피부의 탄력이 증가해서 보들보들한 피부가 된다. 2~3차례 반복하면 보다 만족스러운 결과를 얻을 수 있다. 해초박피 시술 후 여드름의 경우 여드름 치료를, 기미의 경우 전기영동 치료를, 모공의 경우 크리스탈 필링, 쿨터치시술, IPL 시술을 병행하면 더 깨끗하고 탄력 있는 피부를 만들 수 있다.

5) 해초박피의 치료 횟수

한 번의 치료만으로도 만족할 만한 효과를 얻을 수 있지만, 치료효과를 지속시키기 위하여 재치료를 원할 경우에는 치료 후 2주 정도가 지난 후에 다시 시술을 받을 수 있다.

6) 해초박피의 수술주기

개인의 피부 상태에 따라 차이가 있으나 4~5주 간격으로 2~3회 반복하는 것이 일반적이다.

7) 해초박피의 장점

① 특별한 전 처치 없이 바로 시술이 가능하다.
② 마취가 필요 없고, 시술시간이 30분 이내로 간단하다.
③ 시술 후에는 얼굴이 붉어지기는 하지만 24시간이 지나면 세수와 화장이 가능하다.
④ 박피 후 피부가 민감해지거나 색소침착 등 부작용이 생길 가능성이 적다.
⑤ 회복기간이 5일 이내로 짧다.
⑥ 해초의 피부 진정작용과 상처 치유력, 그리고 보습작용 때문에 기존의 화학박피에 비해 치료 후의 회복이 빠르며 좋은 효과를 나타내고 있다.
⑦ 날짜만 잘 정하면 직장생활을 하면서도 시술이 가능하다.
⑧ 박피 후 피부가 건조해지거나 민감해지지 않는다.

8) 해초박피 후 주의사항

① 단순포진 병력이 있는 경우 항 바이러스제를 복용한다.
② 해초박피 후 하루 정도는 손만 대도 따끔거리지만 정상과정이며 점차 좋아진다. 2~3일간 시술부위가 붉고 약간 붓는 것도 정상 과정이지만, 많이 붓고 진물이 흐르거나 피가 맺히거나 수포가 잡히는 등 불편한 증상이 나타나면 바로 내원하여 필요한 조치를 취하도록 한다.
③ 시술 다음 날부터 세안, 화장이 가능한데 특히 자외선 차단제를 매일 바른다.
④ 시술 후에는 피부가 약하고 건조한 상태이므로 피부상태에 맞는 세안제, 보습제를 사용하며, 많이 당기면 보습제를 수시로 바른다.
⑤ 필링이 되어서 각질이 일어날 때 절대로 손으로 잡아 뜯어서는 안 된다.
⑥ 시술 후 5~6일째 되는 날 내원하여 사후관리를 받는다.

9) 해초 스케일링

해초 스케일링은 해초를 이용하여 약하게 박피하는 시술이다. 시술과정은 해초박피와 비슷하지만 사용되는 해초가루의 크기가 작아 시술시 통증이 거의 없고, 벗겨지는 정도는 해초박피보다는 약하지만 일반적인 스케일링이나 크리스탈보다는 벗겨지는 정도가 약간 깊고 효과가 뛰어난 프로그램이다.

10) 미백 해초박피

해초박피 할 때 미백 성분을 같이 섞어서 하는 시술로, 기존의 해초박피에 비해 마사지할 때 통증이 덜하며, 벗겨지는 정도가 덜해 일상생활에 지장이 덜하고, 박피 후 얼굴이 환해지는 효과도 좀 더 좋아 기미, 잡티 등 색소질환 치료를 위해 주로 권하는 시술이다. 색소 질환의 경우 미백 해초박피 시술 후 미백치료 관리를 병행하는 것이 좋다. 그러나 모공, 여드름 때문에 해초박피를 할 때는 좀 더 벗겨지는 것이 효과적이기 때문에 기존의 해초박피를 하는 것이 좋다.

3 화학적 박피

화학박피(chemical peeling)란 화학약품을 이용하여 피부를 벗겨내는 방법으로 깊은 박피에서부터 얕은 박피까지 가능하다. 독성이 약하고 피부에 대한 침투력이 약한 화학약물을 이용하여 피부 표면에 발라 벗겨 내는 것으로, 넓은 부위에 바를 수 있기 때문에 얼굴 전체의 피부 문제를 해결하는 데 효과적이다.

마취 없이 시술하므로 시술시간이 30분 내외로 짧고 시술시 통증도 경미하다. 표피에 색소가 침착된 주근깨, 검버섯, 기미 치료에 이용되며, 표피 아래층인 진피에도 색소가 침착된 작은 흑점도 제거 된다. 그 외 잔주름 제거, 여드름 흉터의 제거에도 효과적이다. 주근깨, 검버섯, 흑점은 약 3주 간격으로 2～3회 시술하여 95% 이상 제거된다.

3.1 화학적 박피의 종류

화학박피는 약품의 종류와 농도에 따라 수십 가지 방법으로 세분될 수 있다.

1) 벗겨지는 피부의 깊이에 따른 구분

(1) 얕은 박피(light peeling)

① 박피 깊이는 각질층을 포함한 표피층을 벗겨내며, 매우 얕은 박피와 얕은 박피로 나눈다.

② 매우 얕은 박피(very light) 사용 약물은 TCA(trichloroacetic acid) 10%, AHA(α-hydroxy acid), 살리실산, Jessner's solution, 고체 이산화탄소, BHA(β-hydroxy acid) 등이다.

③ 얕은 박피(light) 사용 약물은 TCA 20%, AHA 50%, BHA 등이다.

(2) 중간 박피(medium peeling)

① 박피 깊이는 상부 진피층까지이다.

② 사용 약물은 TCA 35% + Jessner's solution, TCA 30～50%를 사용한다.

(3) 깊은 박피(deep peeling)

① 박피 깊이는 하부 진피층까지이다.
② 사용 약물은 페놀이다.

2) 피부를 벗겨내는 화학약품에 따른 구분

(1) AHA 박피

① 적용 질환은 여드름, 잡티, 검버섯, 잔주름, 기미, 모공 등의 시술에 사용한다.
② AHA는 과일, 사탕수수, 우유 등에서 추출한 5～15%의 저 농도에서는 각질 제거, 피부 보습효과가 있지만 50～70%의 고농도에서는 세포간의 결합을 파괴시켜 각질층과 표피 일부를 떨어져 나가게 하는 효과가 있다. 시술 후 각질이 약간 벗겨지지만 그다지 흉하지 않으며, 1주일 정도면 치유된다. 세안, 화장 등 일상생활에 전혀 불편함이 없으며, 2주 간격으로 수회 치료하여 깨끗한 얼굴을 가질 수 있다.

(2) TCA 박피

① 적용 질환은 잔주름, 여드름, 주근깨, 기미, 큰 모공, 잡티 등이다.
② TCA는 단백질을 응고시키는 작용이 있는 아세틴산의 일종으로, 농도를 적절히 조절해 치료하면 다양한 효과를 얻을 수 있다.

얕은 박피를 하면 노화된 각질을 제거하여 피부 탄력, 잔주름 방지, 잡티 제거, 여드름 치료 효과를 얻을 수 있으며, 상부 진피층까지 깎아내는 중간박피를 하면 콜라겐 섬유생성을 촉진시켜 잔주름 제거 효과를 얻을 수 있다.

세수는 시술 당일부터 가능하며, 시술부위는 갈색으로 변하고 많이 조이게 되지만 약 7～10일이 지나면 떨어진다. 시술 후 색소침착이 오는 경우가 있으나 보통 수개월 이내에 없어진다.

(3) AFA(Amino Fruit Acids) 박피

① 적용 질환은 여드름, 여드름 자국, 잔주름, 기미, 잡티, 모공, 검버섯 등이다.
② AFA는 미국 Marvin Klain 박사가 새롭게 개발한 화학박피로 Mayo Hospital에서 사용 중인 제품이며, 한층 강화된 박피 및 치료효과와 노화방지 및 보습, 색소침착 개선효과를 기대할 수 있다. 세안, 화장 등 일상생활에

전혀 불편함이 없으며, 1주 간격으로 10회 정도 치료하면서 홈 케어 제품을 사용하면 더욱 효과적이다.

(4) 화학적 박피의 시술영역

① 색소 질환인 기미, 주근깨, 색소반점 등에 사용된다.
② 피부노화로 인한 변화로는 검버섯 ,노인성 흑자, 잔주름, 쥐젖 등이 있다.
③ 흉터치료에는 여드름 흉터, 마마흉터 등에 사용한다.
④ 모세혈관 확장증에 사용한다.

(5) 화학적 박피의 장점

레이저 박피술에 비하여 마취가 필요 없으며, 시술시간이 30분 이내로 간단하고 비용이 저렴하다는 장점이 있다.

(6) 화학적 박피의 시술 후 주의사항

① 피부박피 시술 후 다음 날부터 딱지가 생기며, 이것은 1～2주 후에 저절로 떨어지게 되는데 강제로 떼어내면 안 된다.
② 시술 당일부터 비누세수를 할 수 있으나 심하게 비누질하거나 얼굴을 부비는 행동은 삼가한다.
③ 가볍게 물을 묻히면서 세수한다.
④ 가급적 햇빛을 피하고, 접할 일이 생기면 반드시 자외선 차단제를 바른다.
⑤ 물이 생기거나 심하게 붓거나 붉어지게 되면 빨리 내원하여 의사와 상의 후 치료를 받는다.

4. 크리스탈 필링의 정의

크리스탈 필(Crystal Peel)이란 기존의 필링 방법과는 전혀 다른 방법의 미세 박피술이다. 이 치료는 1970년대에 개발되었지만, 그 동안 이용이 뜸하다가 최근 피부미용 치료에 아주 효과적이라는 사실이 밝혀지면서 다시 미국과 유럽 등지에서 새로운 안면 박피방법(Facial resurfacing technique)으로 각광을 받고 있다.

미세한 크리스탈 입자를 피부의 가장 바깥층에 강하게 분사하여 피부를 세밀하게 갈아내는 것과 동시에 입자와 연마된 조직을 흡입하여 제거하게 된다. 즉 강한 진공에너지에 의해 크리스탈 파우더를 피부에 부딪치게 하여 피부조직을 탈피시키는 방법이다. 크리스탈 필링은 필요 없는 각질층을 제거할 뿐 아니라 피부 재생을 위한 콜라겐 생성을 촉진시켜 투명하고 맑은 피부로 만들어 준다. 특히 시술 후 일상생활에 전혀 지장이 없어 직장을 가진 여성들이나 특별한 시술을 위해 시간을 낼 수 없는 사람들에게 좋은 방법이라고 할 수 있다.

치료에 사용되는 미세 크리스탈은 다이아몬드 다음으로 단단한 광물로 미세 크리스탈은 정교하고 미세하게 피부층에 작용한다. 이것은 천연광물에서 얻어지며, 화학적 반응을 일으키지 않고 인체에 무해하다. 또한 소독이나 출혈 방지기능 약품으로 쓰이는 물질이다.

1) 크리스탈 필링의 적용 피부

박피, 각질 제거, 미백, 넓은 모공, 두껍고 거친 피부, 색소침착, 기미, 주근깨, 칙칙한 피부, 여드름 흉터, 튼살, 닭살, 울퉁불퉁한 피부, 수술 후 흉터 등에 효과가 있다.

2) 크리스탈 필링의 시술과정

강한 진공펌프에 의해 형성된 진공에너지에 의해 피부조직을 이상적으로 박피할 수 있도록 가공된 특수 크리스탈 파우더를 피부에 부딪치게 하여 미세하게 탈피된 피부조직과 함께 흡입구로 배출된다.

① 클렌징은 얼굴 구석구석을 클렌징 전문제품으로 말끔히 닦아낸다.
② 모공 청소는 얼굴 전체에 골고루 모공청소 용액을 발라 각질과 그물막을 제거한다.
③ 특별히 고안된 기구의 한쪽 관으로 미세한 산화알루미늄 크리스탈을 피부에 분사하여 노폐물 및 각질을 제거한다.
④ 제거된 피부 불순물들은 진공상태의 다른 쪽 관으로 흡입하여 버린다.

3) 크리스탈 필링의 시술주기

박피 정도에 개인차가 있으나 2주 간격으로 5～10회 이상 시술하면 효과적이다.

4) 크리스탈 필링의 효과

표피의 재생을 돕고 콜라겐 생성을 촉진시켜 건강하고 투명한 피부로 만들어 준다.

5) 크리스탈 필링의 장점

① 수술적인 박피와는 달리 마취가 필요하지 않고, 통증이나 출혈이 없다.
② 천연광물인 크리스탈 미세가루를 이용하기 때문에 매우 안전하고(유럽이나 미

국에서 널리 사용. FDA공인) 부작용 걱정이 없는 간편한 시술이다.

③ 일상생활에 전혀 지장이 없고, 시술 후 효과가 곧 나타난다.

6) 크리스탈 필링시술 후 주의사항

① 첫 시술에는 각질이 일어날 수 있는데, 각질을 문지르거나 억지로 떼어내지 말고 자연히 탈락되도록 한다.

② 자외선 차단제를 반드시 바르고 너무 강한 햇빛은 피하는 것이 좋다.

③ 시술 후 바로 사우나나 땀을 많이 흘리는 운동은 피하는 것이 좋다.

5. 레이저 박피의 정의

레이저 박피술은 어븀 야그 레이저나 고출력 이산화탄소 레이저를 이용하여 튀어나온 부분을 깎아내어 경계부위를 완만하게 만들고 파인 부분은 콜라겐의 합성을 증가시켜 흉터 부위를 끌어올리는 치료이다. 특히 어븀 야그 레이저는 피부를 한 번에 5～30 nm씩 아주 얇게 깎아내므로 박피의 깊이를 정확히 조절할 수 있을 뿐 아니라 이산화탄소 레이저에 비해 시술 후 붉은 기운이 빨리 사라지고, 색소침착이 덜 심하다는 장점이 있다.

그러나 레이저 박피는 시술 후 약 1주 정도 특수한 드레싱을 붙이고 있어야 하며, 시간이 지날수록 홍반이 좋아지지만 3개월 이상 지속되고, 일시적이기는 하지만 색소침착 등 일상생활에 불편함이 있는 것이 단점이다. 따라서 최근에는 여드름 흉터가 심한 경우에 주로 시행을 하고, 울퉁불퉁한 정도가 덜 하거나 표시가 덜 나기를 원하는 경우에는 해초박피와 레이저 박피를 병행하는 허브레이전 또는 시술 후 일상생활에 지장이 없는 쿨터치 레이저나 IPL 시술을 선호하는 추세이다.

1) 레이저 박피의 적용 질환

잔주름, 잡티, 여드름 흉터, 파인 흉터, 튀어나온 흉터, 검버섯, 넓은 모공, 주근깨, 노화된 피부 등에 적용된다.

2) 레이저 박피의 박피과정

(1) 전 처치 기간

시술 전 약 2～4주간 병원에서 처방하는 연고를 바른다. 이 기간 동안은 일상생활에 특별한 제한을 두지 않으며 화장, 수영 등이 가능하다. 최근에는 전 처치를 하지 않고 바로 시술하는 경우도 많다. 전신마취를 할 경우에는 미리 전신마취에 대비해서 피검사, 심전도 검사, 방사선 촬영이 필요하다. 수술 전날에는 저녁식사 후부터 물을 포함한 음식물을 먹어서는 안 된다.

(2) 수술 당일

마취시간, 수술시간, 드레싱 시간 모두 포함하여 3～4시간 정도 병원에서 머무르게 된다.

(3) 수술 후 일주일간

시술 후 상처 재생이 잘 되도록 인조피부를 붙이고 있어야 하며, 일주일째 되는 날 병원에 나오면 된다. 인조피부를 붙여 표시가 나기 때문에 대인 관계에 제약을 받으나 일상적인 활동은 가능하다.

(4) 수술 7일 후부터 3개월까지

처음 1개월은 주 2회, 2개월째는 주 1회, 3개월째는 격주로 총 14회 정도 병원에서 피부재생 관리를 받게 되며, 상태에 따라 미백연고, 피부 재생크림 등을 처방받아 바르게 된다.

① 세안, 화장은 수술 후 7일째 인조피부를 뗀 후부터 세안할 수 있다.
② 자외선 차단제 사용은 거즈를 뗀 후부터 피부 홍반이 없어질 때까지 SPF25 이상의 자외선 차단제를 발라서 햇볕을 차단해야 한다.

3) 레이저 박피의 치료기간 및 치료간격

레이저 주름 제거술은 3시간 정도 소요된다. 치료 후 일주일간 매일 소독하여 1～3개월 간 피부재생 관리가 반드시 필요하다. 수술부위의 거즈는 두 겹으로 붙이게 되는데 4일째가 되면 겉 거즈는 제거되고, 속 거즈만 남게 되어 세안이 가능해진다. 속 거즈가 떨어지면 피부는 약간 붉은 상태인데, 이 시기부터 주 1회씩 8주 동안 내원하여 콜라겐 형성을 촉진하는 피부 재생관리를 반드시 받아야 한다. 상태에 따라 미백연고, 피부 재생크림, 상처 치유연고, 자외선 차단제 등을 바른다.

4) 레이저 박피의 효과

특히 눈 주위와 입술 주위의 잔주름에 효과적이다. 주름뿐 아니라 여드름 흉터, 잡티, 넓은 모공 등도 함께 개선된다. 거친 피부가 매끈해지고 피부색이 균일하게 되어 피부가 젊어진다.

5) 레이저 박피의 장점

① 시술 후 붉은 기운이 빨리 사라지고 색소가 거의 침착이 안 된다.
② 시술 후 표정이 자연스럽고 정교하게 필요한 부위만 시술할 수가 있다.
③ 시술 후 1주일 정도면 화장이 가능하다.
④ 피부 부위에 따라 박피 깊이를 조절하는 것이 가능하다.
⑤ 수술 부위를 주사로 마취하지 않는다.
⑥ 메스를 사용하지 않으며 흉터가 생기지 않는다.
⑦ 마취에 대한 공포감이 없다.
⑧ 피부의 굴곡이 심한 부위도 치료가 가능하다.

6) 레이저 박피의 단점

① 시술 후 1주일 정도는 사회활동이 불가능하다.
② 이 기간 동안에는 피부 표피가 재생될 때까지 인조피부를 얼굴에 붙여야 한다.
③ 시술 후의 홍반은 3～6개월 사이에 사라진다. 그 동안에는 화장을 두껍게 해야 한다.
④ 10명 중 1～2명에게 색소침착이 올 수 있으나 3개월 이내에 사라진다.

7) 레이저 박피 후 주의사항 및 피부 관리

(1) 레이저 박피술 후에는 표피 재생을 촉진시키는 특수 드레싱(인조피부)을 얼굴에 붙이게 된다. 대개 일주일 정도 붙이고 있게 되며, 수술 다음 날에 갈아붙일 수도 있다. 따라서 이 기간 동안에는 세수를 할 수 없다. 단, 얼굴에 직접 물이 닿지 않도록 하면 샤워는 할 수 있다.

(2) 시술 후 표피가 재생되는 데에는 7일 정도 걸린다. 이 기간에는 부드러운 음식을 먹는 것이 좋으며, 지나치게 많이 씹어야 하는 단단한 음식은 피하는 것이 바람직하다.

(3) 환자에 따라서 시술 후 7～10일 동안 심하게 얼굴이 붓기도 하는데, 붓는 정도가 심한 경우에는 병원에 문의한다. 잘 때에 베개를 하나 더 사용하여 얼굴을 가슴보다 높게 유지하면 어느 정도 예방이 된다.

(4) 때로는 치료 부위에서 진물이 많이 생겨서 흐를 수도 있다. 이 경우에는 거즈나 휴지를 이용하여 드레싱 위로 새어나오는 진물을 닦아내도록 한다. 혹시 진물이 너무 많이 나서 얼굴에 붙여놓은 특수한 드레싱이 떨어질 수도 있다. 완전히 떨어진 것이 아니라면 진물을 닦아낸 후에 드레싱 위로 반창고를 덧붙여서

떨어지지 않도록 고정한다.

(5) 시술하고 7일 후에 표피의 재생이 끝나서 드레싱을 제거하고 나면 세안과 화장이 가능하다. 하지만 얼굴을 세게 문지르는 것은 피하도록 한다. 얼굴에 물을 끼얹는 듯이 해서 씻도록 하는 것이 좋다. 당분간 목욕탕이나 사우나에는 가지 않도록 한다.

(6) 수술 후에 색소침착이 되지 않도록 하기 위해서는 햇빛을 피하는 것이 필수적이다. 드레싱을 제거한 후부터 외출할 때에는 반드시 자외선 차단지수(SPF) 25 이상인 선크림(자외선 차단제)을 사용하여야 한다(비 오는 날이나 흐린 날에도 사용하여야 한다). 또한 피부를 건조하게 할 수 있는 지나친 더위, 추위 그리고 바람을 피하는 것이 좋다. 적어도 수주간은 모이스춰 라이저(보습제)를 사용하는 것이 좋다.

(7) 수술 부위 피부에 표피 재생이 끝나면 진피 재생이 시작되며, 이는 약 1년간 지속된다. 따라서 레이저 박피술의 효과는 통상 시술 후 약 3개월 후부터 본격적으로 나타나서 6개월 정도 지나야 나타나게 된다.

(8) 피부가 재생되는데 필요한 영양분을 공급하기 위해서 새로운 혈관이 많이 생기게 된다. 따라서 늘어난 혈관 때문에 수술 부위는 통상적으로 1～3개월간 붉게 보이게 되며, 때로는 6개월 이상 지속되기도 한다.

(9) 특수한 드레싱을 제거하고 10～14일이 지난 후 치료 목적으로 사용하는 외용제에는 피부 재생을 촉진하고, 색소침착을 예방하는 성분이 들어 있다. 이 외용제를 바르는 부위가 약간 붉어지거나 따가울 수 있고 허물이 일어날 수도 있다. 견디기 힘들 정도의 반응이 나타나는 경우에는 바로 담당의사와 상의한다.

(10) 드레싱을 제거한 후에 혹시 딱지가 남아 있는 경우에는 저절로 딱지가 떨어지도록 한다.

(11) 시술 후에 심하게 아프거나 가려운 경우 또는 시술부위가 심하게 붓는 경우에는 즉시 병원을 방문하여 적절한 치료를 받도록 한다.

(12) 수술 후 첫 3주간은 저자극성 화장품을 사용한다. 향료나 알코올이 함유된 화장품은 첫 수개월간은 피하여야 한다. 표면이 불규칙한 흉터를 화장품으로 커버하려는 것은 피하는 것이 좋다. 화장품이 약간 함몰된 부위나 올라온 흉터의 가장자리를 따라 짙게 모여져서 더 눈에 띌 수 있기 때문이다. 이러한 경우에는 흉터 부위는 화장을 엷게 하고, 다른 부위를 강조함으로써 시선을 다른 곳으로 유도하도록 하는 것도 한 방법이다.

8) 레이저 박피 후 나타날 수 있는 반응과 합병증

(1) 홍반

수술 받은 부위가 붉어지며, 약 1～3개월간 지속될 수 있다.

(2) 지속성 홍반

수술 후에 약 6개월 이상 지속되는 경우가 있을 수 있으며, 때로 1년 정도 지속되기도 한다.

(3) 색소침착

10～50%, 보통 3개월 이내에 소실되나 6개월 이상 지속될 수도 있다.

(4) 비후성 반흔

켈로이드 체질이거나 켈로이드가 잘 생기는 부위에 나타날 수 있다. 켈로이드 체질이 있는 경우에는 반드시 사전에 알려 주는 것이 필요하다.

(5) 단순포진의 활성화

체내에 있던 바이러스가 활성화되어 수포가 심하게 발생할 수 있다. 이를 예방하기 위한 약을 미리 복용하는 것이 필요하며, 혹시 그래도 생긴 경우에는 병원에서 적절한 치료를 받아야 한다.

(6) 감염

아주 드물게 세균감염이 될 수 있다. 예방하기 위한 항생제를 잘 복용하고, 감염이 의심되면 병원에서 치료를 받도록 한다.

6. 스킨 스케일링의 정의

피부의 두께를 살펴보면 바깥쪽부터 각질층을 포함한 표피층, 콜라겐, 탄력섬유 등이 들어 있는 진피층, 그 아래의 지방층 등 3층으로 나누어진다. 스킨 스케일링이란 피부의 가장 바깥층인 각질층과 표피 상부, 즉 죽은 세포들만을 글리콜산이나 제스너씨 용액 등의 약한 산성 스케일링 용액으로 녹여내어 제거하고, 모공 속의 피지 노폐물을 제거하는 가벼운 피부 박피술이다.

별다른 부작용은 없고 곧바로 세안, 외출이 가능하고 메이크업에도 문제가 없다.

즉, 스킨 스케일링은 화학박피의 일종인데, 얇은 박피로서 박피 전・후에 스킨케어를 강조한 새로운 개념의 치료이다. 매일매일 지내다 보면 피부에는 노폐물이 쌓이게 되고, 각질이 잘 떨어져 나가지 못해 피부가 칙칙하고 윤기가 없어진다.

스킨 스케일링은 피부를 얇게 벗겨내는 것으로 우리가 정기적으로 이를 스케일링 하듯이 별다른 질환이 없어도 정기적으로 피부를 스케일링 해주면 항상 맑고 깨끗한 피부를 유지할 수 있으며, 여드름 흉터나 잡티 주름 등의 질환도 꾸준한 스케일링으로 개선될 수 있다

1) 클리콜린산 피부의 스케일링

여드름 치료의 기본적 치료방법은 약을 복용하며, 바르는 약을 사용하고 여드름 스킨케어를 받는 것이지만, 최근 여기에 더하여 새로운 치료 패러다임으로 각광을 받고 있는 치료방법이 글리콜린산 피부 스케일링이다. 피부 스케일링은 피부 각질층과 표피 일부를 글리콜린산이란 용액을 이용하여 분리시키는 것이다. 이렇게 겉의 노화된 표피와 노폐물들을 제거함으로써 보다 탱탱하고 맑은 피부를 가질 수 있다. 스케일링과 피부 관리를 병행하면 피부의 탄력과 맑은 느낌이 더해지는 것을 체험할 수 있다.

2) 스킨 스케일링의 시술영역

(1) 모공 스케일링

모공 속에 쌓인 노폐물을 제거하여 여드름이나 그 밖의 잡티의 생성을 억제하고, 모공이 넓어지는 것을 예방한다.

(2) 여드름

과다하게 생성된 피지로 인한 노폐물을 제거하여 여드름을 진정시킨다.

(3) 건성피부

거칠거칠하게 일어난 각질을 제거해 윤기 있는 피부로 만든다.

(4) 이밖에도 기미와 잔주름 등에 효과가 있다.

건조한 피부, 칙칙한 피부색, 얕은 얼굴 반점 등의 개선에 이용되며, 시술 후에는 얼룩진 피부색이 맑아지고 입과 눈 주위의 엷은 주름은 얕아지며, 여드름과 넓은 모공도 개선되는 효과를 얻을 수 있다. 피부를 보다 신선하고 젊게 바꾸며, 막힌 땀구멍을 열어주어 화장을 보다 더 잘 받게 하는 면이 있어 결혼을 앞둔 예비 신부나 촬

영 전의 탤런트, 모델 외에 면접 같은 중요한 미팅을 앞둔 젊은 여성들이 선호하는 편이다.

3) 스킨 스케일링의 시술기간 및 횟수

시술에는 15분 정도가 소요되며, 시술 후 진정 팩으로 30~40분 정도 소요된다. 여드름, 기미, 모공 등 피부에 문제가 있을시 1~2주 간격으로 4~5회 연속(피부 상태에 따라 기간 및 횟수 조절) 시술하며, 피부 문제가 개선된 후에는 유지 관리를 위해 1개월에 1회씩 꾸준히 시술한다. 넓어진 모공이 걱정이라면 그 사이에 모공수축 프로그램으로 치료 받으면서 피부 재생연고를 바르는 것이 도움이 된다. 얼굴의 얕은 반점이나 기미가 문제라면 비타민 C를 이용한 초음파 치료나 전기영동 치료를 병행하면 더 나은 피부상태를 만들 수 있다.

4) 스킨 스케일링 과정

1단계 : 아줄렌크린저로 피부 노폐물과 메이크업 성분을 제거한 후 엔자임필 또는 젠틀필링 크림을 도포한다.

2단계 : 프리마돌을 이용하여 딥 크린싱을 한 후 AHA필과 스킨마스터 초음파필링으로 각질층을 정돈하고 모공 속 노폐물을 제거한다.

3단계 : 아이스 거즈 팩으로 피부를 진정시킨 후 Bioptron을 쪼여 세포활성을 촉진한다.

4단계 : pH를 맞추고 피부상태에 맞는 기초제품으로 마무리한다.

5) 스킨 스케일링의 장점

① 치료 후 곧 바로 세안을 할 수 있으며, 다음 날 화장을 할 수 있어 일상생활에 불편 없이 시간의 구애를 받지 않고 치료 받을 수 있다.

② 글리콜린산이 사탕수수 등에서 만들어진 천연 성분에서 얻은 물질이므로 피부에 무해하다.

③ 피부 표면 세포 사이의 결합만을 분해시켜 피부 표피의 윗부분을 벗겨 내므로 색소침착이나 흉터를 남길 가능성이 매우 희박한 안전한 치료이다.

④ 치료 후에는 여드름을 막고 있는 각질 및 찌꺼기들이 제거되므로 피지가 쉽게 배출되고, 피부 표면이 매끈해진다.

⑤ 치료시간은 보통 15분 이내에 끝나며, 여드름 치료를 위해서는 대개 1~3주 간격으로 3~4차례 치료를 받는데, 한 번으로도 효과를 알 수 있지만 계속 반복

하여 치료를 받을 경우 피부가 투명해지고, 모공이 축소되며, 화장이 뜨지 않고 잘 받는 것을 느낄 수 있다.

⑥ 염증성 여드름에 작용하여 여드름을 진정시키는 역할도 지속적으로 발휘한다.

7. 흉터 클리닉

흉터라는 말을 사전에서 찾아보면 외상이 치유된 후 그 자리의 피부 위에 남는 변성 부분이라고 설명되어 있다. 외부의 물리적 손상이나 피부병의 치유과정 후 그 조직의 결손부분을 메워가기 위한 우리 몸의 반응으로 육아 조직이 형성되는데, 이러한 부분이 다소 융기되어 있거나 움푹 패어져 있는 형태, 이러한 조직의 변화 상태를 반흔, 흉터라고 한다. 얼굴에 난 여러 종류의 흉터로 심한 콤플렉스를 겪는 경우를 흔히 보게 된다. 여드름 자국이 덧난 경우가 있는가 하면 보기에도 끔찍한 화상 흉터, 교통사고 후의 흉터 등 종류 또한 다양하다. 흉터 성형은 흉터의 종류가 다양하듯 그 수술법도 여러 가지가 있다.

7.1 흉터 성형술로 효과를 볼 수 있는 사람

흉터 교정술은 흉터가 길고 좁은 경우에 효과가 높다. 대부분의 흉터는 초기에 매우 커지게 되며, 보기 좋지 않지만 시간이 지남에 따라 점차로 좋아지게 된다. 따라서 별다른 합병증이 없는 한 6개월 이상 시간을 두고 결과를 관찰해야 한다. 치유 도중 필요에 따라 스테로이드를 사용할 수도 있다.

7.2 흉터의 분류

1) 함몰 흉터

함몰 흉터는 상처가 부적절하게 치료되었거나, 봉합한 부위가 반흔 구축되거나, 심부조직과 흉터조직이 유착되어 생긴다. 예를 들면 여드름 흉터나 손톱에 긁힌 자국 등을 예로 들 수 있다. 여드름 흉터는 함몰 흉터의 하나로서 치료는 큰 것을 잘라내고 봉합하지만, 일반적으로 박피술로 효과를 기대할 수 있다.

2) 켈로이드

켈로이드란 흉터 조직덩어리가 상처 또는 절개선 밖으로 두껍게 자라나가는 것으로 주위보다 색깔이 더 붉은 빛을 띠게 된다. 켈로이드는 상처 부위에 콜라겐이란 물질이 많이 침착되어 생기게 되는 것으로, 주로 가슴이나 귀볼, 그리고 어깨부위에 호발하게 된다.

켈로이드는 흉터 부위에 스테로이드 주사를 하여 치료하는데, 그 치료 효과는 환자에 따라 다양하게 나타난다. 스테로이드에 반응을 하지 않는 환자의 경우 수술을 시행할 수도 있지만, 수술로 인하여 켈로이드가 더 심해지는 경우도 있을 수 있으므로 수술의 적응증은 성형외과 전문의에 의해 잘 선택되어져야 한다. 수술 후 재발방지를 위해 스테로이드 요법과 압박요법 등을 동시에 시행할 수도 있다.

3) 비후성 반흔

비후성 반흔은 형태상 켈로이드와 비슷하여 구분하기가 매우 어렵다. 그러나 비후성 반흔은 상처 또는 절개선 바깥으로 더 자라 나가는 경향이 없으며, 스테로이드 요법에 비교적 잘 반응하는 편이다. 보존적 치료에 반응을 하지 않는 경우에는 수술요법을 시행하게 된다.

성형외과 의사는 흉터조직을 줄이고 흉터의 방향을 바꿈으로써 흉터가 눈에 덜 띨 수 있도록 해 준다. 그러나 수술 자체가 또 다른 상처를 만드는 과정인 만큼 치유과정 동안은 수술부위가 부풀어 오르고, 눈에 더 띨 수도 있다. 수술은 필요에 따라서 국소 또는 전신마취로 시행하게 되며, 수술 후에 스테로이드 요법을 장기간 시행할 수도 있다.

4) 구축성 반흔

여러 종류의 화상에 의해 피부를 손실하게 되면 피부의 경계선에서 구축이 일어나게 된다. 이렇게 형성된 구축성 반흔은 주위의 근육, 힘줄, 운동 범위에 영향을 미치게 된다. 구축성 반흔은 원칙적으로 피부가 모자라 생기게 되므로 피부이식과 피판술을 이용하여 교정할 수 있으며, 필요에 따라 Z-성형술, 조직 확장기 등을 사용하기도 한다. 시술 후에는 수술의 결과를 유지하기 위하여 물리치료를 시행하는 경우가 많다.

5) 안면부 반흔

안면부의 반흔은 비후성 여부에 상관없이 미용 목적상 흉터 제거술을 받는 경우가 많다. 이때 기억하여야 될 것은 흉터 수술이 흉터를 완전히 없애는 것이 아니라 다만 흉터가 눈에 덜 띄게 줄여 준다는 것이다. 흉터 제거술에는 여러 가지 방법이 있으며, 흉터를 절제하고 피부의 주름에 맞추어 방향을 바꿈으로써 눈에 잘 띄지 않게 한다.

수술방법은 흉터의 방향을 바꾼다든지, 조직 확장기를 이용하여 정상 피부조직을 늘려 반흔 부위를 잘라내고 덮는다든지, 레이저를 이용하여 깎는다든지 하는 여러 가지 방법이 있다.

6) 피하 함몰 흉터

이것은 함몰 흉터의 특수한 형태로서 피부에는 흉터가 없고, 피하조직의 흉터조직으로 인해 함몰이 생긴다. 뺨, 이마에 생기기 쉽고, 때로 여자 및 아이들은 피하지방이 많아 뺨 부위에 부딪치거나 하여 잘 생긴다. 가만히 있을 때보다 근육이 움직일 때 눈에 잘 표시가 난다. 치료는 스테로이드 국소주사, 마사지 방법 또는 진피지방이식 등이 있다.

7) 평평한 흉터

주위의 건강한 피부와 같은 높이의 흉터로서 주름과 같이 평행한 선상의 흉터라면 이상적인 흉터로서 거의 표시나지 않는다.

7.3 흉터의 종류

1) 수술 흉터

최근 외과적 미용수술과 각종 사고로 인한 원치 않는 수술 후 고민하는 경우가 많다. 수술자국은 봉합 자체의 자국과 봉합된 양측 피부의 높낮이가 맞지 않아서 생긴 불규칙적인 면으로 나뉜다. 봉합 당시 진피 하부나 지방층까지 손상을 받았다면 사실상 100%의 원상 복귀는 불가능하므로 흉을 완화시키고 개선시키는데 만족해야 한다.

2) 외상성 흉터

선상흉터의 특수 형으로써 "U"자 모양이거나 원형의 원상 흉터인데, 흉터로 둘러싸인 중앙부가 올라온 상태를 보인다. 이것은 구축되는 방향이 중앙으로 몰려서 흉터 내측의 부분이 부풀어 올라온 상태를 보인다. 치료는 Z성형술 또는 W성형술로서 흉터의 방향을 바꾸어 주게 된다. 보통 2~3번에 나누어서 수술한다.

3) 수두 흉터

수두를 앓고 있을 때 딱지가 일찍 떨어지거나, 2차 세균감염으로 염증이 심하게 생길 때 발생하며, 물방울 크기의 패인자국으로 나타난다. 레이저 피부 재생술이나 TAC 화학 박피술로 치료한다.

4) 튼 살

피부 진피층의 탄력섬유의 손상으로 생기며, 주로 사춘기 때 갑자기 성장할 때, 임신부, 호르몬 이상, 부신피질 호르몬연고 장기 도포 시에 발생한다. 초기에 IPL시술로 색조를 정상화 시킨 후 트레티노인 연고를 바르면서 다이아몬드 필(8회 시술)을 시술받음으로써 크게 호전시킬 수 있다. 다만 오랜 시간이 지나 튼 살 자체가 백색에 가까워지면 치료가 어렵다.

7.4 치료방법

흉터 성형술은 흉의 크기나 길이, 방향, 위치, 모양에 따라 단순히 절제하고 봉합해 주는 방법에서부터 Z자 성형술, W자 성형술, 피부 이식술, 박피술, 피부조직 이동술, 조직 확장술 등 다양한 방법으로 시행한다. 특히 얼굴, 귓불, 어깨, 앞가슴 등에 잘 발생하는 켈로이드는 섣불리 절제를 시도하면 더욱 커지면서 악화될 수 있기 때문에 주의해야 한다. 이러한 켈로이드는 수술과 방사선 요법을 병용하거나, 스테로이드의 장기간 국소주사 등으로 치료한다.

7.5 수술방법

흉터 성형술은 특히 환자의 기대치와 실제 임상에서의 결과가 차이가 있으므로 환자 본인도 이점을 이해하는 것이 중요하다. 대개의 흉터는 한 번의 수술로 해결되기보다는 2～3회의 수술이나 다른 보존적 방법들이 필요하므로 꾸준한 치료가 필요하다. 수술방법은 흉터의 방향을 바꾼다든지, 조직 확장기를 이용하여 정상 피부조직을 늘려 반흔 부위를 잘라내고 덮는다든지, 레이저를 이용하여 깎는다든지 하는 여러 가지 방법이 있다.

1) 흉터 교정술

흉터 교정술은 흉터가 길고 좁은 경우에 효과가 높다. 시술은 먼저 흉터를 제거한 후 꿰매 정상적인 살이 모아져 붙도록 한다. 이렇게 꿰매진 살은 아주 안 보이진 않지만 예전 흉터보다는 훨씬 흉한 정도가 덜하다. 대개 수술 후 6개월 정도가 지나면 약간 발그스름하던 수술 자리가 살색으로 돌아오면서 희미해지며, 그 후 몇 달이 지나면 수술자국이 거의 안보이게 된다.

2) 피부 이식술

흉터 교정술로 시술하기에 너무 넓은 흉터의 경우에 시행하는 수술방법이 피부 이식술이다. 흉터를 모두 제거한 후, 엉덩이나 두피 등 눈에 띄지 않는 부위의 피부를 얇게 떼어내 흉터가 있던 자리에 이식하는 방법이다. 하지만 피부는 각 부위에 따라 성질이 다르기 때문에 오그라들거나 튀어 오르지 않도록 당분간 이식부위를 눌러놓는 특수치료를 받아야 한다. 이식받을 여분의 피부가 없는 경우에는 '피부 조직판 이식술'이라 부르는 혈관이 붙은 피부를 이식해야 한다. 이때에는 흉터를 잘라내고 흉터 부위의 혈관에 이식한 피부의 혈관을 연결시킨 후 피부 조직판을 봉합한다.

3) 조직 확장기 수술

흉터 옆 부위에 있는 피부를 조직 확장기로 확장하여 흉터가 있던 자리를 덮어주는 방법이 조직 확장기 수술이다. 흉터 옆의 정상 피부는 색깔 및 모습이 똑같으므로 그 정상 피부를 두세 달 동안 늘린 뒤에 흉터를 제거하고, 흉터가 있던 자리로 이동시켜 정상과 같은 성질의 피부로 덮어주는 것이다. 예를 들어, 뺨에 화상을 입어 생긴 흉터가 있다면 이 부위에 가장 근접한 턱 밑 피부를 조직 확장기로 부풀린 뒤 흉터 부위를 절제해 내고, 확장된 턱밑 피부를 위로 덮어 봉합하게 된다.

4) 피부 박피술

박피술은 넓고 울퉁불퉁한 흉터가 있거나, 곰보자국, 여드름 자국과 같은 흉터가 있을 때 흉터 부위를 얇게 깎아내어 흉터가 덜 보이도록 하는 수술이다. 수술 후 박피한 부위에 자외선을 쬐지 않도록 주의하여야 한다.

5) 레이저 흉터제거

넓고 울퉁불퉁한 흉터가 있거나 곰보자국, 여드름 자국과 같은 흉터가 있을 때 흉터 부위를 얇게 깎아내어 흉터가 덜 보이도록 하는 수술이다. 수술 후 박피한 부위에 자외선을 쬐지 않도록 주의하여야 한다. 반흔 절제술을 시행하게 되면 흉터의 많은 부분을 제거하게 되지만, 수술 후 2～6개월 동안에는 흉터가 더 나빠 보일 수도 있다. 그러나 9개월이 지나면서부터는 흉터의 색깔과 크기가 많이 호전된다. 봉합 실은 보통 2～5일경에 제거하게 되며, 그 이후에는 테이프를 붙여 두게 된다. 수술 후에도 담당의사의 처방에 따라 병행요법을 시행하는 경우가 있다.

수술의 시기는 상처에서 일어나는 흉터 살 반응이 완전히 멈추는 기간인 9개월이 지나야 최적기이지만, 흉터의 모습이 너무나 보기 흉할 경우에는 수술시기를 앞당기기도 한다. 또 성장하는 어린이의 경우에 수술시기의 결정은 흉터의 정도가 사회적인 활동과 적응에 심각한 영향을 주거나, 자라나는 몸의 기능적인 성장에 장애를 미칠 정도가 아니라면 몸의 성장이 완전히 멈춘 사춘기 이후로 미루는 것이 마땅하다.

일반적인 흉터 성형수술은 국소마취 하에서 이루어지며, 치료기간은 1~2주 정도 소요된다. 수술 후에는 흉터가 벌어지지 않도록 특수 테이프로 1~2개월 정도 붙이고, 가급적 햇빛에 직접 노출되는 것을 피하여야 한다. 수술 후 2~3개월 정도는 붉은 기운을 보이나 이는 피부가 안정을 찾아가는 과정이므로 염려하지 않아도 된다.

제 16 장

피부 귀의 성형과 배꼽, 보조개, 문신 성형법

1. 귀의 수난시대

요즘은 머리모양이 다양해져 귀를 노출시키는 경우도 늘어나게 되면서 귀를 뚫고 하는 귀고리가 유행을 하게 되고, 경쟁이나 하는 듯 한 개도 아니고 서너 개씩 귀고리를 하게 되면서 귀에 대한 관심이 부쩍 높아지고 관심이 늘어난 만큼 귀의 수난시대가 시작되는 것 같다.

다행이 주인을 잘 만나 구멍 한 개 정도 뚫고 가벼운 링 모양의 귀걸이를 한 귀는 정말 운이 좋은 귀이다. 귀를 뚫다 염증이 생겼거나, 귀걸이를 착용한 후에 반복되는 염증으로 켈로이드성 흉터를 귀에 달고 다니는 귀, 자신의 귀보다 더 큰 귀걸이를 달고 다니는 귀, 무거운 귀걸이를 달고 다니다 귀 볼이 찢어진 귀, 한쪽에 다섯 개 양쪽 합하면 열 개나 달고 다니는 귀 등 귀가 얼마나 수난을 겪고 있는가.

1.1 아름다운 귀

미학상 아름다운 귀는 얼굴을 3등분했을 때 가운데 부분에 위치하고 있다. 일반적으로 귀가 벌어진 정도는 얼굴의 측면과 귀 뒤쪽의 각도가 10～20도 정도의 모양을 이루는 것이 적당하다. 길이는 6.5 cm 정도가 알맞고, 그 이상이면 큰 귀, 그보다 작으면 작은 귀라고 할 수 있다. 또한 귀가 뒤쪽으로 향해 있으면 얼굴이 길어 보이고, 귓바퀴나 귓불에는 적당량의 지방이 있어야 보기가 좋다.

귀가 너무 크거나 작은 경우, 모양이 이상해서 전체적인 얼굴형과 어울리지 않는 경우는 성형수술로 바로 잡아 주는 것이 바람직하다.

1.2 귀의 선천적 기형

귀의 선천적 기형은 모태에서 비롯된다. 임신기간 중 태아의 발육에 어떤 이상이 생기면 돌출 귀, 매몰 귀, 작은 귀(소이증) 등 기형 귀를 가진 신생아가 태어나게 된다.

1) 수술방법

(1) 소이증

소이증은 태아의 귀가 만들어지는 과정에서 그 모양이 덜 생긴 형태를 말한다. 양쪽 중에서 한쪽에만 생기는 경우가 많으며, 남자아이에서 많고, 오른쪽 귀에서 많이 생기는 것을 볼 수 있다. 수술 시기는 보통 취학 전 5~6세에 시작하나, 아직까지 한참 성장하는 나이이므로 수술 결과를 놓고 볼 때는 10세 이후에 수술을 시작하는 것이 좋다. 수술은 대개는 3~4 차례 나누어 진행된다.

먼저 부족한 연골을 갈비뼈에서 채취하여 귀 모양으로 만들어 귀 뒤의 피부 밑에 심어 준다. 그리고 2~3개월 후에 이를 분리해 주고 뒷면을 피부 이식해 주면 두 번째 수술이 끝나게 된다. 다음은 그 외 작은 마무리 수술을 하게 되는데, 최근에는 이러한 과정을 1회에 한꺼번에 시행하는 방법도 소개되고 있다. 사용하는 재료를 자기의 연골 대신 실리콘 인공물질로 만든 것을 피부 밑에 삽입하여 사용할 수도 있다. 요즈음에는 특수재료로 만든 인공 모형 귀를 머리뼈에 고정시키는 방법도 개발되어 활발하게 수술이 진행되고 있다.

(2) 매몰 귀

매몰 귀란 머리의 피부 속에 귀의 윗부분이 파묻힌 경우를 말한다. 손으로 잡아당기면 정상의 모양이지만, 놓으면 다시 원래의 상태로 들어가는 형태를 보인다. 수술방법은 피부 밑에 파묻힌 연골부분을 들어내고 부족한 피부를 주변 피부편이나 피부이식으로 덮어주는 방법으로 수술을 진행하게 된다. 수술의 난이도에 있어서 소이증에 비해 비교적 쉬운 수술의 효과도 뛰어난 편이다. 수술 시기는 5~6세 이후면 좋다.

(3) 돌출 귀

돌출 귀는 귀가 너무 옆으로 벌어져 있는 형태로서 큰 귀를 좋아하는 동양인에게는 기형이라고까지 하기 어렵지만 서양에서는 당나귀같이 생겼다고 해서 대부분 수술을 받길 원한다. 수술방법은 피부를 절개하고 옆으로 튀어나온 연골을 다듬은 후 적당한 각도로 뒤로 묶어 주어 귀가 머리 옆에 바짝 붙어 있는 정상 모양이 되도록 회복시켜 주는 방법으로 수술을 진행하게 된다.

(4) 그 외의 기형

귀의 모양은 귀 안에 있는 연골의 모양에 따라 달라지는데, 손가락의 지문처럼 사람마다 제각각이다. 물론 이상하게 보일 때는 수술로 교정해 주는 것이 바람직하다. 예를 들어 귀 앞에 작은 구멍이 나 있거나, 사마귀 같은 살점이 달려 있는 경우 등을 들 수 있다. 국소마취 하에 비교적 간단하게 제거할 수 있다. 그 외에도 귀의 상부가 단순히 접혀 있는 기형, 컵 모양이나 별 모양의 귀 등 많은 형태의 기형이 있는데, 대부분 귀속의 연골모양을 교정해 주는 수술로써 치료가 가능하다.

(5) 귓볼 성형

귓불을 두껍게 하는 수술은 귀의 주변 피부를 이식하여 보태어 주거나, 지방조직 또는 콜라겐을 주입하는 방법을 주로 사용하고 있다.

(6) 수축 귀의 경우는 수축되고 구겨진 연골을 반대방향으로 펴서 봉합을 해주는 방법으로 수술을 한다.

(7) 칼귀의 경우는 귀 볼 앞·뒤를 조금씩 절개한 후 귀 뒤쪽 살을 위로 당겨 귀볼을 만든 다음 봉합을 해주는 방법으로 수술을 한다.

(8) 귓밥이 갈라진 경우에는 귓밥 앞뒤를 조금씩 절개한 뒤, 귀를 전체적으로 위로 당겨 봉합해주면 귓밥이 형성된다.

2) 귀의 성형수술 시기

선천적으로 귀가 없이 태어난 경우 수술 시기는 유치원 시절이나 초등학교 취학 전이 좋다. 이유는 취학 전쯤이면 귀가 어른 귀의 크기만큼 되고, 귀 기형에 대한 열등의식을 없애 원만한 학교생활을 할 수 있게 하기 위함이다.

(1) 소이

귓바퀴가 제대로 생기지 못하고 태어나는 경우로, 귓불만 있고 귓구멍 등 다른 부분은 거의 없는 상태를 소이라 하는데, 이런 경우는 청력장애와 외모의 결함이 동반되어 정신적 기능적 문제가 있을 수 있으므로 소이는 6~7세경에 수술을 해주는 것이 좋다.

(2) 당나귀 귀

귀가 얼굴 측면으로부터 직각으로 솟아있는 당나귀 귀는 보통 5~6세경에 수술을 해준다.

(3) 칼 귀

귓바퀴 부분이 귓불이 없이 턱 쪽으로 바로 붙어있는 귀를 칼귀라 한다. 칼귀 교정 수술 시기는 나이와 관계없이 성장 후에 해도 무방하다. 소이증을 제외한 다른 모양의 귀들은 적당한 수술시기를 놓쳤다 하여도 별 문제는 없다.

3) 경과 및 처치

귀의 피부는 얇고 수술 시 연골조작이 이루어지기 때문에 부종이 며칠간 있을 수 있으며, 연골조작을 많이 한 경우에는 잔여 부기가 한 달 이상 가는 경우도 있다. 특히 주의할 점은 수술 후에 수주간은 잠잘 때에도 귀가 눌리지 않도록 조심해야 한다. 수술은 대개 부분마취로 시행하며 입원할 필요는 없다. 단, 어린아이에 있어서는 전신마취로 수술하는 경우도 있다.

4) 귀걸이 시술

(1) 귀걸이의 풍습

귀걸이는 남녀를 막론하고 동서양에 널리 행해진 풍습으로 남태평양 제도나 아마존 강 유역의 부족들은 귓불이나 귓바퀴를 뚫어 금속, 코코넛, 조개껍질, 거북딱지 등을 장신구로 사용해 왔다.

(2) 귓불의 해부학

귀의 크기는 6세경에 성인의 90% 까지 도달하지만, 그 후에 서서히 자라 17~18세에 가서야 완전히 성장하게 된다. 귀의 길이는 남녀가 약간 차이가 있으나 6 cm 정도이며, 귓불의 길이는 1.5 cm로 전체 귀 길이의 약 1/4을 차지한다.

(3) 귀걸이의 종류

귀걸이에는 부착하는 클립형(clip)과 구멍을 뚫어 사용하는 피어스형(pierce)이 있는데, 다양한 모양과 크기로 달 수 있고, 분실의 염려가 적어 점차 피어스를 선호하고 있다. 구멍을 뚫는 위치는 미학적으로 안정된 점을 찾아 정하게 된다. 하지만 사람마다 선호하는 위치가 다소 차이가 있을 수 있으므로 전문가와 상의하여 정하는 것이 좋다.

(4) 귀걸이 시술

시술 전에 귓불에 마취연고를 바르고 30분 정도 경과 후 귀 부위를 소독하고 뚫을 부위를 레이저로 시술하면 시술 후 아프지 않고 붓지 않는다. 다음으로 이미 소독을 해둔 피어스용 귀걸이를 끼어 넣는다. 귀걸이를 부착한 상태로 2주 정도 지나면 상피화가 일어나 구멍이 생기게 된다. 이처럼 상피화가 일어나는 시기 동안 소독을 하여 청결하고 건조한 상태로 유지한다. 귀걸이의 재질은 염증이나 알레르기 반응을 피하기 위해 순도가 높은 금제품을 사용하는 것이 바람직하다.

(5) 귀걸이 부작용

귀를 뚫는 자체는 아주 간단하고 위험성은 적다. 하지만 장단기 부작용으로 간혹 감염, 알레르기성 피부염, 켈로이드 형성, 귀걸이 구멍이 넓어지거나 갈라지는 경우가 초래되기도 한다. 감염은 잘 소독된 상태에서 구멍을 뚫고 소독된 귀걸이를 사용하면 피할 수 있으며, 감염이 우려되는 경우에는 경구용 항생제를 처방받아 투여하면 된다. 알레르기성 피부염은 주로 귀걸이에 사용되는 금속재질에 의해 생기는데, 주로 니켈이나 크롬이 문제가 되며, 발갛게 물집이 생기거나 오돌토돌한 구진이 생기는 것을 볼 수가 있다.

(6) 귀걸이 부작용 치료

귀걸이 부작용의 치료는 귀고리 착용을 중지하고 약물치료를 받으면 증상이 사라진다. 켈로이드 체질인 경우는 반복되는 염증이나 알레르기성 피부염이 생길 수 있으며, 병변의 초기나 크기가 작은 경우에는 병변 내에 스테로이드를 주사하여 치료하지만, 진행되거나 큰 경우에는 외과적 절제술과 스테로이드 요법을 병행하여 치료하여야 한다.

켈로이드를 방지하기 위해서는 귓불이 아프거나 짓무른 경우에 대수롭지 않게 넘기지 말고 귀걸이를 착용을 금지하고 병변의 초기에 전문의사와 상담하는 게 좋다. 귀걸이 구멍이 넓어진 경우는 주로 구멍을 뚫은 후 바로 너무 무거운 귀걸이를 착용한 경우나, 구멍의 위치가 귓불의 아래쪽에 뚫은 경우, 크고 흔들거리는 귀고리를 오랫동안 사용했을 때 일어나게 된다. 이때는 넓은 구멍 내의 피부 층을 제거하고 구멍을 완전히 막는 수술을 시행해야 한다.

그리고 6주 후에 알맞은 위치에 구멍을 다시 뚫으며, 그 동안은 클립형 귀고리를 착용하는 것이 좋다.

2. 배꼽성형

최근의 유행에 따라 배꼽을 노출한 배꼽티를 입은 여성들을 거리에서 쉽게 볼 수 가 있다. 배꼽이란 태아가 어머니와 함께 연결되었던 유일한 구조물로 출생할 때 탯줄을 끊어버리고 아문 상처가 바로 배꼽(Umbilicus)이다. 이러한 배꼽이 여성의 아름다움에 한 몫을 하는 시대가 되었다. 이전에는 특별한 장소, 수영장이나 목욕탕 등에서만 노출되었으나 이제는 그 노출되는 기회가 많아지므로 성형의 필요성이 생겨났다고 할 수 있다.

2.1 이상적인 배꼽 모양

이상적인 배꼽 모양은 세로로 길쭉한 형태이면서 겉으로 돌출되지 않고 약간 안으로 딸려 들어가는 모양으로, 위쪽이나 아래쪽 중 어느 한쪽이 좀 더 깊게 들어간 것이라고 할 수 있다. 배꼽은 원래 복부의 정중앙 선상에 위치한 작은 함몰부위로 복부에서는 유일한 심미적 대상으로 유방이나 성기와 함께 풍요나 섹스의 상징으로 여겨져 왔다. 아름다운 배꼽이란 배꼽 안의 내부가 넓으며, 가운데 깊은 부위가 배꼽의 하부에 위치하여 앞에서 보았을 때 원형이거나 약간 상하로 긴 모양의 배꼽을 말한다.

2) 수술방법

참외배꼽 성형수술은 주로 배꼽 내부에서만 이루어지기 때문에 겉으로는 수술 흔적이 남지 않으며, 간단한 국소 마취만으로도 수술이 가능하다. 배꼽이 돌출된 원인을 정확히 알아내어 돌출된 부분을 제거해 주고 배꼽이 안쪽으로 들어가 보이도록 디자인하여 자연스럽게 모양으로 성형해 준다. 하지만 개개인에 따라 배꼽의 돌출 원인이나 형태, 크기 등이 천차만별이므로 구체적인 참외배꼽 수술방법은 직접 진찰을 한 후에 결정할 수 있다.

수술 전 배꼽부위의 탈장이 있는지를 미리 확인하여 가벼운 탈장이 동반되어 있다면 돌출배꼽 수술 시 탈장 교정수술을 같이 해주어야 배꼽이 돌출된 근본 원인까지 완전히 해결해 줄 수 있다. 아주 작은 탈장은 수술 전 진찰만으로는 확인하기 어려울 수도 있으나 배꼽 성형수술 도중 발견되어도 어렵지 않게 교정할 수 있으므로 염려할 필요는 전혀 없다.

배꼽 성형의 기분 원칙은 위아래로 들어간 매력적인 배꼽을 만들어 주는 것이다. 수술은 흉터가 보이지 않게 작은 절개를 통해 매와 허리의 지방제거 수술을 동시에 하면 미끈한 허리라인과 함께 예쁜 배꼽모양을 만들어 줄 수가 있다. 배꼽은 비교적 간단한 성형수술만으로도 오랜 고민거리를 해결할 수 있으며, 수술 후 치료나 회복도 무척 간단하고 편해서 아무런 부담 없이 수술을 받을 수 있다.

3) 수술시간

30분~1시간 정도 내외

4) 수술 후 주의사항

① 수술 후 2일째부터는 샤워도 가능하다.
② 실은 약 1주~10일 정도가 지나서 제거하게 된다.
③ 탈장이 동반된 경우 동시에 수술을 한 예에서는 약 1~2개월간 복부에 지나친 힘이 가해지지 않도록 주의하는 것이 좋다.

3. 보조개

보조개(Facial Dimple)란 얼굴에 표정 운동을 할 때 볼에 나타나는 함몰을 말한다. 보조개는 얼굴을 좀 더 예쁘게 혹은 더 귀엽게 보이게 하는 하나의 매력 포인트가 될 수 있는데, 알맞은 보조개의 위치는 사람의 취향에 따라 다르겠지만 입술 끝의 수평 연장선과 까만 눈동자의 바깥 끝에서 아래로 그어 내린 수직선이 서로 만나는 위치가 가장 자연스럽다. 이 위치는 입술 끝에서부터 약 3~4 cm 바깥쪽이 된다.

1) 수술방법

미용 성형술에 의한 보조개는 거듭 발달된 수술법에 의해 과거와 같이 붓거나 식사에 지장을 받지 않으면서 곧 자연스러워지는 피하 매몰 봉합법으로 만들 수 있다. 입안의 구강점막을 약 5 mm 정도 절개하고 봉합사로 얼굴 피부 밑의 조직과 함께 묶어 주는 방법으로서 더욱 확실한 보조개를 원할 경우에는 구강 점막을 일부 잘라내고, 점막 밑의 지방조직도 함께 제거하여 움푹 파인 보조개를 만들 수 있다. 수술 후 처음에는 웃지 않고 가만히 있어도 보조개가 깊숙이 잡혀 부자연스럽지만 2~3개월 이후부터는 웃을 때만 보조개가 만들어져 자연스럽게 보인다.

2) 수술/마취

수술시간은 10~20분 정도로 비교적 간단한 수술이다. 마취는 부분마취 또는 수면마취를 시행한다.

3) 회복기간

① 회복기간은 2～3일 정도를 예상하면 된다.
② 일상생활이 바로 가능하고 화장도 가능하다.

4) 수술 후 주의사항

① 수술 후 한 달 정도는 보조개가 너무 깊게 패여 보이는 경우가 있다. 이러한 증상은 시간이 지나면서 저절로 사라진다.
② 부기는 거의 생기지 않는다. 실밥은 흡수성 봉합사를 사용하므로 제거할 필요가 없다.
③ 수술 후 특별한 치료는 없으며, 입안으로 시술하므로 구강을 청결하게 하면 된다.

4. 문 신

문신은 여러 가지 목적으로 시행된다. 종교적 의식의 일환으로 시술되기도 하고 사랑의 맹세, 의리나 동지의식, 조직에 대한 충성심에서 문신을 새겨 넣는 청소년들의 경우도 적지 않게 볼 수 있다. 그러나 이런 문신은 사회적 통념상 부정적으로 인식되고 있어서 개인의 사회생활, 인간관계에 있어 지울 수 없는 굴레가 되고, 마음 놓고 목욕탕에 한번 가보는 것이 평생소원이라는 사람도 꽤 많이 있다. 최근에는 매일의 화장이 번거로워 눈썹이나 아이라인에 영구문신을 해 넣었다가 인상이 변하거나 유행에 따라 모양과 색상이 달라져 고민을 하거나, 과민성 반응이 일어나 켈로이드나 육아종 같은 부작용이 발생해 고통을 겪는 경우도 적지 않다.

문신은 피부의 진피층에 카민(calmine), 인디고(indigo), 카드뮴 설파이드(cadmium sulfide) 등의 물에 녹지 않는 중금속 색소나 먹물, 물감, 연필가루, 연탄가루 등을 사용해 바늘이나 주사침 혹은 기계로 그림, 글자, 상징물 등을 새겨 넣은 것으로서, 진피 깊숙이 도장을 찍듯이 새겨지기 때문에 한번 새겼다 하면 절대 지워지지 않는다. 이러한 문신의 치료법으로는 문신부위를 잘라내는 수술요법이나 약물요법, 전기 소작술, 냉동요법, 피부 박피술 등이 있었으나 예전에는 이러한 각종 치료법을 동원하여도 흉터가 남아 노력에 비해 치료효과가 그리 만족스럽지 못했다.

최근에는 문신 입자에만 선택적으로 에너지가 흡수되고, 주변 조직의 열 손상을 최소화시킨 큐 스위치 방식의 레이저들이 개발되어 문신을 쉽게 지울 수가 있게 되었다. 치료는 마취 크림을 바르고 30분 정도 지난 후에 통증 없이 편안하게 시술하며,

눈썹이나 아이라인 문신인 경우 5분 정도 소요되나 문신을 수정하는 경우에는 예술적인 감각이 필요하므로 이때는 메이크업 전문가의 도움을 받아 디자인한 후에 하는 것이 좋다.

문신이 짙은 경우 시술 후 약 1주간 딱지가 앉을 수 있으며, 옅은 경우에는 치료 당일부터 화장이나 세안이 가능하다. 치료가 끝나면 문신이 있던 자리는 하얗게 변하나 1～2일 후에 다시 문신 색이 나타난다. 이때부터 한 달 동안에 걸쳐서 조금씩 문신이 빠진다. 레이저 치료 부위는 눈썹의 일부가 부러지거나 하얗게 변할 수 있는데, 2주 정도 지나면 다시 나면서 검어지므로 레이저 치료로 인해 눈썹이 빠질 것이라는 걱정은 하지 않아도 된다. 치료는 1달 간격으로 시행하며, 통상적으로 눈썹문신의 경우 1～3회 정도로 없어지지만 몸에 생긴 문신의 경우는 색깔, 깊이 등에 따라 다르지만 2～3회 더 시술이 필요한 경우가 많다.

4.1 메디컬 컨투어 메이크업

이미 우리나라에도 미용문신, 즉 메디컬 컨투어 메이크업이 활성화되어 대중들에게 많은 홍보가 이루어지고 있다. 따라서 시술의 편리성이나 효율성에 대해서는 더 언급할 필요가 없어졌다. 최근 피부과와 성형외과에서 전문적으로 시술되는 의료용 문신은 기존의 문신과는 달리 색소를 피부에 안전하고 고른 깊이로 넣어 주기 때문에 2년에서 8년 정도가 지나면 자연스럽게 빠지는 것이 특징이다.

인상이 뚜렷해 보이지 않거나 입술 색과 전체적인 윤곽이 흐려 걱정했던 사람들은 과거에는 오로지 성형에만 의존했던 것이 사실이다. 그러나 그것의 대체요법으로 등장했던 이른 바 미용실 문신이 쉽사리 지워지지도 않을 뿐만 아니라 디자인도 고정적인 것이어서 레이저를 이용하여 많은 사람들이 그 흔적을 지우고 있다.

이러한 시점에서 우리에게 보완적인 요법이면서도 확실한 효과를 가져다 줄 수 있는 방법이 바로 메디컬 컨투어 메이크업이다. 또한 시술시간이나 방법 면에서도 매우 간단하다. 눈썹, 아이라인, 입술, 흉터 등에 편리하게 사용되며 자연스러운 시술을 위해 메이크업 전문가가 먼저 디자인을 하여 충분히 상의한 후 시술하게 된다. 그 후 마취는 시술 부위에 마취연고를 바르는 것으로도 충분하며, 바른 후 30분이 경과하면 시작하게 되는데 총 소요 시간은 1시간～1시간 30분 정도이다.

이미 유럽과 미국 등 세계 여러 나라에서 메디컬 타투는 선풍적인 반향을 불러일으키고 있다. 자유롭게 개성을 표현하고 미를 추구한다는 차세대 감각에 딱 맞는 것이기 때문이다. 과거의 문제점을 보완하고 새롭게 태어난 메디컬 타투는 앞으로 새로운 하나의 문화가 될 것이다.

4.2 눈썹문신 제거

눈썹은 얼굴의 지붕이다. 인상을 결정할 뿐더러 관상학적으로도 중요한 의미를 지닌다. 최근에는 눈썹형도 유행을 타면서 가늘어졌다 굵어지는 등 변화를 보이고 있다. 그 때문에 눈썹형 유행이 바뀌거나 모양이 잘못됐을 경우 뒤늦게 눈썹에 문신을 한 것을 후회하는 예도 적지 않다. 최근에는 눈썹에만 문신을 하는 것이 아니라 아이라인까지 문신을 한 여성들이 늘고 있다.

그러나 문신이 마음에 들게 새겨졌다 해도 색조가 머리카락 색깔과 차이가 나 매우 어색하게 보이는 경우가 많아 대다수는 후회하며 병원을 찾는다. 문신은 한 번 새겼다 하면 영구적으로 없어지지 않기 때문에 마음에 들지 않게 시술되면 심리적 스트레스가 크다. 동네 업소에서 의학적 상식이나 처치 없이 무자격자에게서 시술받은 경우 시술부위 감염으로 살이 부풀어 오르는 비후성 반흔이 생기거나 색소 알레르기 등을 일으켜 고생하기도 한다. 또 눈썹이 자라지 않거나 눈에 이물감이 생기기도 하며, 소독을 제대로 하지 않고 시술하면 간염이나 에이즈 등의 전파 우려도 있다.

문신을 없애기 위한 방법으로 예전에는 소작술이나 연마술, 박피술과 냉동요법 등을 시술하기도 했으나 흉터가 남는 부작용이 있었다. 최근에는 큐 스위치 레이저로 문신을 흉터 없이 효과적으로 제거하고 있다. 단일 파장만을 방출, 선택적으로 작용하는데 피부 깊숙이 있는 색소를 없앨 수 있을 만큼 투과력도 강한 레이저다. 방출시간이 1억 분의 1초보다 짧기 때문에 치료 시에 통증도 참을 만하다. 1～2회 시술만으로도 매우 좋은 효과를 거둘 수 있다. 아이라인의 문신을 제거할 때는 눈의 보호를 위한 물질인 아이 프로텍터를 눈 안에 삽입하고 시술하며, 대개 1～2회 레이저 시술로 문신이 제거된다.

4.3 문신제거의 비애

문신은 고대 원시민족의 장식 반흔에서 파생하고, 기원전 20세기의 이집트의 미이라에게서도 보이고 있다. 문신이 융성하던 시대엔 문신을 하면서 생긴 합병증인 화농성 세균에 의한 감염으로 사망을 한다든지 사지 절단을 한다든지 하여 강한 부작용이 있었다. 그럼에도 불구하고 어떤 주술적인 계기나 이유로 계속되는 문신에 대한 욕망은 현대에도 이어지고 있다. 그 중 의료적 문신은 색소 이상증을 동반한 환자에게서 외관을 개선하기 위해 할 수 있었다. 요즘엔 인위적 문신인 젊었을 때의 과오 등에 의한 문신을 제거하기를 희망하는 사람이 많다는 게 현실이다. 외과적 수술법이나 피부박피나 피부이식술 등으로 해결할 수 있으나, 지금은 주로 문신제거 레이저를 이용한다.

그러나 환자는 경제적 시간적 여유가 적은 사람이 많고, 내원하여 수술시 비밀로 하고 싶어 하는 경우가 많다. 또한 인내력이 적은 사람이 많아 국소 마취 시에도 마취의 통증을 잘 견디지 못하는 사람도 많다. 이러한 모든 단점을 해결할 수 있는 레이저나 시술법이 없는 것이 현실이다. 환자나 가족들은 정신적인 죄악감에 시달리고 있기 때문에 외래에 방문하게 된다. 전문적인 레이저 중 루비 레이저나 알렉산드라이트 레이저, 엔디 야그(Nd Yag laser) 레이저 등 각각의 장단점을 갖고 있으며, 어느 레이저도 문신을 완벽히 제거하는 데에는 한계를 갖고 있다는 것이 정설이다.

만일 필자에게 세 가지 레이저를 종합한 레이저 기계를 만들어 내라고 한다면 세 가지 레이저를 합한 기능에 문신제거 시간이 훨씬 단축되는 만능 레이저를 발명하면 되겠지만, 현재로선 그러한 방법은 없다. 이러한 부정적인 요소를 가진 레이저로 각각의 성형외과 의사들은 눈썹문신과 소형 문신을 제거하면서 더 크고 색깔이 다양한 문신에 대해 연구하고 도전하고 있는 것이다.

제 17 장

피부 검사방법

1. 확대경 검사

① 7배 확대경을 사용하여 병변에 mineral oil을 바르면 더 잘 관찰이 가능하다.

② Epiluminescence microscopy 검사법은 10～30배 배율로 양성 및 악성 색소성 피부 종양의 감별에 유용하다.

2. 우드 램프 검사(Wood lamp exam)

① Nickel oxide와 silicate로 된 Wood filter를 끼워 320～400 nm(360 nm)의 광선만 통과한다.

② 황록색은 머리 백선을 나타낸다.

③ 황금색은 어루러기(tinea versicolor)를 나타낸다.

④ 산호 빛은 erythrasma(홍색 음선)시 균이 생산한 포르피린 때문에 생기며, 소변에서도 관찰 가능하다.

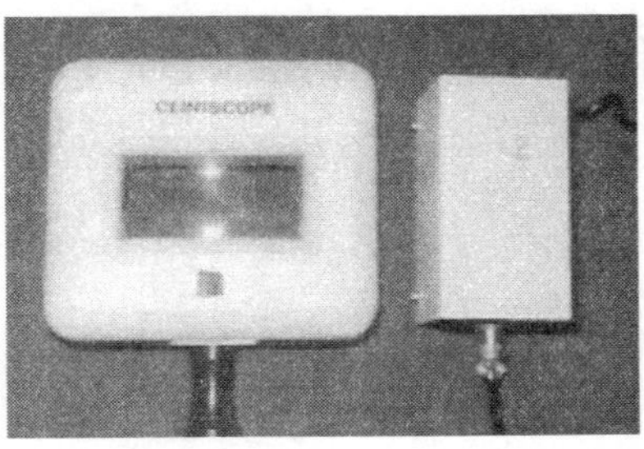

그림 17-1. 우드 램프 검사

⑤ 표피, 진피의 멜라닌 색소의 위치 결정에도 유용하다.

3. Diascopy

① 유리 슬라이드로 피부 병변에 압력을 가하면서 홍색의 patch 혹은 papule이 실핏줄 확장(홍반) 혹은 혈관 외 유출(자색반)에 의한 것인지를 감별한다.
② 사르코이드증, 피부결핵 등에서 apple jelly nodule을 찾아내는데 유용하다.

4. 미생물학적 검사

1) KOH 도말검사

Candida albicans는 감염을 일으키지 않으면서 상주해 있을 수 있으므로 spore는 감염여부를 진단하는 데 부적합하다.

2) Gram stain

수포성 농가진일 때 터지지 않은 물집에서 혹은 농포 질환에서 원인이 세균성, 진

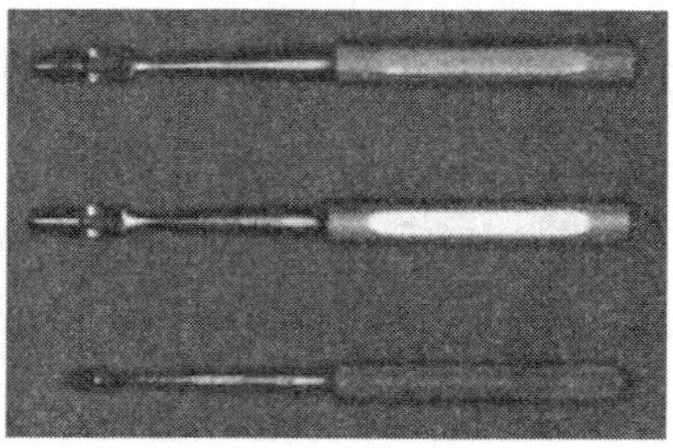

그림 17-2. 피부 생검 도구(펀치)

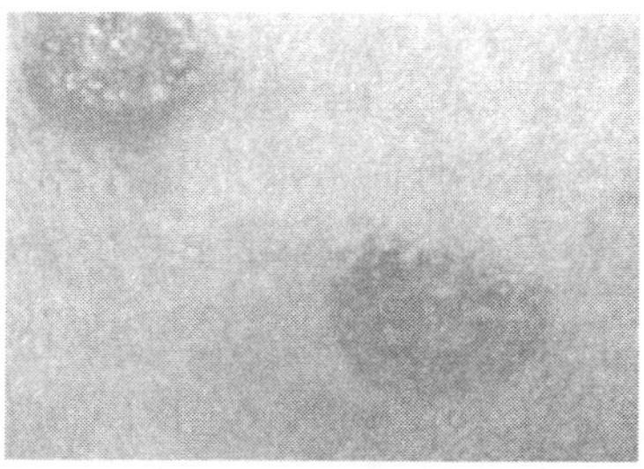

그림 17-3. 첩보시험(양성 반응)

균성, 바이러스성, 무균성 감별이 가능하다.

3) Tzanck 검사

① 단순포진이나 수두 등 대상포진 바이러스에 의한 감염 시에 검사 가능하다.
② Vesicle을 터뜨려 바닥을 긁어서 내용물을 얻은 후 건조시키고 메탄올로 고정한 후 Giemsa, Wright 또는 toluidine blue로 염색하면 multinucleated giant cell을 발견할 수 있다.

4) Scabies scraping 검사

① 메스를 기름에 적신 후 피부를 긁어 부스러기가 칼에 붙으면 유리 슬라이드 위에서 기름방울을 떨어뜨려 칼날에 붙은 피부 부스러기를 슬라이드 위에 떨어지게 한 후 유리덮개로 덮고 현미경으로 검사한다.
② 옴 진드기를 발견하면 확진한다.

5) Darkfield exam

① 매독 의심시 curette으로 의심되는 경성하감(chancre)나 2기 매독 병변의 피부를 벗겨낸 후 serous fluid에 한 방울의 식염수를 첨가한 다음 덮개 유리를 덮고 즉시 검사한다.
② 마르면 판독하기 어렵다.

6) Culture

① 터지지 않은 농포, 물집, 고름에서 세포를 채집한다.
② 딱지를 떼고 그 밑에 있는 삼출액을 닦아서 배양한다.
③ 연조직염(cellulitis)은 식염수를 병변 내로 주입하고 다시 흡인하여 얻은 액을 이용한다.
④ 진균은 Sabour명 dextrose 배지에 오염을 방지하기 위하여 cycloheximide를 첨가한다.

5. Skin tests

1) Patch test

① 알레르기 접촉피부염 환자에서 사용한다.

② 항원 종류에 따른 occlusive patch한다.
③ 30분 후 떼어서 type I hypersensitivity에 의한 contact urticaria 확인한다.
④ 첩포제거 48시간 후 type IV delayed hypersensitivity 확인한다.

2) 즉시형 피부 반응검사

① Specific IgE의 존재를 확인하기 위한 검사이다.
② 등과 forearm에서 시행한다.
③ Prick test는 용액을 떨어뜨리고 날카로운 바늘로 찌른 15~30분 뒤 팽진과 홍반의 크기를 측정한다.
④ Scratch test는 표피만 직선으로 1 cm 긁어서 검사한다. 재현성이 약하다.
⑤ Intradermal test는 prick test보다 흡수되는 알레르겐의 양이 100~1000배 많다.

6. 피부 사상균증(무좀)

무좀은 피부의 각질층, 모발, 손톱, 발톱 등의 각질 조직에만 침입, 기생하여 질병을 유발하는 피부 사상균(dermatophytes)이라는 곰팡이에 의한 표재성 진균(주: 피부 가장 바깥부분에 생기는 곰팡이균이라는 의미) 감염증이다.

피부 사상균증은 두부 백선, 안면 및 체부 백선, 완선(tinea cruris), 수족부 백선, 조갑 백선(tinea unguium) 등으로 나눈다. 무좀(수족부 백선)은 피부 사상균증 중 가장 흔한 형태이며, 지간형(주: 손가락, 발가락 사이), 과각화형(주: 각질이 두꺼워지는 변화) 등으로 나눈다. 치료 약제의 선택은 정확한 진단, 병변의 상태, 감염부위 및 범위, 2차 세균감염, 기타 내성(약물치료에 잘 듣지 않는 성질) 진균의 출현, 환자의 건강상태 등의 요인에 의해 결정해야 한다.

국소 도포제(바르는 약)의 사용방법은 병변 부위뿐 아니라 주변 정상 부위를 포함하여 도포해야 한다. 복용하는 항진균제는 손발톱 백선 및 두부 백선, 감염부위가 너무 광범위한 때나 국소 도포제의 치료에 실패한 만성 피부 사상균증의 경우에 사용할 수 있다. 대부분의 표재성 진균 감염증은 부작용이 적은 국소 도포용 항진균제만으로도 만족할 만한 치료효과를 거둘 수 있으므로 가급적 경구용 항진균제를 남용해서는 안 된다.

사람, 동물, 토양 등 감염소의 제거, 소독 등이 중요한데, 그 중에서도 사람에게 만성적 경과를 야기하는 인체 친화성 진균의 전파 경로를 차단하거나 원인적 요소를 제거해 주어야 하며, 대부분의 백선균은 고온 다습한 조건에서 증식하므로 가급적 건조한 상태를 유지해 주는 것이 좋다.

6.1 증 상

피부 사상균이 침입하여 피부 병변을 유발한 신체 부위에 따라 독특한 피부 증상을 나타내기 때문에 피부 사상균증은 두부 백선, 안면 및 체부 백선, 완선(tinea cruris), 수족부 백선, 조갑 백선(tinea unguium) 등의 형태로 나눈다.

1) 수족부 백선(tinea manuum & tinea pedis)

피부 사상균증 중 가장 흔한 형태로 흔히 무좀으로 알려져 있다. 무좀은 지간형(interdigital type), 소수포형(vesicular type), 과각화형(hyperkeratotic type)으로 나눌 수 있는데, 지간형은 고온 다습한 여름에 가장 흔히 발생하는 병형으로 발가락, 손가락 사이에 각질이 일어나거나 균열이 나타나고, 허물이 벗어지며 짓무르게 되고 악취가 난다.

소수포형은 발바닥에 작은 물집이 하나 혹은 여러 개가 모여서 발생하고 터뜨리면 맑은 황색 액체로 가득 차 있으며, 진행되면 적갈색 딱지를 나타내거나 각질로 변화된다. 소수포형에서는 가려움증이 심하나 대부분 급성이며, 치료에 대한 반응이 매우 좋은 반면 과각화형에서는 가려움증이 거의 없으며 만성, 난치성인 경우가 많다. 그러나 이런 병형은 명확하게 구분이 어려운 때가 많으며, 여러 병형이 복합되어 나타나는 경우가 흔하다. 주로 손바닥이나 손등에 나타나는 무좀으로서 소수포형과 각화형이 많다. 대개 족백선에 이어 발생하므로 다른 곳에 무좀이 없는데도 손바닥에 무좀과 같은 병변이 생겼을 때는 다른 피부질환으로 보아야 한다.

발가락 사이가 물에 불은 것처럼 허옇게 된다. 피부가 벗겨진 후 붉게 살이 드러나는 경우와 피부가 건조해 지면서 갈라지는 경우 두 가지가 있다. 악취가 나고 심한 가려움 증상이 있다. 발바닥, 발가락에 쌀알 크기의 작은 수포를 형성한다. 수포 내에는 노란색의 점액성 장액이 들어차는데 후에 이것이 마르면서 딱지를 만들거나 터져서 진물이 난다. 수포를 만들 때 가려움증이 있다. 발바닥 전체가 두껍게 각화되면서 미세한 비듬이 끼며, 점점 말라 발바닥이 갈라진다. 가려움증은 거의 없다.

2) 완 선(tinea cruris)

이 병형은 사타구니, 음부 주위에 발생하는 피부 사상균증인데, 언제부터 유래되었는지는 알 수 없으나 대부분 환자들이 습진으로 잘못 생각하여 부신피질 호르몬제를 남용하는 경우가 많아 병변이 치유되는 것이 아니라 오히려 만성화하는 경우를 흔히 관찰할 수 있다. 병변의 모양이 습진처럼 나타날 수는 있으나 완선은 분명히 피부 사상균에 의한 감염증이다. 병변은 각질이 덮인 홍반으로 시작하여 주위로 퍼지면서 가장자리는 주변보다 융기되어 있는 모양을 보인다. 대부분 젊은 남자에게 발생하고 회음부, 대퇴내부, 음모부, 항문 및 둔부까지 퍼질 수 있으며, 흔히 대칭적으로 발생하나 음낭과 음경피부에 발생하는 예는 극히 드물다. 붉은 구진, 판 형성. 판의 중심부는 점점 치유되면서 암갈색, 비듬, 주로 발무좀에서 전염된다.

3) 조갑 백선

손톱 및 발톱에 발생하는 피부 사상균증으로 대부분 만성 수족부 백선의 병변으로부터 서서히 이행하여 발병한다. 침범된 부위는 황백색으로 변하며 광택이 소실되고 두꺼워지며, 표면은 불규칙해지고 손톱, 발톱의 말단 부위가 쉽게 부스러지는 것이 특징이다. 손, 발톱 밑에 있는 피부조직의 각질이 증식하여 손톱이 광택을 잃고 두터워지며, 표면은 울퉁불퉁해지고, 손톱의 끝부분이 부스러진다.

처음에는 하나의 손톱에 감염되나 시간이 경과하면 손・발톱의 전부가 감염된다. 손톱보다는 발톱에 많이 일어난다. 근위성 조갑하 조갑진균증(Proximal subungal onychomycosis)은 손, 발톱 주위 조직에 만성 손・발톱이 얇아지고, 표면은 거칠어진다(주로 엄지발톱). 칸디다성 조갑진균증(Cadida paronychia)은 먼저 손, 발톱 주위 조직에 만성 염증을 초래하고, 점차 전체로 퍼진다. 홍반, 부종, 통증, 농 배출, 손톱에 호발한다(주로 중지).

4) 체부 및 안면 백선

초기에는 각질이 일어나는 붉은 반점이 발생하며, 주변부로 퍼져 나가면서 주변부는 뚜렷하고 다소 융기되는 것이 특징이다.

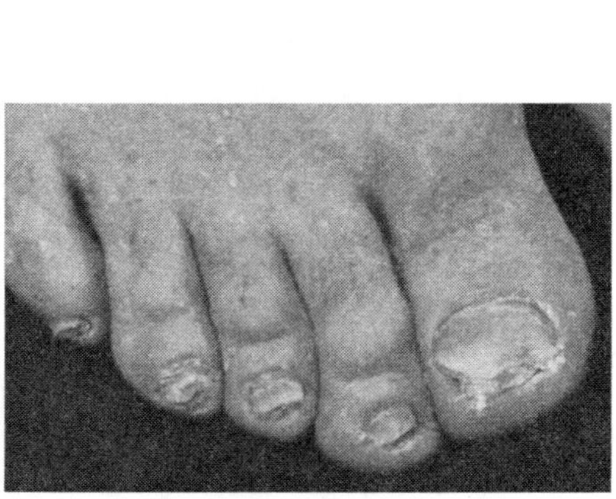

그림 17-4. 조갑 팔톱 부위의 무좀균

흔히 도장부스럼이라고 불리우는 것으로 목, 팔, 다리, 몸통 부위에 동전 크기의 윤상병소가 하나 혹은 여러 개 생긴다. 병변의 가장자리는 구진과 소수포와 비듬들로 융기된 원을 그린다. 때로 병변의 중앙부에 새로운 병변이 동심원을 그리며 나타날 때도 있다. 도장부스럼, 동전크기 윤상 병소 구진. 소수포, 비듬으로 융기 등 최근 스테로이드제 남용 등으로 병변모양 변형으로 임상증상이 다양하다.

5) 두부 백선

모발에 발생하는 병형으로 원형의 회색반이 각질이 일어나며, 침범된 부위의 털이 끊어지거나 빠져 탈모증상을 보인다. 최근엔 심한 염증을 동반하는 경우가 많다. 대부분 학동기 연령의 소아에게 빈번히 발생하며, 성인에게는 매우 드물다. 경계 분명, 비듬, 머리카락 윤택 소실, 끊어짐 증상 없으나 균을 보유하고 있는 사람과 접촉을 피하고, Ketoconazole 함유 샴푸를 사용해야 한다.

6.2 원인/병태생리

무좀의 원인균인 피부 사상균은 세계적으로 광범위하게 분포되어 있는 균종도 있으나 일부 균종은 특정된 지역에서만 국한되어 관찰된다. 따라서 피부 사상균의 분포양상은 지리적·기후적 또는 문화적 요건에 따라 지역 간에 뚜렷한 차이가 있으며, 사회적 관습, 위생 관념, 생활 경제적 수준 등의 변화와 외국과의 빈번한 교류, 교역, 이민 등에 의한 인구 이동에 따라 동일 지역에서도 시대적으로 변화한다.

피부 사상균 자체의 항원이나 병원성뿐만 아니라 온도, 습도, 위생 상태 등의 환경적 요인 및 숙주 자신의 면역 상태나 피부 사상균에 대한 환자의 면역학적 반응도에 따라 증상이 다르게 나타난다. 따라서 병원성이 강한 피부 사상균이 고밀도로 존재하는 환경에 빈번히 노출될지라도 노출된 모든 사람이 반드시 감염되는 것은 아니다.

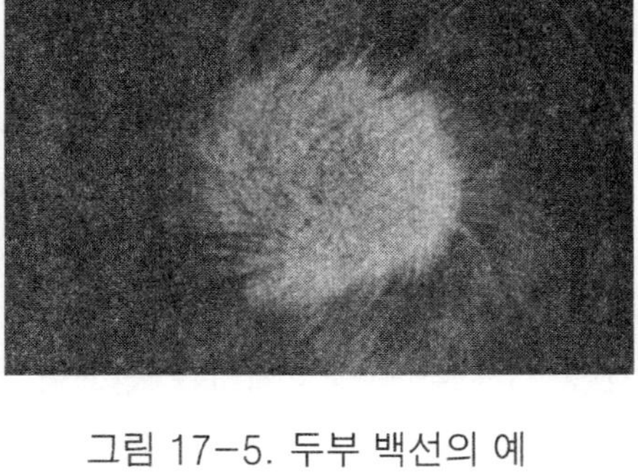

그림 17-5. 두부 백선의 예

수족부 백선은 공동목욕탕, 수영장 등 사람이 군집하는 곳의 발 닦개, 신 또는 마룻바닥에 환자로부터 떨어져 나온 때나 각질을 통하여 감염된다. 완선은 고온, 다습, 발한, 비만증, 밀착된 내의와의 기계적 마찰 등이 중요한 요인이며, 당뇨병, 백혈병, 부신피질 호르몬제의 남용 등에 의해서도 장기간 만성적으로 지속될 수 있다.

6.3 진 단

피부 병변과 우드등(Wood light) 검사, 과산화칼륨액(KOH) 직접도말 검사법으로 진단할 수 있으며, 진균 배양검사나 피부 조직검사도 이용할 수 있다. KOH 직접도말 검사법은 모든 표재성 진균 감염증의 기본이 되는 검사법이다.

6.4 합병증

연쇄상구균(*Streptococci*), 포도상구균(*Staphylococci*) 등 세균의 침입경로가 될 수 있으므로 하지의 봉소염(Cellulitis : 피부의 세균성 감염의 일종)이 발생할 수 있다. 드물게 그람 음성균, 특히 녹농균(*Pseudomonas*)에 의한 감염도 일어날 수 있다.

6.5 치 료

무좀균에 대해 아무리 강력한 살균력을 갖는 무좀약일지라도 기본적인 치료원칙을 무시해서는 효과가 없을 수 있고, 오히려 병변의 악화를 초래할 때가 많다. 치료 약제의 선택은 다음의 요인에 따라 결정해야 효과를 거둘 수 있다.

6.6 정확한 진단

피부 사상균증의 증상은 다른 피부질환과 비슷하게 나타날 수 있어 피부병변의 모양만으로는 진단이 어려운 경우가 종종 있다. 특히 수족부 백선의 병변은 알레르기성 접촉 피부염, 자극성 접촉 피부염, 한포진, 농포성 건선, 수장족저 각화증, 세균진, 매독진, 선단 농피증, 비소 각화증, 농피증, 약진 등과 흡사하기 때문에 진단 시 세심한 주의가 필요하다.

6.7 병변의 상태

피부 사상균증은 크게 물집이 생기고 진물이 흐르는 급성형과 피부가 두텁게 각화되며 은백색의 각질이 덮이고 건조되어 균열이 형성되는 만성형으로 나눌 수 있다. 급성형에서는 되도록 용액형 제제를, 만성형에서는 연고형 제제를 선택해야 한다.

6.8 감염 부위 및 범위

감염부위가 약을 바르기가 어려운 부위이거나, 광범위한 경우에는 전신용 제제를 복용하는 것이 더 효과적이다.

6.9 2차 세균 감염

지간형의 무좀은 피부의 균열이나 미란(피부 외층이 염증 등으로 상하는 것)이 흔하기 때문에 이런 노출된 부위를 통하여 2차적으로 세균이 침입하게 된다. 이때는 2차 세균 감염에 대한 치료가 반드시 선행 또는 병행되어야 하며, 단순한 항진균제만의 투여는 봉소염, 림프관염 등의 심한 합병증을 발생시키게 한다. 기타 내성 진균의 출현, 환자의 건강상태 등의 요인에 의해 결정해야 한다.

6.10 국소형 항진균제

피부 사상균은 피부의 가장 외측인 각질층만을 침입하여 질병을 유발하기 때문에 항진균제의 국소 도포만으로도 대부분의 피부 사상균증이 잘 치료되는 것은 당연하다. 따라서 일반적인 표재성 피부 진균증의 치료에는 1차적으로 국소형 항진균제를 투여하는 것이 원칙이다.

제2차 세계대전 이전의 무좀약으로는 benzoic acid, salicylic acid와 같은 약산, gentian violet, Castellani's paint와 같은 phenolic dye, White field 연고(6% benzoic acid & 3% salicylic acid), thymol, resorcin, sodium hydroochloride, iodine, ammo-niated mercury 등이 사용되었는데, 이들 약물은 진균에 대한 살균 또는 정균작용보다는 피부 사상균이 각질층에만 국한되어 질병을 유발하는 성상에 착안하여 각질층을 벗겨내어 치료하는 각질 용해작용의 측면에서 이용되어 왔다. 그러나 이들 약물은 치료효과 외에 2차적으로 자극성 접촉 피부염을 유발하기 때문에 근래에는 이들 단독으로는 잘 사용하지 않는다.

Undecylenic acid, tolnaftate, 2.5% selenium sulfide, nystatin(mycostatin) polyene계 항생제 등이 있어 특정한 표재성 진균 감염증에 효과가 우수하여 현재도 가끔 사용되고 있다. 그러나 이들 약물은 각각 피부 사상균, 전풍균, 효모균 등 어느 한 가지에만 항균력을 나타내는 단점이 있다. 이러한 단점을 보완하기 위해 근래 대부분의 진균 및 일부 세균에까지도 항균력을 갖는 광범위 항진균성 약제들이 개발되기 시작했다. 이에 해당하는 약제들로서 haloprogin, imidazole 유도체, sodium pyrithione, ciclopirox, allylamines 등이 있다. 이 중 imidazole 유도체의 종류가 가장 많고 또 흔히 쓰이고 있는데, 이에 속하는 약제로서는 miconazole, clotrimazole, econazole, sulconazole, tioconazole, isoconazole, ketoconazole, bifonazole 등이 있다. 이들 약제 간 항진균력에는 커다란 차이가 없어 피부 사상균증 환자 개개인의 차이에 따라 선택해야 한다.

국소 도포제의 사용방법은 병변 부위뿐 아니라 주변 정상 부위를 포함하여 도포해야 하고, 두피부에는 연고보다는 젤(gel) 또는 용액형 제제를 이용하는 것이 좋다. 또 중증의 급성 염증이 동반된 급성형 진균증에는 반드시 aluminum acetate, potassium permanganate 등으로 매일 15~20분간 3~4회 습포하여 병소를 건조시킨 다음 용액형의 제제부터 시작해서 단계적으로 고형제로 바꿔가면서 치료해야 하며, 과각화형 만성 무좀에는 고형의 항진균제에 피부의 각질을 벗겨내는 각질 용해제를 혼합하여 사용하는 것이 효과적이다.

6.11 전신성 항진균제

절대적 적응증으로는 손발톱 백선 및 두부 백선이 있다. 모발이나 손발톱은 특수한 각질로 구성되어 있기 때문에 국소적 도포만으로는 침입한 진균까지 약물이 도달하지 못하여 전신적 투여가 바람직하다. 상대적인 적응증으로는 감염부위가 너무 광범위한 때나 국소 도포제의 치료에 실패한 만성 피부 사상균증의 경우에 사용할 수 있

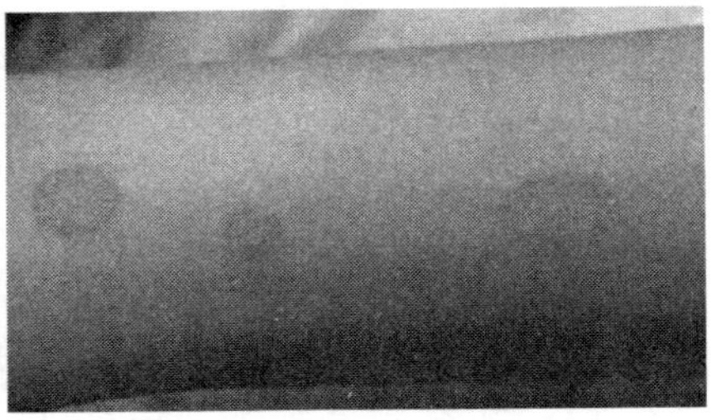

그림 17-6. 전신성 백선균 감염 예 1

그림 17-7. 전신성 백선균 감염 예 2

다. 진균 감염증의 대부분을 차지하는 표재성 진균감염증은 아직까지는 생명을 위협할 정도의 치명적인 질환은 분명 아니다. 즉 이 질환의 치료 목적은 삶의 질을 향상시키고자 하는데 있다고 해도 과언이 아니다.

대부분의 표재성 진균 감염증은 부작용이 적은 국소 도포용 항진균제만으로도 만족할 만한 치료효과를 거둘 수 있으므로 가급적 경구용 항진균제를 남용해서는 안 된다. 특히 조갑 진균증과 같이 장기적 투여를 요하는 경우에는 손톱, 발톱 진균증을 고치려다 치명적인 간, 신장의 손상이 발생되지 않도록 더욱 신중해야 한다. 또한 다른 내적 질환을 알고 있는 환자나 어떤 질병으로 인해 다른 약제들을 복용하고 있는 경우 약물 상호작용에 의해 예기치 않은 심각한 부작용이 발생하지 않도록 전문의의 지시에 따라 투약하는 것이 바람직하다.

Griseofulvine은 1930년대에 개발된 약제로 비교적 안전성이 높고 피부 사상균증에 우수한 효과를 보여 현재까지도 사용되고 있다. 그러나 광과민성이 있는 환자에게는 사용해서는 안 되며, 피부 사상균 외의 다른 진균증에는 전혀 효과가 없다. 이런 단점을 보완한 약제가 ketoconazole로서 광범위한 항진균력을 갖고 있어 피부 사상균증을 비롯한 각종 진균증에 사용되고 있다. 그러나 이 약제도 드물기는 하지만 간독성이 있어 때로는 중한 간질환이 발생할 수 있다. 따라서 이 약제를 사용할 때는 반드시 의사의 지시에 따라 사용하는 것이 안전하다. 최근엔 itraconazole, fluconazole, terbinafine 등의 약물들이 비교적 강력한 효과, 적은 부작용 등으로 널리 사용되고 있다.

(1) 예방법

사람, 동물, 토양 등 감염소의 제거, 소독 등이 중요하며, 그 중에서도 사람에게 만성적 경과를 야기하는 인체 친화성 진균의 전파 경로를 차단하거나 원인적 요소를 제거해 주어야 하며, 대부분의 백선균은 고온 다습한 조건에서 증식하므로 가급적 건

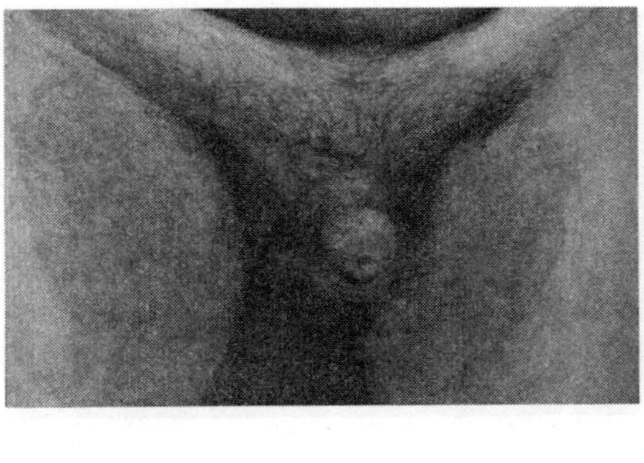

그림 17-8. 온몸에 번져 있는 사타구니 백선균의 분포 예

조한 상태를 유지해 주는 것이 좋다.

수족부 백선 및 조갑 백선인 경우 공동목욕탕, 수영장 등 사람이 군집하는 곳의 발 닦개, 신발 또는 마룻바닥에 환자로부터 떨어져 나온 균이 함유된 각질이나 때를 통해 감염되기 때문에 통풍이 잘 되는 구두와 흡수가 잘 되는 양말을 신도록 하고, 구두는 여러 켤레를 교대로 사용하면서 건조상태를 유지하는 것이 좋으며, 피부 사상균증 환자의 신발, 수건, 양말 등을 혼용하지 말아야 한다.

사타구니에 생기는 완선은 고온 다습한 기후조건, 심한 발한, 비만증, 밀착된 내외와의 마찰 등이 중요한 요인이며 당뇨병, 백혈병, 부신피질 호르몬제의 남용에 의해서도 만성적으로 지속될 수 있어 이에 대한 검사, 치료 및 너무 꽉 끼는 옷을 입지 않도록 하는 것이 좋다. 두부 백선이나 안면 백선은 고양이로부터 감염되는 원인균인 경우가 많으므로 주변에 의심되는 동물을 치우거나 빗, 수건 등의 혼용을 피해야 한다.

(2) 이럴 땐 의사에게

모든 피부 사상균증은 우선 진단이 가장 중요하다. 따라서 정확한 진단을 위해서는 반드시 KOH 직접도말 검사를 시행해야 하며, 무좀균이 확인된 후에 치료를 시작하여야 한다. 특히 손발톱 무좀인 경우 발톱의 이상이 무좀이 아닌 경우가 더 많기 때문에 잘못 진단하면 필요 없는 약을 장기간 복용하는 경우가 발생한다. 그러므로 단순한 무좀으로 생각하지 말고 전문의의 진료를 먼저 받는 것이 좋다 .

7. 알레르기 진단법

알레르기 질환에 있어서 항원을 확인할 수 있는 방법은 피부 단자시험, 항원 유발검사, 혈청 내 항체검사 등이 있다. 이 중에서 피부 단자시험과 비교하여 혈액을 이용한 검사는 환자에게 위험하지 않고, 검사가 특이적이고 정량적이며, 투여약물의 영향을 받지 않고, 항원의 안정성이 높고, 어린 영유아나 또는 심한 피부질환이 있는 환자에게서도 적용할 수 있다는 장점이 있어 실제로 많이 사용되는 검사법이다.

7.1 혈청 내 항체검사

1) 정성검사

1985년 Brown 등이 화학발광법을 이용하여 혈청에 총 IgE와 여러 항원 특이 IgE 항체를 동시에 측정하는 MAST chemiluminescent를 고안하였다. 여러 가지의 항원이 부착된 Mastpette라는 튜브에 환자의 혈청을 넣어 항원과 특이 Ig 항체를 결합시킨 후 효소가 부착된 항 IgE 항체와 발광물질을 첨가하여 발광의 강도를 폴라로이드 필름에 감작시켜 발광계로 반정량적으로 측정한다.

1996년까지 국내에서 Mast CLA korea IgE Panel을 만들어 이용하였고, 1996년 말부터 흡입형과 식품형의 두 종류로 나누어 사용하고 있다. 그러나 검사가 반정량적이고 다른 검사법과 비교하였을 때 예민도와 특이도가 낮다. 최근에 국내에 보고된 연구논문에 따르면 이 검사법의 총 IgE의 특이도가 낮아 특이항체 음성이면서 총 IgE가 양성인 경우 위양성으로 해석할 수 있어 MAST 총 IgE는 효용성이 없는 것으로 판단되며, 주요 항원에 대한 민감도가 너무 낮아 일차 선별검사로서의 기능을 하지 못하는 것으로 사료된다고 한다.

2) 정량검사(RAST)

특정 항원에 대한 특이 IgE를 검출하는 방법으로 면역방사계수 측정법의 일종이다. RAST 방법은 방사성 동위원소를 표식자로 사용한다는 단점과 예민도가 낮아 위음성의 가능성이 높고, 각각의 항원마다 따로 검사를 해야 하는 불편함과 비경제성 및 고가장비의 문제 등이 있고, 정량검사가 어렵고 혈청 내 총 IgE 농도가 높은 경우에 위양성 반응이 관찰되기도 하여 지금의 다른 방법으로 대체되어 간다.

7.2 ImmunoCAP System

1972년 Pharmacia 사에서 세계 최초로 RAST 검사법을 사용하여 알레르기 혈청 내 항체검사가 개발되었다. 그 후 방사성 동위원소 사용을 기피하게 됨에 따라 1989년 RAST를 발전시켜 CAP System(ImmunoCAP 검사법)을 새로이 개발하였다. 원리는 RAST와 동일하나 고형상 Paper 대신 cyanogens bromide activated nitrocellulose carrier를 사용한다. 이 방법은 기존의 Paper disc 방법에 비하여 항원 결합능이 3배 이상 높아 검체와 쉽게 결합하여 20분 만에 항원-항체 결합이 평형상태에 도달한다. 특히 특이도를 유지하면서 예민도를 높였으며, 혈청 총 IgE 농도가 높은 경우에도 위양성 반응이 없으며, 분석과정이 표준화, 자동화되어 사용이 편리하며, 정량적으로 분석이 가능하여 혈청 내 특이 항체를 측정하는 데 가장 적절한 방법이다.

많은 임상결과를 통해 피부 단자검사보다 효과적임이 입증되었으며, 경우에 따라서는 피부 단자검사에서 음성이더라도 환자의 병력상 특정 항원이 의심되면 CAP System을 이용한 특이 IgE 항체검사를 시행하는 것이 도움이 된다고 한다. 전 세계적으로 50개국 4000여 개 이상의 검사실에 사용되며, 10개 중 8개 이상의 알레르기

검사가 CAP system으로 시행 중이다. 그리고 WHO가 인정한 유일한 specific IgE 정량검사법으로 알레르기 혈액검사법의 standard 검사법이라 볼 수 있다.

3) ImmunoCAP 검사 종류

(1) ImmunoCAP Phadiatop

환자의 증상이 알레르기 아토피성 인지 아닌지 확인하기 위한 스크리닝 사법으로 Yes 또는 No의 결과로 표시한다.

① 5세 미만의 영유아는 식품과 흡입항원이 조합된 Phadiatop Infant 검사로 아토피성 알레르기 확인한다.
② 5세 이상의 유아와 성인은 흡입항원이 조합된 Phadiatop 검사로 호흡기와 관련된 아토피성 알레르기 확인한다.

(2) ImmunoCAP Total IgE

사람의 혈청 내에 존재하는 총 Ig 농도를 측정한다.

① 인체에 순환하는 총 IgE 농도는 대개 알레르기와 연관되어 있다.
② 환자의 아토피 상태에 대한 개요를 제공한다.
③ 직업과 관련된 알레르기의 경우 흔한 유발 항원이 아닐 경우 특별한 알레르기의 추적이 가능하다.

(3) ImmunoCAP Specific IgE

specific IgE는 특정 항원에 대한 알레르기 감작반응의 결과로 혈액에 생성되며, 항원에 노출될수록 증가한다. 사람의 혈청에 존재하는 특이 항원에 관한 IgE 항체 profile을 조사함으로써 환자의 알레르기를 일으키는 원인물질의 규명이 가능하다.

① 진단 : 최선의 치료를 위해 환자의 알레르기를 유발하는 항원 수치 측정이 가능하다.
② 예측 : 증상의 유무와 관계없이 IgE 수치로 알레르기 발병 예측이 가능하다.
③ 모니터링 : 현재 적절한 치료를 받고 있는지 환자 상태 모니터링이 가능하다.

(4) ImmunoCAP ECP

ECP(호산구 양이온 단백질, Eosinophil Cationic Protein)는 호산구에서 볼 수 있는 세포 독성이 강한 단백질로 천식환자가 호산구 증대에 의한 염증을 일으킬 때 증가한다.

① 높은 level의 혈청 ECP는 천식 환자에게 위험요소인 염증상태를 가리킨다.
② 기도의 염증에 대한 중증도를 파악하고 예측하는 직접적인 방법이 된다.
③ 질환의 상태를 모니터링 하는 데에도 중요한 도움이 된다.

제 18 장

피부와 영양

청소년기는 특히 피부에 관심이 많은 시기이다. 이 시기에는 호르몬 분비가 왕성해져서 여드름 등의 피부 트러블이 많아지게 되는데, 우리들은 흔히 그 원인을 찾아서 고치기보다는 외부적인 손질만 하게 된다. 사람들이 건강하기 위해서 올바른 영양이 필요하듯 깨끗하고 건강한 피부를 유지하기 위해서 균형 잡힌 영양은 참으로 중요한 역할을 한다.

1. 피부에 좋은 영양소

1.1 비타민 A

여러 종류가 있는데 이 중 한 종류의 비타민 A가 세포의 분화를 증진함으로써 피부나 내부기관을 싸고 있는 점막을 보호하는 기능을 한다. 이 비타민 A가 부족하게 되면 각질이 두껍게 되며, 피부가 건조하고 푸석푸석해진다. 또한 세균에 감염되기 쉬우며, 쉽게 여드름이 생기게 된다. 비타민 A가 함유된 식품으로 간, 버터, 치즈, 계란, 당근, 시금치, 피망, 쑥갓, 부추, 미역, 다시마 등이다.

1.2 노화방지 비타민 E

토코페롤이라고 부르는 비타민 E는 노화를 방지하므로 젊어지는 비타민이라고도 하며 호르몬의 생성, 임신 등의 생식기능과도 밀접한 관계가 있다. 비타민 E가 부족하면 피부가 노화되고, 피부가 건조해지는 피부 냉증이 생기며, 피부가 잘 트게 된다. 비타민 E가 함유된 식품은 대두유, 옥수수유, 면실유 등의 식물성 유지와 육류, 생선, 동물성 기름에 있다.

1.3 맑은 피부 비타민 B_2

부르는 비타민 B_2는 몸 전체의 기능을 순조롭게 작용시켜 피부를 생기 있게 하고, 혈액 순환을 좋게 한다. 또한 피부의 염증을 예방하고 피부나 입술을 매끈하게 하며, 눈을 맑게 만들어 준다. 비타민 B_2가 부족하게 되면 입과 코가 쓰리고 아프며, 안질이 생기고 피부에 각질이 생기는 등의 증세들이 여기저기서 나타나게 된다. 비타민 B_2가 함유된 식품은 살코기, 간, 배아, 효모, 인삼, 피망, 시금치, 부추, 계란 등이 있다.

1.4 미백효과 비타민 C

비타민 C는 여러 곳에서 체내 생리작용을 조절하므로 미용상 색소침착에 효과가 있다. 그렇기 때문에 그 예방이나 치료에 쓰이며, 비타민 E와 비슷한 작용을 하기 때문에 피부색을 희게 하거나 젊은 피부를 유지에도 도움이 된다. 부족 시에는 피부나 점막에 출혈이 생기는 괴혈병이 발생하며, 색소침착 등의 피부 트러블이 일어나게 된다. 비타민 C는 대부분의 과일과 채소에 많이 함유되어 있으며, 특히 함량이 높은 식품으로는 풋고추, 고추 잎, 피망, 케일, 양배추, 시금치 등의 채소와 키위, 오렌지, 딸기, 토마토 등 과일이 있다.

1.5 변비예방 섬유소

장에 찌꺼기가 많이 끼게 되면 얼굴에 울긋불긋한 뾰루지들이 나게 되는데, 섬유소는 이렇게 찌꺼기가 낀 장을 깨끗이 청소해 주는 청소부의 역할을 해서 우리의 피부를 깨끗하게 유지하는 데 도움을 준다. 섬유소는 많은 양의 수분을 흡수하여 대변의 부피를 증가시키는데, 이 때문에 대변이 빨리 이동할 수 있게 되어 장도 청소하고, 변비나 대장암을 예방한다. 섬유소가 많은 식품은 미역, 다시마 등의 해조류와 현미, 보리 등의 곡류, 샐러리, 양배추 등의 채소, 각종 과일 등이 있다.

1.6 필수 지방산

필수 지방산이란 우리 몸의 성장, 유지 및 여러 생리적인 과정이 정상적으로 일어나게 해주는 지방산으로 우리 몸에서 생합성 되지 않거나 불충분한 양이 합성되는 지방산을 의미한다. 즉, 우리 몸에 꼭 필요하여 외부 음식으로부터 반드시 섭취해야 하는 지방산이란 뜻이다. 필수 지방산에는 리놀산(linoleic acid), 리놀렌산(linolenic acid), 아라키돈산(arachidonic acid)이 있다. 이 세 가지 중 하나라도 부족할 경우 피부에 특유한 피부염이 생기게 된다. 이 피부염은 부족한 필수 지방산을 보충해 주면 금방 낫게 된다. 필수 지방산은 등푸른 생선, 콩기름, 면실유 등 식물성 유지 등에 많이 함유되어 있다.

2. 피부에 좋은 음식과 우리 몸에 주는 작용

채소와 과일에 풍부한 수분과 섬유소, 비타민은 우리 피부와 몸에 좋은 영양소이다.

표 18-1. 피부에 좋은 채소, 과일

오이	오이에 풍부하게 들어 있는 칼륨 성분이 체내 노폐물을 배설시킨다. 이뇨작용을 통해 부종과 소갈에 큰 효과, 피부 탄력을 유지해 준다.
당근	피부점막에 탄력성을 준다. 호흡기와 소화기의 점막을 튼튼하게 유지하고, 각종 세균의 침입을 막아 주므로 감기예방에 효과적이다.
토마토	잔주름 방지, 피로회복, 변비예방, 항암작용이 있다.
콩나물	피부 세포를 젊게 만들어 준다.
풋콩	피부 과민성을 방지해 준다.
무	여드름 방지, 소화촉진, 해독작용이 있다.
가지	여드름 방지, 피부 잡물을 제거해 준다.
미역, 다시마	호르몬 분비를 왕성하게 해줘 피부를 매끄럽게 해주고, 변비를 예방한다.
참깨	피부를 매끄럽게 해준다.
흑임자 깨	신진대사를 도와 피부를 윤택하게 해준다
수박	거친 피부를 예방한다.
사과	정장작용으로 변비에 좋고, 소화를 촉진시킨다.
딸기	비타민 C가 가장 풍부, 피를 맑게 해줘 여드름, 주근깨, 류마티스에 좋다.
포도	식욕촉진, 빈혈, 노이로제에 좋다.
꿀	피로회복, 보습효과, 피지선을 활발하게 하여 피부에 윤기를 유지해 주고, 검은 얼굴은 하얗게, 기미와 주름을 방지한다.

3. 장부론에 따른 피부 질환

3.1 폐는 피부를 다스린다

오운육기에서 피부와의 친화성은 금기운과 상관되며, 폐주피모라 하여 특히 폐장과 관계가 깊다. 폐장의 건강 정도가 피부의 건강상태를 결정한다. 때문에 음양 25인 체질 중 체질적으로 금기가 약해 성격이 부드럽고 얼굴이 갸름한 목체질(간장과 쓸개가 큰 체질)은 피부가 고와 보여도 직접 만져 보면 거칠거칠하고 탄력이 부족하다. 폐가 약한 경우 얼굴피부는 유달리 창백해 보이고, 이외에 폐부위인 가슴통에 노랗게 곪는 굵은 여드름이 돋게 된다.

3.2 심장과 소장이 약하면 부종

심장은 조혈된 혈액을 동맥을 걸쳐 사지 말단 모세혈관까지 공급하게 된다. 그런데 선천 체질적 원인에 의하거나 후천적 관리 부실로 인해 심장의 기능이 약화되면 조혈이 어렵고 혈액 공급과 함께 전달되는 영양물질, 산소, 수분, 면역물질 등의 전달이 모세혈관 끝에 연결되어 있는 세포조직까지 전달되지 못할 뿐 아니라 정맥을 통해 배출되어야 하는 배설물들이 배설되지 못해 부종을 유발시키게 된다.

부종 중에서도 특히 오행상 화기에 해당되는 장부가 심장이므로 심장의 열이 역상하여 얼굴과 상체의 부족을 유발시킨다. 또한 수태양소장경이 지나는 얼굴 관료혈과 견갑골 상완 부위에 순환이 원활치 못해 얼굴 양 볼이 붉어지고, 상완부위 피부세포 면적이 확장되어 피부 부피가 증가하게 된다. 모세혈관 확장증도 대부분 심장과 관련된다.

3.3 신장과 방광

신장은 오장육부를 순환한 혈액을 필터링하는 장부로서 신장이 약하면 정화작용이 약화되어 혈액의 점도가 증가되어 혈액이 걸죽하게 된다. 이 경우 나쁜 콜레스테롤이 높거나 고지혈증 등이 나타나게 되어 혈액 순환을 저해하여 신장성 부종인 하체 부종을 유발시킨다.

신장과 방광은 하복부에 위치하며, 여성 생식기를 부속기관으로 배속하게 되는데 장부의 기능이 저하되면 장부 고유의 체온이 저하되어 냉기를 체감하게 되며, 이 과정에서 자연치유력은 냉기를 보완하기 위해 하복부에 지방을 축적하여 보온성을 높여 준다. 천지인의 교류점인 피부와 위기를 손상하는 제왕절개나 복강경 등의 수술을 한 경우엔 냉기가 심해지는데 신장을 보완하고 핫팩, 열 석고 팩으로 보온을 지속하면 하복부 비만을 줄일 수 있다. 신장과 방광이 약하면 검은색인 임신 초기 생식기 이상으로 기미와 검버선이 표증으로 나타나는데, 이때에도 신장을 보하면 바른 변화를 가져올 수 있다.

3.4 간장과 쓸개

간장은 해독작용을 담당하는데 오랜 기간 약을 복용하거나 피곤이 지속되면 간은 해독작용을 모두 감당하기 어렵게 되어 그 표증으로 피부 트러블을 발생시킨다. 간열로 인해 여드름이 심하게 발생될 수 있다. 평소 화학물질의 섭취를 줄이고 스트레스를 줄인다면 간열을 식히는데 도움이 된다.

3.5 비장과 위장

비장과 위장은 기육을 담당하는 장부로서 비장과 위장이 약화되면 기육은 탄력성을 잃어 피부가 흐물거리고 주름이 생겨 미용상 아름답지 않게 된다. 특히 비장과 위장이 약하면 족태음비장경과 족양명위장경이 지나는 허벅지의 살집이 탄력을 잃어 쳐지게 되고, 위장의 경락이 지나는 유중혈, 유근혈에 보습성이 손상되어 가슴라인이 쳐지며, 두유혈인 이마 부위에 굵은 주름이 생기고, 얼굴 피부색은 누렇게 된다.

3.6 심포장 삼초부

심포장 삼초부는 무형의 장부로서 신진대사, 생명력, 저항력, 면역력, 자연치유력을 담당한다. 심포, 삼초는 불규칙한 생활 습관과 개인이 지니고 있는 에너지보다 지나치게 사용할 때 이상이 발생되며, 그 표증으로 손에 힘이 없고, 손에 식은땀이 지나치거나 손 습진으로 고생하며, 지나치면 손 전체가 건조해져 심하게 트게 된다.

4. 식이영양을 통한 피부 자연치유법

4.1 폐를 영양하는 매운맛

일시적으로 피부가 약한 경우 육미 중 금기운을 강화하는 매운맛인 현미, 율무, 배, 복숭아, 파, 양파, 마늘, 고추, 무, 배추, 갓, 겨자, 후추, 와사비, 생강, 계피, 생선회, 조개 등을 주로 섭취하면 금기운이 보강되어 피부가 영양을 받게 된다. 특히 사계절의 정기가 담긴 율무와 현미를 날곡이나 생식으로 섭취하거나 마사지를 하면 훨씬 효과적이다. 매운맛은 폐결핵 환자와 같은 창백함을 줄여 주고, 가슴통의 굵은 여드름을 치유한다.

폐가 약할 경우 매운맛이 담겨 적당히 긴장시키는 파동을 보완할 수 있도록 체질을 고려하여 냉한 겨자나 열성인 생강, 건강 온성인 계지(계피) 등으로 열 석고에 혼합하여 거즈 위에서 팩을 하면 체내에서 파동을 모두 흡수하여 피부 이상을 아주 빠르게 치유할 수 있다. 이와 함께 평소 찌개나 반찬도 얼큰한 것이 좋으며, 피부가 약한 경우 오운육기의 작용 중 금기운을 약화시킬 수 있는 쓴맛인 수수, 술, 커피, 초콜릿 등은 피해야 한다.

4.2 심장과 소장을 영양하는 쓴맛

심장과 소장을 영양하는 쓴맛은 심장성 부종인 얼굴 피부부종과 모세혈관 확장증, 상완 피부세포의 면적 확대를 조절할 수 있다. 쓴맛은 그 파동이 발산하는 파동으로서 심장의 펌핑작용을 좋게 하여 순환에 도움을 주게 된다. 쓴맛과 발산 파동에 해당되는 먹거리는 수수, 씀바귀, 고들빼기, 은행, 고삼, 황금, 황련 등이 있으며 단삼, 백출, 지실, 은행, 행인 중에서 체질을 고려하여 열 석고 팩을 통해 자연물과 인체의 파동을 공진하면 많은 도움이 된다.

4.3 신장과 방광에 영향을 주는 짠맛

신장과 방광을 영향을 끼치는 짠맛은 신장성 부종인 하체 부종과 피부의 검은색(기미, 흑달)을 조절하여 준다. 짠맛과 연한 파동을 담은 검정콩, 미역, 다시마, 된장, 밤을 섭취하면서 필요 부위에 해대, 녹용, 서목태, 해삼, 파고지, 율자 중에서 체질을 고려하여 열 석고 팩을 통해 자연과 사람의 파동을 공명하면 많은 도움이 된다.

4.4 간장과 쓸개를 영향을 끼치는 신맛

간과 쓸개를 영양하는 새콤한 맛인 팥, 동부, 밀, 매실, 유자, 산수유, 오미자, 부추 등은 간열을 식혀 여드름에 도움이 되며 오미자, 모과, 작약, 산사 등을 추출하여 마사지로 사용하거나 열 석고 팩으로 파동을 공진하면 간열과 스트레스를 경감시키는데 도움이 된다.

4.5 비장과 위장을 영향을 끼치는 단맛

비장과 위장을 영양하는 단맛은 가슴라인의 탄력을 높이고 허벅지비만을 줄이며, 피부 전체의 보습을 유지 향상시켜 피부 성질을 좋게 한다. 단맛과 뭉치는 파동을 담고 있는 먹거리와 파동물체는 찹쌀, 기장, 미나리, 시금치, 인삼, 감초, 호박, 감, 엿길금, 연근, 갈근 등이 있으며, 식이로 섭취하거나 위에서와 같이 비장과 위장 부위에 팩을 하면 훨씬 효과적이다.

4.6 심포장, 삼초부를 영향을 끼치는 떫은맛

심포장과 삼초부를 영양하는 떫은맛은 옥수수, 조, 녹두, 황태, 도토리, 복령, 시호, 오배자, 하고초, 버섯, 각종효소, 키토산 등이 있으며, 이를 적당히 섭취하거나 필요부위에 팩을 하면 손 습진과 전신부종의 치유력을 향상시킬 수 있다. 조화 파동은 규칙적인 생활, 낮밤을 올바로 구별하는 생활, 지나치지 않은 에너지 소비가 이뤄지면 조화로운 파동이 형성될 수 있다.

5. 기타 피부 관리

피부와 직접 관련되는 장부는 금기운인 폐와 대장이며, 이와 함께 오묘한 피부는 다른 오장육부의 기운이 부족하면 다음과 같은 증상이 나타난다.

5.1 멍

위의 기능이 약하면 기육의 탄력 부족으로 가벼운 부딪힘으로도 퍼렇게 멍이 든다. 심할 경우에는 잠자다가 침대나 벽에 살짝 부딪혀도 발생되며, 심지어 본인은 알지 못하기도 한다. 이때에는 기본적으로 맵고, 얼큰하고, 화한 맛을 섭취하며, 위장에 영향을 끼치는 단맛을 먹어야 한다.

5.2 피부습진

유해균과 유익균의 적당한 조화가 이뤄져야 하는데 신장과 방광기능이 저하되면 유해균이 초과되어 습진이 발생된다. 이 경우에는 피부를 영양하는 매운맛을 기본을 섭취하며, 신장을 영양하는 간간한 맛인 서목태, 해대(다시마), 미역, 김, 각종 젓갈, 치즈, 된장 등을 섭취하면 비교적 빠르게 변화를 가져올 수 있다.

6. 자연성분이 피부를 되살린다

흙과 바다, 풀과 나무에서 얻을 수 있는 가장 좋은 성분들만 골라 대자연의 축복과 숨소리까지 담은 자연성분 화장품이 겨울 동안 지친 피부에 생기와 활력을 더해 주고, 마음까지 말끔하게 치유해 준다.

6.1 각질 제거와 피지 조절엔 흙과 나무 성분

Woodsy and earthy 흙은 땅거죽의 바위가 부스러진 것과 동식물 썩은 것이 섞여서 이루어진 물질이다. 당연히 흙에는 여러 가지 좋은 성분이 숨어 있다. 흙과 나무 성분은 미네랄이 풍부하여 혈액 순환을 촉진하고 각질 제거와 피지 조절능력이 뛰어나다.

6.2 보습효과가 좋은 꽃과 열매

Spicy and flowery 화장품에 가장 많이 함유되어 있는 성분을 꼽으라면 꽃과 열매에서 추출한 식물 성분이 대부분이다. 꽃에는 피부를 진정시키고 보습효과를 주는 성분이 풍부하기 때문이다. 민감한 피부에도 자극 없이 사용할 수 있는 식물 성분에 시너지 효과가 있는 성분들이 더해져 매끄러운 피부를 가꿀 수 있다.

6.3 피부 밸런스를 유지해 주는 허브

Soft and warm 흔한 피부 고민들을 보면 땅기고 건조한 피부, 과잉 피지와 늘어진 모공, 갑자기 생기는 트러블 등이 있다. 꽃과 허브, 열매 성분은 피부를 촉촉하게 해주고 번들거림을 막아주는 효과가 있다. 지속적인 유수분 밸런스를 유지해 주기 때문에 피부 트러블이 생기는 것을 예방할 수 있다.

제 19 장

피부와 화장품

1. 피부와 화장품에 대한 오해와 진실

1.1 필링, 자주 하면 피부가 얇아진다

흔히 피부과에서 시행하는 필링에 대해 꺼림칙해 하는 여성들이 있다. 이유는 피부가 얇아질 두려움과 부작용 때문인 경우가 많다. 그러나 이러한 고민들은 과거 필링 시술에 국한되어 있는 것이다. 초기 필링 시술 시 피부를 밀어내는 물리적 방법을 주로 사용하였는데, 이후 부작용이 심하고 재생도 잘 되지 않아 피부가 얇아진 것이기 때문이다. 최근 필링 시술은 피부 재생 자체에 초점을 맞춘 것이기 때문에 안심해도 된다.

1.2 안 씻으면 여드름이 난다

여드름이 나는 이유는 안 씻기 때문이며, 잘 씻으면 낫는다는 말은 여드름이 처음 나던 사춘기 시절부터 들어온 것이다. 내가 그렇게 더럽게 사나 싶은 생각이 드는 명제가 아닐 수 없다. 난 분명히 아침저녁으로 씻는다고 외치는 여성들에게 알려 주는 한 가지 사실은 여드름의 원인은 기본적으로 피지선이 발달해 과도한 피지가 형성되어 모공을 막기 때문이다.

따라서 원인은 겉이 아니라 속에 있는 것이다. 물론 더러운 손으로 얼굴을 만지는 등 오염물질이 피부에 접촉되면 트러블을 유발할 수는 있다. 여드름은 무조건 많이 씻어야 한다는 말에 과도한 세안을 하게 되면 피부에 꼭 필요한 보호막까지 씻겨나가 여드름을 더 악화시킬 수도 있다.

1.3 민감한 피부에는 베이비로션을 발라라

민감한 피부, 아기피부라는 인식 때문인지 예민한 피부에 베이비로션을 쓰는 경우가 많다. 하지만 성인의 피부와 아이의 피부는 근본적으로 다르다. 성인은 이미 2차 성징이 일어난 후라 피지선이 발달되어 피지 분비가 활발히 일어나는 상태다. 반면 아기 피부는 피지선이 발달하지 않아 개기름이 번들거리는 불상사가 일어나지 않는 피부다. 게다가 면역이 약하기 때문에 여린 피부를 보호하기 위해 베이비 로션에는 온갖 유분이 함유되어 있다. 그런데 이런 로션을 피부가 민감하다는 이유로 무턱대고 발랐다가는 각종 여드름과 트러블에 노출될 가능성이 크다.

1.4 심한 지성일 경우에는 약산성의 폼 클렌징을 사용하는 것이 현명하다

기본적으로 폼 클렌징은 피부의 더러움을 제거하는 것이 목적이다. 그래서 화장을 한 뒤 지울 때 폼 클렌징으로 얼굴을 씻는 것이다. 그런데 이런 폼 클렌징을 아침에 아무것도 안 바른 생피부에 쓰게 되면 피지막이 벗겨져 나가 그 보호기능이 상실된다. 따라서 급격히 건조해진 피부상태를 갖게 되는 것이다. 아침 세안은 가급적 맹물로 하는 것이 좋다. 자신은 심한 지성이라 아침에 얼굴의 피지를 꼭 씻어내야 한다면 최대한 자극이 적고 강하지 않은 세정력을 지닌 약산성의 폼 클렌징을 사용하도록 해야 된다.

1.5 나이가 들면 생물의 성질이나 기능이 쇠퇴하게 된다

1) 이렇게 하면 피부 늙는다.

① 나이가 들면 피부도 늙는다.
② 햇빛이 과하면 피부가 늙는다.
③ 피부 온도가 증가하면 피부가 늙는다.
④ 흡연하면 피부도 늙는다.
⑤ 피부염이 피부를 늙게 한다.
⑥ 호르몬이 피부가 나이를 먹게 한다.
⑦ 오염된 공기가 피부를 나이 들게 한다.
⑧ 심한 음주는 피부를 늙게 한다.
⑨ 심한 스트레스도 피부를 늙게 한다.
⑩ 지방세포가 피부노화를 재촉한다.

2. 다양한 피부와 안전한 화장품

피부는 신체의 외표면을 덮고 있으며, 다양한 기능을 갖는 생체에서 가장 큰 생동력 있는 기관이다. 모든 피부는 해부조직학적으로 표피, 진피, 피하 지방층의 3층이 순서적으로 구성되어져 있으며, 각 층에서는 저마다 독특한 구성성분들이 존재한다. 모든 피부는 독특한 3개 층이나 그 두께는 부위에 따라 차이가 많다. 표피는 손바닥과 발바닥이 가장 두꺼워 약 1.5 mm이며, 눈꺼풀은 0.5 mm 미만으로 가장 얇다.

진피는 등 부위가 가장 두꺼워 그 위에 있는 표피의 30～40배가 진피이다. 피하지방층은 등과 엉덩이에서 풍부하고 코에서 제일 빈약하다. 피부는 부위에 따라서도 차이를 보이지만 사람 개개인마다, 인종마다 다양한 모습을 보인다. 우리는 흔히 내 피부는 어떤 피부라는 것을 막연하게 알고 있으며, 또한 일부에서는 자기 피부가 민감성 피부라서 화장품 쓰기가 두렵다고 하는 여성들을 흔히 볼 수 있다.

2.1 내 피부는 어떤 피부인가

피부 타입을 구분할 때 뿐 아니라 피부를 아름답게 가꾸기 위한 가장 중요한 인자는 보습력과 표피지질 함량이다. 보습력과 표피지질이 피부에서 어떤 균형을 유지하며 존재하느냐에 따라 자기의 피부 타입이 결정되는 것이다.

2.2 피부의 수분

피부에서의 수분은 피부 중 최외층인 각질층에서의 수분 보유능력에 의해 좌우된다. 각질층은 유연성이 좋고, 열이나 전기에 대한 저항성이 크며, 외부의 산이나 알카리에 대한 완충역할을 한다. 이러한 기능을 하기 위해 각질층은 케라틴(keratin ; 58%), 각질 세포간 지질(lipid ; 11%), 천연 보습인자(Natural Moisturizing Factor : NMF ; 31%) 등으로 구성되어 있다. 이 구성 성분이 피부의 수분을 유지하는 데 작용을 하며, 이 중 특히 천연 보습인자가 보습능력을 좌우한다.

천연 보습인자란 각질층에 존재하는 수용성의 보습물질을 총칭하여 부르는 용어로, 여기서 천연이란 피부에 존재한다는 의미를 뜻하며, 그 성분에는 대부분 이 자유 아미노산이고, 그 밖에는 요소, 암모니아, 나트륨, 칼슘, 마그네슘, 인, 염소, 젖산, 구연산 등으로 구성되어 있다. 피부는 항상 외부와 접하고 있어 수분의 상실이 쉽게 일어나기 때문에 피부에 적량의 수분을 공급, 유지되게 하는 것이 필수적이다. 양질의 보습제를 피부에 공급하여 피부의 항상성 (homeostasis)을 유지시켜 주는 것이 바람직하다.

보습제는 그 기능에 따라 흡습성 물질과 폐쇄성 물질로 분류한다. 쉽게 말하면 하나는 수분을 공급시켜 주는 물질이고, 다른 하나는 수분이 증발되지 않도록 차단하는 물질을 말한다. 즉 전자는 각질층을 투과하여 지방 및 단백질과 연관하여 피부내 수분의 함량을 증가시키는 것이며, 종류로는 글리세린, 프로필렌 글리콜, 요소 등이 있으며, 후자는 피부에 막을 형성하여 자연적 보습만을 유지시키는 역할을 하며 팜유, 라놀린 알콜, 미네랄오일, 콜레스테롤 등이 있다.

피부의 수분 정도는 어떻게 측정하는가 여러 가지 방법 및 기기를 이용한 측정방법이 있지만 전기적 성질을 이용한 수분 측정방법이 가장 보편적으로 이용하는 방법이다. 화장품 전문점에서 측정하는 기기의 대부분이 이 원리를 이용한 방법으로 측정이 간단하다. 다음 방법으로는 피부의 손실된 수분량 측정(Trans Epidermal Water Loss : TEWL)으로 매우 민감한 기기로 각질층의 장벽을 연구하는 데 많이 응용된다. 그 밖에 피부표면 구조관찰, MRI법 등이 피부에 적용되어 수분함량을 측정하게 된다.

2.3 피부의 지질

피부 표면의 지질은 그 성질과 출처에 따라 크게 두 가지 종류로 나눌 수 있다.

(1) 피지지질로 주로 피지선으로부터 분비되는 지질이며, 우리가 흔히 느끼는 피부의 미끈미끈한 것들이 이에 해당하는 것으로 기분이 상쾌하지는 않다. 이러한 피지를 분비하는 피지선은 모낭과 관련되어 있으며, 주로 얼굴, 머리, 상체에 집중적으로 존재하며 손바닥, 발바닥에는 존재하지 않는다. 그 성분은 주로 triglyceride, phospholipid, esterified cholesterol, wax ester 및 squalene을 함유한다.

(2) 각질지질로 각질세포와 각질세포 사이에 존재하는 지질 성분으로 피부로부터 수분이 손실되는 것을 막는 중요한 역할을 하며, 가정주부들이 세정제의 과다사용에 의한 피부건조 증상은 대부분이 각질지질의 손상에 기인하는 것이다. 따라서 이를 외부에서 보충해 주거나 아니면 각질지질의 생성을 촉진시키므로 피부를 윤기 있게 해주는 것이다. 이들 성분은 세라마이드라는 spingolipid, cholesterol, free fatty acid가 주를 이루는 중성지질이며 triglyceride, squalene 등은 소량이다.

피지지질은 인체 부위에 따라 그 양과 성분의 차이가 다양한 반면 각질지질은 현저한 차이를 보이지 않으나 각질화 됨에 따라 즉, 피부의 상층부로 갈수록 주된 지질이 극성지질에서 중성지질로 바뀌게 된다. 결론적으로 말하면 피지는 우리 피부에서 특히 얼굴에서 제거되는 것이 좋으며, 각질지질은 보충해 주는 것이 바람직하다. 세정 시 세정제를 사용하여 피부의 피지 성분이 제거되는데, 이때 피지뿐만 아니라 각질지질까지도 용해되어 제거됨으로 세정 후에는 항상 건조함을 느끼게 된다. 그래서 보습제 등에 각질지질 성분 등을 함유하여 피부를 윤택하게 만드는 것이다.

2.4 인종 간의 피부는 어떻게 다른가

전 세계는 글로벌화 되었지만 인종에 따라 피부의 색과 모양이 다양하다. 어떤 차이가 있는지 알아보자. 우선 피부 색깔이 다르고, 햇빛에 대한 반응에 차이를 보인다. 피부 색깔은 왜 다른가. 피부 색깔은 멜라닌이라는 색소를 함유한 멜라노좀(melanosome)의 수와 형태의 차이에 의해 결정된다.

멜라닌의 생성단계는 피부의 표피 중 기저 세포층에 멜라노사이트(melanocyte)라는 세포가 존재하는데, 여기서 멜라닌을 생성하여 멜라노좀이라는 포장형태로 멜라닌 성분을 싸서 최외층인 각질세포로 이 멜라노좀을 전달하는 것이다. 흑인은 백인이나 황인에 비해서 멜라노좀이 표피 전체에 고루 퍼져 있으며, 멜라닌 구성 중 흑멜라닌(dark melanin)이 많고, 또한 햇빛에 의해 피부가 붉게 할 수 있는 광조사량(MED)이 백인에 비해 15～33배 높다. 즉 흑인이 그만큼 많은 양의 햇볕을 쬐어야 백인보다 붉게 된다.

각질층도 차이를 보이는데 흑인은 세포층이 조밀하며, 각질세포의 밀도와 수가 많아 각질층이 두꺼워 외부자극 정도에 잘 견딘다. 모발의 분포와 형태도 차이를 보이는데 황인종은 직모형 긴 털에 몸과 안면에 분포가 적다. 모낭의 수와 분포는 전 인종이 유사하다. 땀샘에서도 차이를 보인다. 동양인은 백인보다 활성화 땀샘수가 많고, 몸통에 많이 분포하며, 피지선이 덜 발달되었고, 외부자극에 대해서 민감하게 반응하며, 여드름 발생은 흑인이 백인의 10분의 1에 해당된다. 각 인종마다 각기 다른 피부 특성을 보이는데 우리 한국인의 피부는 어떠한가.

흑인과 백인의 중간적 성격을 띠고, 대체적으로 여드름과 대머리 증상이 드물며, 광에 민감하고, 적은 피지 분비량으로 외부환경에 대해서 피해를 입기가 쉽다. 따라서 이를 위해서 한국인은 각질층의 유분과 수분을 보충함으로 피부의 장벽기능을 강화하고, 자외선으로부터 보호를 받아야 한다.

2.5 민감성 피부와 화장품

민감성 피부는 어떤 피부를 말하는 것일까? 여성의 대부분은 자기 피부는 민감성 피부라고 생각하는 경향이 많다. 민감성 피부란 사람 개개인마다 다른 면역반응의 차이에서 오는 피부반응(즉, 피부가 붉게 되고, 부어오름 등의 현상이 나타나는 것)이 자주 나타날 경우 민감성 피부라고 할 수 있다.

그러나 우리가 흔히 민감성 피부라고 느끼는 부분은 따가움, 작열감, 꼭꼭 찌름과 같은 주관적으로 느끼는 감정이나 감성에 의해 우리는 자기 피부가 민감성 피부라고 느끼고 있는 것이다. 주관적 자극감은 피부에 심각한 문제를 야기하지는 않기 때문에 의학 또는 약리학 연구 등에 있어서 중요한 부분을 차지하지 못하고 있으나 화장품 사용자의 상당수가 자극감을 호소하고 있으며, 이를 화장품의 부작용으로 인식하는 경향이 있다. 이런 주관적인 자극감보다 더 심각하고 관심을 가져야 할 부분이 피부 면역반응에 의한 피부가 붉게 되고, 부어오름 등과 같은 피부반응이다.

사람의 피부반응은 피부염의 형태로 나타나는데, 그 원인은 크게 두 가지로 자극(irritation)과 알러지 (allergy)이다. 이 두 가지가 육안적으로 피부에서는 같은 현상과 같은 증상을 보이는데, 둘 사이의 기전과 결과는 엄청난 차이를 보인다. 즉 감각(sensitization)이라는 작용이 있느냐 없느냐의 차이로 원인물질이 항원성을 가지고 있느냐 하는 부분이다.

자극은 항원성을 가지고 있지 않고 단지 그 물질을 접촉했을 때 그 부위에서 붉게 되거나 부어오른 것으로 끝나버리는 것으로 그리 심각하지 않은 것이다. 만약 화장품일 경우에는 제조업체에서 그 원인 물질의 사용농도를 줄임으로써 해결할 수 있는 것이다. 그러나 알러지는 그 사용물질이 항원 물질로 인식되어, 즉 감작되어 체내에 그에 맞는 방어물질(항체)을 지님으로 차후 그 원인물질이 재차 접촉 시 피부반응을 보이는 경우로 그 접촉부위에서 끝나는 경우도 있지만 온몸으로 퍼지는 경우도 많다. 이 경우는 심각한 경우로 그 원인물질을 찾아내야 하고, 그 원인물질이 소량 있더라도 항원·항체 반응을 일으키므로 양을 줄여서는 안 되고, 그 원인물질을 제거해야만 한다.

알러지 반응을 일으키는 물질은 자연계에 많이 존재한다. 이런 반응을 일으킬 수 있는 물질을 많이 가지고 있는 사람일수록 즉, 피해야 할 것들이 많은 사람일수록 민감성 피부를 갖고 있을 확률이 높다고 하겠다. 예를 들면 봄만 되면 꽃가루에 재채기를 자주하거나, 동물 털, 복숭아 털, 카펫트 등에 의해 재채기를 자주하거나, 그밖에 기피해야 할 음식물이 많거나 하는 사람들이 해당되며, 목걸이나 반지, 시계와 같은 금속성 물질에 의해 붉게 되는 사람의 경우 등 그 수는 많다.

자기가 어떤 물질에 알러지가 있는지는 평소에 알고 있는 것이 좋으며, 피부과 병원이나 화장품 연구소 등에서는 패취 테스트라는 것을 통하여 이를 확인한다. 이런 민감성 피부의 여성들이 화장품을 사용하기를 꺼려하는 경우가 많이 있는데, 화장품이라는 것은 일반적으로 불특정 다수의 사람들에게 사용되고 게다가 그 사용방법은 기본적으로 사용자에게 위임되기 때문에 화장품 제조업체에서는 무엇보다 이 부분에 신경을 쓰게 된다. 일반적으로 화장품을 개발하기 전에 여러 가지 피부반응을 예측하여 원료에 대한 안전성 시험을 다 거친 후 화장품 원료로 사용한다.

화장품은 피부에 장기간에 걸쳐 사용함으로써 사용 직후 발생하는 자극반응 뿐만 아니라 반복해서 적용했을 때의 누적 자극반응이나 알러지 반응이 일어나지 않음을 확인할 필요가 있다는 것이다. 화장품의 안전성 중에서 가장 먼저 유의해야 하는 것은 화장품이 피부에 접촉했을 때에 피부염을 일으키지 않는 것이다. 화장품에 의한 피부염의 원인은 화장품 자체의 안전성에 문제가 있는 경우라고만 할 수는 없다. 화장품의 안전성이 확인되었다고 해도 화장품이 사용될 때의 온도, 습도 등의 환경조건, 잘못된 사용방법, 사용자의 체질이 원인이 될 수 있음이 알려져 있다. 화장품의 직접적인 원인으로서 일어나는 피부염 등을 방지하기 위한 안전성 시험방법으로는 피부자극시험법이 있다. 이는 한 번만 접촉시키느냐, 반복적으로 누적해서 접촉시키느냐에 따라 그 방법이 나누어진다.

다음은 알러지를 일으킬 수 있는 물질을 찾아내는 피부 감작성 시험이 있다. 이는 동물과 사람을 이용하여 실험을 하게 되는데, 검색하는 데 장기간의 시간과 많은 경비를 필요로 한다. 물질이 정상상태일 때는 자극을 일으키지는 않지만 햇빛을 받을 경우 그 구조가 변하여 독성을 일으키는지를 검색하는 광독성 시험이 있고, 정상상태에서는 항원성이 없지만 햇빛을 받을 경우 항원성이 있는지의 여부를 검색하는 광감작성 시험이 있으며, 피부와 접촉 시 눈에 들어가는 경우가 있으므로 안점낙 자극성 시험 등을 시행한다. 그밖에 필요할 경우 의약품에 준 하는 안전성 시험을 거치며, 화장품 완제품 생산 후에 그 사용감과 주관적인 자극감 등을 확인하기 위해 인체 사용성 시험 등을 한다.

이와 같이 여러 가지 시험방법을 거쳐 안전성이 확인된 원료로만 화장품을 제조하므로 화장품은 안전하다고 할 수 있다. 그럼에도 불구하고 어느 화장품을 써도 내 피부는 피부반응을 보이는 여성이라면 심한 민감성 피부로 이런 여성을 위해서 일부 화장품 제조회사에서는 여러 가지 성분을 제거하고 가장 기본적인 것만으로 처방된 민감성 전용 화장품이 적합할 것으로 생각된다. TEA, DEA, MEA는 화장품 제조과정에서 내용물이 심하게 산성화된 경우 이를 중화하는 알칼리제로 쓰이는 핵심 성분으로, 우리가 매일 사용하는 화장품, 샴푸, 목욕용품 등의 원료로 흔히 사용되고 있는 기초적인 것들이다.

그런데 이 중요 성분은 피부 알러지 반응, 눈의 가려움을 유발하고 간, 콩팥기능 장애를 유발할 가능성에 대해서도 알려져 있는 독성물질이다. 게다가 TEA는 생화학

무기의 재료로 사용될 위험이 있어 수출입 통제대상이 된다. TEA가 질산염과 반응하면 '니트로사민'이라는 강력한 발암물질이 만들어지는데, 동물실험을 통해 확인된 이것의 발암성은 매우 심각했다. 동물을 대상으로 실험한 결과를 사람에게 적용했을 때, 체중 70 kg의 건장한 성인도 약 0.02 g의 니트로사민 한 번의 투여로 암이 발생한다는 결론이 나온다.

체중이 적게 나가는 어린이의 경우 훨씬 미량으로도 암 발병이 가능하다는 이야기가 된다. 물론 동물실험을 사람에게 적용했을 때 똑같다고 볼 수 없으며, 이런 산술적인 계산은 현실성이 없지만 니트로사민이 그만큼 위험한 성분이라는 것은 알 수 있다. 질산염과 반응하여 강력한 발암물질 니트로사민을 발생시키는 것 중에 화장품 및 클렌징 제품에 사용되는 성분은 TEA 외에도 MEA(모노에탄올아민), DEA(디에탄올아민) 등의 에탄올아민류가 있다. 티이에이-라우릴설페이트(TEA-Lauryl Sulfate), 라우라미드 디이에이(Lauramide DEA), 코카마이드 엠이에이(Cocamide MEA) 등 아주 다양한 형태로 첨가되어 계면활성제 혹은 pH조절제 등의 역할을 한다.

에탄올아민이 무서운 이유는 언제 어느 곳에서 질산염과 만나 지독한 발암물질인 니트로사민을 발생시킬지 모른다는 점 때문이다. 질산염은 아질산나트륨이라는 식품첨가물로 사용되어 음식물로도 체내에 들어오며, 음식물로 섭취하는 양보다 높은 수준의 질산염이 피부를 통하여 흡수된다. 일단 체내에 들어온 질산염은 심장, 간, 폐와 뇌에 일정 수준을 유지하면서 체내에 5일 정도 머물기 때문에 화장품을 통해 체내로 들어온 에탄올아민과 만날 가능성은 없다.

미용을 위해 사용하는 화장품이 아무리 작은 확률이라도 우리 몸 안에서 생화학무기로 작용할 가능성이 있다면 가능한 한 피하는 것이 좋다. 화장독 증상 반응이라면 10명이 같은 화장품을 바르면 10명 모두 독성반응이 발생하여야 하지만, 화장품 알러지라면 소수의 사람에게만 발생하게 된다.

화장독 증상이란 화장품에 의한 화장 독성반응을 말하며, 일반적으로 화장독이라 말하는 것은 독성반응이라기보다 화장품 알러지라고 해야 올바른 표현일 것 같다. 화장품 알러지를 그냥 두어도 좋아질 수 있지만, 그럴 경우는 색소침착 등의 부작용이 생길 가능성이 높으므로 피부 전문가의 상담을 통한 화장독 치료법에 맞게 치료를 하는 것이 좋다.

1) 화장품 알러지의 원인

화장품의 특성 성분이 장애의 원인으로 피부를 자극하여 각종 알레르기 증상이 발생되며, 피부와 화장품이 맞지 않거나 상한 화장품을 사용하였을 경우 등이다. 오랜 시간이 경과하면서 서서히 발생하는 화장품 알러지의 증상으로는 오랜 기간 자신도 인식하지 못하게 서서히 진행되어 얼굴에만 기미와 주근깨, 변색 등이 심하게 발생되어 몸 전체와 확연히 다른 형상으로 변화되었다면 이제까지의 화장방법이나 화장품 성분, 피부 타입 등을 의심해 보아야 한다.

2) 화장품 알러지 증상

① 피부에 수분과 유분이 부족해지거나 거칠어지는 등의 반응이 일어난다.
② 피부색깔의 변화가 일어나며 색소침착이 발생 된다.
③ 여드름이나 뾰드락지 등의 이상 반응이 발생 된다.
④ 피부에 주름이 형성된다.
⑤ 피부 가려움증, 반점 등 개인에 따라 여러 이상 증상이 발생된다.

장기간 사용할 경우 화장품의 사용 후 빠른 시간에 급격한 부작용만을 화장독으로 생각하는 경우가 많으나, 장기간 사용 후에 피부의 주름이 발생되거나 피부탄력을 잃는 경우 등 오히려 화장품의 성분으로 인해 피부의 유수분이 빠져 나가는 현상 등 장기간의 관찰이 필요한 경우도 많다.

그러므로 피부에 잡티가 많이 생기거나, 주름이 많이 생기거나, 쉽게 건조해지는 이상 증상이 생기면 사용하고 있는 화장품이 자신의 피부와 맞지 않을 경우도 있을 수 있다는 사실을 인식해야 한다. 화장품의 사용은 정확하게 알고 싶다면 해당 화장품을 손등, 손목, 겨드랑이 등에 바르고 반창고를 덮어둔 후 일정시간이 경과한 후 약간의 민감 반응을 보이다가 적응을 하는 경우는 지속적으로 사용하여 주면 피부가 자연스럽게 적응하며, 민감 반응이 사라지지 않는 화장품은 사용을 중단하고 그와 유사한 성분의 화장품은 사용에 주의를 해야 한다.

제 20 장

천연화장품 만들기

1. 피부가 고마워하는 천연화장품

흔히 먹는 우유, 오이, 달걀, 녹차, 흑설탕은 피부에도 약이 되는 효자 식품이다. 요리 후 남은 재료를 이용해 천연 팩, 스킨, 클렌저 등 천연화장품을 만든다.

1) 피부 따라 골라 쓰는 맞춤 천연 팩

(1) 건조하고 칙칙한 피부

<우유 꿀 팩>

- 준비재료 : 우유 적당량, 꿀 1작은 술
- 만들기

① 우유를 화장 솜에 적셔 얼굴을 닦듯이 마사지한다.
② 우유 3큰 술과 꿀을 섞어 화장 솜에 적신다.
③ 건조하고 칙칙한 얼굴 부위에 올린 뒤 15분 정도 지나면 화장 솜을 떼어내고 미지근한 물로 세안한다.

(2) 잡티 있고 칙칙한 피부

<오이 꿀 팩>

- 준비재료 : 오이 ½개, 꿀 1큰 술
- 만들기

① 오이를 얇게 썬 뒤 꿀에 5분 정도 재운다.
② 눈가를 제외한 얼굴 전체에 붙이고 15분 뒤 떼어낸다. 미지근한 물로 세안한다.

(3) 탄력 없는 피부

<달걀노른자 팩>

▸ 준비재료: 달걀노른자 1개 분량, 꿀·올리브오일 ½작은 술씩, 밀가루 ½큰술, 아이크림 약간
▸ 만들기

① 달걀노른자에 꿀과 올리브오일을 섞은 뒤 밀가루로 농도를 조절한다.
② 눈가에 아이크림을 바르고 얼굴과 목에 가제를 덮고 펴 바른다.
③ 15～20분이 지나면 가제를 위에서 아래로 천천히 떼어내고 미지근한 물로 씻는다.

(4) 피지 많고 트러블 있는 피부

<녹차 요구르트 팩>

▸ 준비재료: 녹차가루 ½작은 술, 플레인 요구르트 2큰 술
▸ 만들기

① 녹차가루와 플레인 요구르트를 섞는다.
② 눈가를 제외한 얼굴 전체에 바르고 15분 뒤 세안한다.

(5) 거뭇거뭇한 블랙헤드

<흑설탕 팩>

▸ 준비재료: 흑설탕 1큰 술, 물 2큰 술
▸ 만들기

① 흑설탕과 물을 섞은 뒤 흑설탕 알갱이가 약간 보일 때까지 졸인 다음 식힌다.
② 세안한 얼굴에 바르고 손끝에 물을 묻혀가며 5분 정도 마사지한다. 미지근한 물로 씻고 찬물로 마무리한다.

(6) 각질 쌓인 푸석한 피부

<녹차 우유 해초가루 팩>

- 준비재료: 우유 ½컵, 해초가루 적당량, 녹차가루 ⅓작은 술
- 만들기

① 우유에 해초가루를 넣고 걸쭉하게 갠 뒤 녹차가루를 섞는다.
② 얼굴에 고루 펴 바르고 20분 뒤 미지근한 물로 깨끗이 닦는다.

(7) 기미 & 주근깨

<우유 오이 팩>

- 준비재료: 우유 ½컵, 해초가루 ½작은 술, 오이 ½개
- 만들기

① 우유에 해초가루를 넣어 걸쭉하게 갠 뒤 냉장고에 넣어 차갑게 만든다.
② 오이는 껍질을 벗겨 강판에 곱게 갈고 ①을 섞는다.
③ 세안한 얼굴에 가제를 덮고 ②를 바른 뒤 20분이 지나면 가제를 떼어내고 세안한다.

(8) 피부 톤이 어둡고 각질 있는 피부

<우유 밀가루 팩>

- 준비재료: 우유 5큰 술, 밀가루 적당량
- 만들기

① 우유에 밀가루를 섞어 되직하게 만든다.
② 얼굴에 가제를 올린 뒤 도톰하게 펴 바른다.
③ 밀가루가 어느 정도 마르면 가제를 떼어내고 세안한다.

(9) 모공이 넓은 피부

<달걀흰자 흑설탕 팩>

- 준비재료: 달걀흰자 1개 분량, 흑설탕 1작은 술, 흑미가루 1큰 술
- 만들기

① 달걀흰자는 거품기로 저어 거품 낸 뒤 나머지 재료와 섞는다.
② 세안한 얼굴에 바른 뒤 가제를 씌우고 한 번 더 덧바른다.
③ 15~20분 후 가제를 떼어내고 미지근한 물로 세안한다.

(10) 건조하고 주름 있는 피부

<달걀노른자 바나나 팩>

- 준비재료: 바나나 ½개, 달걀노른자 1개 분량, 영양크림 1큰 술
- 만들기

① 바나나는 곱게 갈아 나머지 재료와 잘 섞는다.
② 얼굴에 바르고 가제를 덮어 한 번 더 덧바른다.
③ 10~15분 뒤 가제를 떼어내고 세안한다.

(11) 탄력 없는 피부

<달걀흰자 팩>

- 준비재료: 에센스 적당량, 달걀흰자 1개 분량
- 만들기

① 세안한 얼굴에 에센스를 듬뿍 바른다.
② 달걀흰자를 거품기로 충분히 거품 낸 뒤 가제를 덮고 얼굴 위에 바른다.
③ 얼굴이 조이기 시작하면 5분 간격으로 2~3회 덧바른다.
④ 20분 후 얼굴 전체에 물을 바르며 가제를 떼어낸 뒤 미지근한 물로 세안한다.

(12) 모공이 크고 울퉁불퉁한 피부

<녹차 사과 팩>

- 준비재료: 사과 ¼개, 꿀 1작은 술, 녹차가루 적당량
- 만들기

① 사과는 강판에 곱게 간 뒤 꿀과 녹차가루를 섞어 걸쭉하게 만든다.
② 세안한 얼굴에 가제를 덮고 ①을 바른다.
③ 20분이 지나면 가제를 떼어내고 미지근한 물로 씻는다.

(13) 잡티와 각질이 많은 피부

<달걀 녹차 팩>

- 준비재료: 달걀노른자 1개 분량, 녹차가루·물 1작은 술씩, 밀가루 ½작은 술

▸ 만들기

① 달걀노른자, 녹차가루, 물, 밀가루를 섞어 걸쭉하게 만든다.
② 얼굴에 고루 펴 바르고 10~15분 뒤 미지근한 물로 씻는다.

2) 천연 스킨 & 클렌저 & 스크럽

(1) 모든 피부 타입

<오이스킨>

▸ 준비재료: 오이 ½개, 청주·증류수 ¼컵씩, 글리세린 10 ml
▸ 만들기

① 오이는 깨끗이 씻은 뒤 강판에 갈아 즙만 받는다.
② 오이 즙에 나머지 재료를 넣고 섞는다.
③ 소독한 유리병에 담고 스킨 단계에서 사용한다. 냉장고에 보관하면 2주 간 사용 가능하다.

(2) 피지 많은 지성피부

<달걀흰자 스크럽>

▸ 준비재료: 달걀흰자 1개 분량, 맥반석가루 1작은 술
▸ 만들기

① 달걀흰자를 거품기로 저어 거품 낸 뒤 맥반석가루를 섞는다.
② 세안 후 T존 부위에 발라 부드럽게 마사지하고 2~3분이 지나면 미지근한 물로 씻는다.

(3) 건조하고 땅김 심한 피부

<우유 클렌저>

▸ 준비재료: 유통기한 지난 우유 30 ml
▸ 만들기

① 우유를 미지근하게 데운다.
② 세안한 얼굴에 발라 부드럽게 마사지하고 2~3분 뒤 미지근한 물로 씻는다.

(4) 푸석한 건성피부

<녹차 클렌징 오일>

▸ 준비재료: 녹차가루 1작은 술, 클렌징 오일 1큰 술
▸ 만들기

① 클렌징 오일에 녹차가루를 섞는다.

② 마사지하듯 얼굴 전체에 부드럽게 문지르며 메이크업을 지운다.

③ 미지근한 물로 세안하고 천연비누를 이용해 한 번 더 씻는다.

(5) 피지와 각질이 많은 피부

<흑설탕 스크럽>

▸ 준비재료: 흑설탕 2큰 술, 물 약간
▸ 만들기

① 흑설탕에 물을 섞고 알갱이가 약간만 보이게 녹인다.

② 세안 후 T존 부위에 발라 부드럽게 마사지한 뒤 2～3분이 지나면 미지근한 물로 씻는다.

(5) 모공이 넓고 칙칙한 피부

<녹차 스킨>

▸ 준비재료: 녹차티백 3개, 물 ¼컵, 청주 30 ml, 글리세린 10 ml
▸ 만들기

① 물을 70℃ 정도로 끓인 뒤 녹차티백을 넣어 충분히 우린다.

② 녹차 우린 물을 식힌 뒤 청주와 글리세린을 섞는다.

③ 소독한 유리병에 담고 스킨처럼 사용한다. 냉장고에 보관하면 2주 간 사용이 가능하다.

3) 5가지 천연 재료 효능

(1) 오이

비타민과 미네랄이 풍부하고 수분함량이 높아 미백·보습효과가 탁월하다. 염증을 진정시키는 효과가 있어 트러블 있는 피부에 사용해도 좋다.

(2) 녹차

비타민 A와 C, 토코페롤이 다량 함유되어 있어 피부를 건강하게 만들고 기미, 주근깨를 방지한다. 녹차의 떫은맛을 내는 카테킨 성분은 수렴, 진정작용을 한다.

(3) 우유

보습 및 미백효과가 있어 피부를 촉촉하고 환하게 가꾼다. 우유 속 단백질 분해효소는 묵은 때와 각질을 없앤다.

(4) 달걀노른자

속에 함유된 레시틴은 피부를 촉촉하게 만들고 잔주름을 예방한다. 달걀흰자의 단백질은 피지를 제거하고, 모공을 조여 피부를 탄력 있게 만든다.

(5) 흑설탕

비타민과 미네랄이 풍부하며, 피부에 윤기와 촉촉함을 더한다. 특히 블랙헤드와 각질을 없애는 데 효과적이다.

4) 트러블 걱정 없는 내추럴 뷰티

① 천연 팩은 일주일에 1～2회가 적당하다. 팩을 하기 전 스팀타월로 모공을 열면 효과가 높아진다.

② 천연 화장품은 시간이 지날수록 성분이 변질되거나 상하기 쉽다. 1회 분량씩 만들어 사용하고, 2주 정도 사용하는 스킨의 경우 반드시 냉장 보관한다.

③ 자극이 적은 천연 화장품이라도 피부 타입에 따라 트러블이 생길 수 있다. 사용 전 얼굴 피부와 유사한 팔 안쪽이나 귀 뒤쪽에 발라 피부 테스트를 한다. 20～30분 뒤 빨갛게 부어오르거나 가려움증이 있으면 피부에 맞지 않는 것이므로 사용하지 않는다.

④ 천연 화장품을 자주 만든다면 그릇, 숟가락, 강판, 칼, 도마 등 도구는 따로 마련한다. 위생적으로 관리할 수 있고, 만들 때마다 일일이 찾지 않아도 되므로 편리하다.

5) 몸매 미인 만드는 천연 보디미용법

(1) 각질 심한 피부

<흑설탕 보디 스크럽>

- 준비재료: 흑설탕 3큰 술, 올리브 오일 1큰 술
- 만들기

① 흑설탕에 올리브 오일을 섞는다.
② 팔꿈치나 발뒤꿈치 등 각질이 많거나 건조한 곳에 바른 뒤 부드러운 느낌이 들 때까지 2~3분간 마사지한다.

(2) 건조하고 푸석한 피부

<우유 보디마사지>

- 준비재료: 유통기한 지난 우유 ½컵
- 만들기

① 우유를 미지근하게 데운다.
② 샤워 시 몸 전체에 바르며, 부드럽게 마사지하고 2~3분 뒤 미지근한 물로 씻는다.

(3) 건조하고 각질이 일어나는 피부

<우유 흑설탕 보디클렌저>

- 준비재료: 흑설탕 2큰 술, 우유 적당량
- 만들기

① 목욕할 때 흑설탕과 우유를 섞어 온몸에 마사지하듯 문지른다.
② 미지근한 물로 깨끗하게 헹군다.

(4) 건조하고 거칠거칠한 손

<우유 핸드크림>

- 준비재료: 핸드크림 적당량, 우유·꿀 1큰 술씩
- 만들기

① 핸드크림에 우유와 꿀을 섞어 걸쭉하게 갠 뒤 손과 손톱에 바른다.
② 손과 손톱 구석구석을 부드럽게 마사지하고 10~15분 뒤 물로 씻는다.

(5) 갈라진 입술

<우유 립마사지>

▸ 준비재료: 우유, 화장 솜, 립크림, 랩 적당량씩

▸ 만들기

① 화장 솜에 우유를 촉촉하게 적신 뒤 입술에 올렸다가 마르면 떼어낸다.

② 입술과 입술 주변에 립크림을 바르고 마사지한다. 입술이 심하게 트고 갈라진 경우 립크림을 바른 후 랩을 씌우면 보습효과를 높일 수 있다.

(6) 손상된 모발

<달걀노른자 헤어린스>

▸ 준비재료: 달걀노른자 1개 분량, 올리브오일 · 해초가루 ½작은 술씩, 물 ½컵

▸ 만들기

① 달걀노른자와 올리브 오일을 잘 섞는다.

② 해초가루를 물에 녹이고 ①과 섞는다.

③ 머리를 가볍게 감고 수건으로 물기를 제거한 뒤 ②를 두피와 머리카락에 골고루 바른다.

④ 랩으로 머리를 감싸고 20분 정도 지나면 미지근한 물로 헹군다. 이때 뜨거운 물로 감으면 달걀노른자가 굳어 머리가 엉겨 붙으므로 미지근한 물로 씻는다.

(7) 건조하고 피로해진 피부

<녹차 스파>

▸ 준비재료: 우려낸 녹차티백 6~7개, 박하티백 5개

▸ 만들기

① 녹차티백과 박하티백을 작은 망에 넣는다.

② 욕조에 절반 이상 뜨거운 물을 채우고 ①을 넣어 우린다.

③ 명치 아랫부분까지만 몸을 담그고 20~40분간 반신욕을 한다.

(8) 거뭇하고 칙칙한 피부

<우유 녹차배스>

▸ 준비재료: 우유 ½컵, 녹차가루 1작은 술, 포도씨 오일 20 ml

▸ 만들기

① 우유에 녹차가루를 넣고 잘 푼 뒤 포도씨 오일을 섞는다.
② 따뜻한 욕조물에 적당량 넣고 손으로 여러 번 저은 뒤 몸을 담근다. 남은 우유 녹차배스는 밀폐용기에 담아 냉장고에 두고 일주일 안에 사용한다.

2. 천연화장품 만들기

화장품, 방부제, 화학약품이 문제로 화장품을 바르려면 자연 성분으로 만들어서 사용한다. 천연화장품은 화학약품이나 방부제를 사용하지 않고 천연 재료를 이용하기 때문에 피부에 부담을 주지 않을 뿐만 아니라 환경오염도 적다. 석면, 파우더, 파동 등 최근 화장품의 유해성 논란이 확산되어 천연 성분을 이용해 직접 만들어 사용하는 경우가 늘고 있다. 천연화장품은 자신의 피부에 맞게 직접 만들어 쓸 수 있어 가장 좋은 맞춤형 화장품이다.

1) 알로에 스킨

(1) 재료

알로에 워터 90 g(정제수 80 g, 알로에 젤 10 g), 글리세린 1 g, 녹차 추출물 3 g, 자몽 씨 추출물 8방울, 라벤더 3방울

(2) 만드는 법

① 도구를 에탄올로 소독한다.
② 알로에 워터류를 계량한 후 30도 정도로 가열해 녹인다.
③ 녹차 추출물, 글리세린, 라벤더, 자몽 씨 추출물을 넣어서 섞어 준다.
④ 용기에 담는다.

※ 집에 알로에가 있다면 구입하기보다는 집에 있는 것을 이용해 직접 젤을 만들어 사용하는 것이 좋다. 우선 알로에의 하얀 속살만을 골라내 잘게 썰어서 으깬다. 알로에의 독성을 제거하기 위해 으깬 하얀 속살에 같은 양의 물을 부어 중탕으로 30분 동안 끓인다. 여기에 녹차 추출물과 방부효과가 있는 자몽 씨 오일 등을 넣어 사용하면 된다.

2) 알로에 로션

(1) 재료

알로에 베라 워터 80 g(정제수 75 g, 알로에 젤 5 g), 호호바 5 g, 스윗 아몬드 5 g, 이왁스 5 g, 비타민 E 1 g, 녹차 추출물 1 g, 자몽 씨 추출물 1 g, 라벤더 5방울

(2) 만드는 법

① 용기를 소독한다.
② 호호바, 스윗 아몬드의 오일과 물과 기름 층을 없애주는 유화제 이왁스를 넣어 65～70도로 가열해 섞어 준다.
③ 알로에 베라 워터류를 계량한 후 65～70도로 가열한다.
④ ②에 ③을 붓는다.
⑤ 주걱과 미니 블랜더를 이용해서 점도를 봐가면서 치댄다.
⑥ 비타민 녹차 자몽 씨 라벤더를 넣어서 다시 섞어 준다.

3) 천연 모기약(버물리)

(1) 재료

타마누 5 g, 호호바 10 g, 밀랍 10 g, 라벤더 오일 10방울, 티트리 오일 10방울, 페파민트 1방울, 멘톨 0.5 g(소량)

(2) 만드는 법

① 용기를 소독한다.
② 비커에 타마누, 호호바와 밀랍을 넣어 녹인다. 어른의 경우에는 멘톨을 첨가한다.
③ 다 녹으면 에션셜 오일을 넣어 준다. 오일은 전체량의 1%를 넘지 않게 넣어야 한다.
④ 용기에 부어 하루쯤 실온에서 굳힌 후 냉장보관 한다.

3. 오일별 효능

(1) 호호바 오일 : 피부의 피지와 가장 유사한 성분을 가진 오일로서, 항산화제로 오랫동안 보존할 수 있다. 수분이 손실되는 것을 막아 피부를 윤기 있게 해 모발, 두피, 손톱의 영양관리에 효과적이다. 비타민 E가 풍부하고, 항균작용을 하는 미리스트산이 있어 여드름 피부에 좋다. 과도한 피지 분비를 억제한다. SPF4 정도의 작용을 하고 있어 선탠로션의 제조에도 사용된다.

(2) 라벤터 오일 : 염증, 여드름에 효과가 있으며, 주름방지 기능이 탁월하다.

(3) 스윗 아몬드 : 비타민 E, 미네랄, 가려움증, 피부 건조증에 효과가 있다.

(4) 자몽 추출물 : 천연 살균·소독·방부제로서 보존기간을 늘려 준다. 냉장보관시 3~4개월 보관이 가능하다. 의학적으로는 박테리아나 세균 감염, 상처나 중이염, 인후염 등에 효과가 있는 것으로 알려져 있다.

(5) 알로에 베라 겔 : 햇빛에 노출되어 자극을 받은 피부를 진정시키는 효과가 있다. 자외선을 흡수해 선크림에 많이 사용한다. 기름기 없이 촉촉하게 흡수되어 보습을 줄 때 많이 사용한다.

(6) 녹차 추출물 : 항균효과가 탁월해 피부 색소침착을 억제해 피부결을 매끈하게 관리해 준다. 알로에의 독성을 중화시켜 준다.

(7) 비타민 E : 손상된 피부재생, 피부 세포막을 보호해줘 노화예방, 주름예방 효과가 있다. 황산화작용을 해 보존기간을 늘려 준다.

(8) 타마누 : 향염작용과 상처를 아물게 하는 효과가 탁월하면서 각종 피부의 상처와 트러블에 뛰어난 치유력을 보인다.

(9) 멘톨 : 100% 박하 결정체로 물파스, 멘소레담 등 진통·가려움증에 효과가 있다.

(10) 페퍼민트 : 비듬예방, 노폐물 제거 등 건조한 모발에 아미노산과 수분을 보급해 준다.

(11) 글리세린 : 피부 보습효과가 있어 화장품 성분에 많이 쓰인다.

부 록 1

화장품 개발 연구 사례(연구보고)
(수용성 키틴, 키토산)

1. 키틴, 키토산

헥소사민(hexosamine)은 키토산의 기본 단위물질인 글루코사민과 키틴질의 기본 단위물질인 N-아세틸 글루코사민 그리고 갈락토사민 및 만노사민 등 2-아미노-6탄당(hexose)을 통틀어 일컫는 용어이며, 주로 키틴, 키토산 구성성분(Monomer)이다.

1.1 인체 및 자연계에 존재하는 GAG(Glycosaminoglycan) 성분들

자연계에는 7종류의 GAG 성분이 존재하며, 키토산을 제외한 6종류는 인간의 몸속에 존재하지만 키토산만이 유일하게 외부에서 제조가 가능한 성분이다. GAG은 인체에서 다양한 기능을 수행하고 있어 매우 중요한 성분이다. 키틴이란 가재, 게, 새우와 같은 갑각류의 껍질, 풍뎅이, 매미, 메뚜기와 같은 곤충의 외피와 버섯이나 미생물의 세포벽 등에 존재하는 천연 다당류(당분)이다. 키틴을 만드는 원료로는 주로 게 껍질을 많이 사용하고 있다. 게 껍질은 크게 키틴질, 단백질, 칼슘(석회질) 등 3가지 성분으로 이루어져 있는데, 그 중 단백질과 칼슘을 제거하여 키틴을 얻는다.

키틴은 N-아세틸 글루코사민이 5000개 이상 결합한 분자량 100만 이상의 천연 고분자물질로 분자적 구조가 셀룰로오스와 매우 유사한 구조를 갖는 지구상 유일의 동물성 식이섬유이다. 따라서 식이섬유의 특징과 함께 지방, 중금속 등을 흡착하는 독특한 특성을 가지고 있어 그 이용가치 및 가능성이 매우 기대되고 있다. 그러나 키틴은 워낙 분자결합이 강하고 단단하여 불용성의 성질을 갖기 때문에 일반적으로 키토산을 많이 이용하고 있다.

키틴, 키토산은 사람의 체내에는 존재하지 않지만, 인체 내에서 분해됨으로써 우리의 체내 구성성분으로서 없어서는 안 되는 올리고당 혹은 단당(單糖) 성분이 되는 매우 중요한 물질이다. 예부터 게나 새우의 껍질은 동서양을 막론하고 일종의 의약품으로 사용되어 왔다고 하는데, 서양에서는 칼에 베인 상처에 게나 새우 껍질을 잘게 빻은 것을 뿌려 치료했고, 중국에서는 종기나 부스럼의 특효약으로 게 가루를 첨가한

완자를 사용하였으며, 일본에서는 1,200년 전부터 해열, 정장작용, 화상 및 피부병의 치료에 게 껍질을 이용해 왔다.

또, 우리나라에서도 민간의학으로서 오징어 뼈를 말려 가루로 만든 것을 상처에 바르거나 만성위염 치료제로 사용하였다. 허 준의 동의보감에도 키토산을 '설 태'라는 이름으로 항 알레르기, 부종, 면역증강에 유효하다고 명시되어 있다. 키틴, 키토산은 그림 1에 나타나 있듯이 분자구조가 셀룰로오스와 유사한 다당류이다. 키틴의 분자구조 내에 있는 아세틸기($COCH_3$)라는 것을 떼어내면 키토산이라는 물질이 되는데, 일반적으로 100%를 떼어내기가 어려우므로 보통 시판의 키토산에는 약간의 키틴질이 혼재되어 있다.

일본에서는 보통, 키틴질이 50% 이상인 것을 키틴이라 부르며, 키토산이 50% 이상인 것을 키토산이라고 부르는데 키토산 중에는 키틴도 포함되어 있는 경우가 많으므로 "키틴, 키토산"이라고 부르기도 한다. 아세틸기의 제거율을 전문 용어로 "탈아세틸(DA : Deacetylation)화도" 라고 하는데, 키틴에서 아세틸기를 80% 떼어내어 키토산 성분이 80%인 경우 'DA가 80%'라고 한다. 보통 DA가 70% 이상일 때부터 유기산에 녹기 시작하므로 우리나라에서는 DA가 70% 이상인 경우를 키토산으로 인정

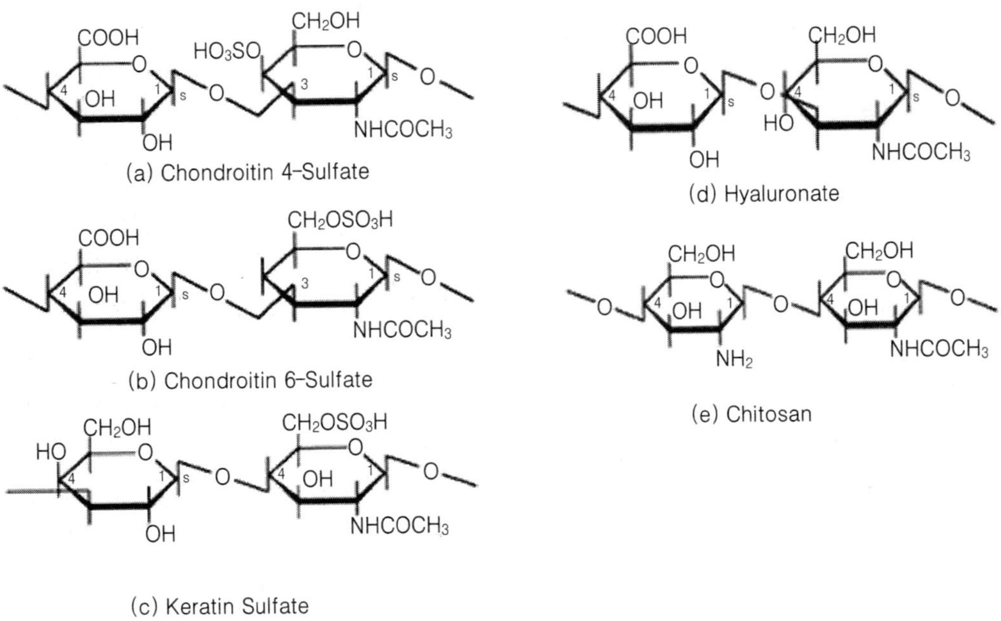

그림 1. 키틴, 키토산의 화학구조식

하고 있으며, 국내 · 외에서 생산 시판되고 있는 거의 대부분의 키토산은 DA가 95% 이상이다.

키토산의 제조기술과 수용화 기술이 발전하면서 이용범위도 점차 확대되어 현재는 거의 모든 산업 분야에서 키토산 관련 물질을 응용하고 있다. 건강보조식품 분야를 필두로 농업, 어업, 축산업, 의료, 화학, 섬유, 환경 등 실로 헤아릴 수 없을 만큼 많은 분야에서 키토산이 활약을 하고 있다. 어떤 분야에서든 키토산의 최대 특징은 "천연 고분자"라는 사실은 키토산의 응용발전에 있어서 앞으로도 크게 기여할 것이다.

2. 키틴으로부터 키토산을 제조하는 방법

키틴으로부터 키토산을 제조하는 방법은 키틴을 50% 수산화나트륨 용액 중에서 끓이면 키틴의 아세틸기가 제거되면서 키토산이 만들어진다. 이렇게 제조된 키토산은 식초와 같은 묽은 초산 용액 중에서 잘 용해된다. 이 키토산은 보통 분자량 약 50~60만 정도의 키토산이 만들어지는데, 이것은 키토산을 제조할 때 수산화나트륨용액 속에서 끓이는 시간에 따라 그 분자량이 달라진다.

순수 키토산은 천연 고분자 다당체로서 물에 녹지 않는다. 그러나 젖산, 구연산, 초산 등의 유기산에나 약산에 잘 용해된다. 이와 같이 키토산을 미리 산에 녹인 후 다

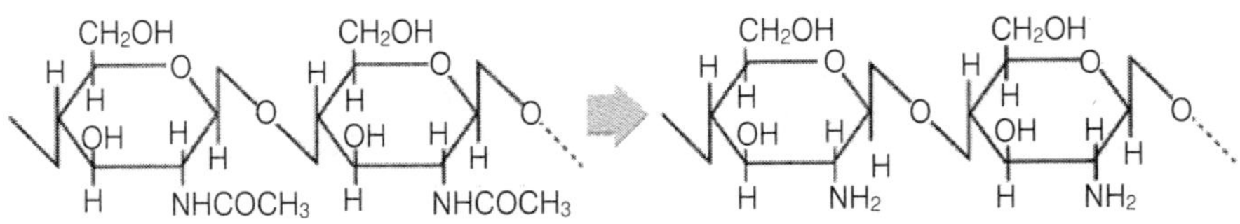

키틴(Chitin) 키토산(Chitosan)

틸아세틸화 반응

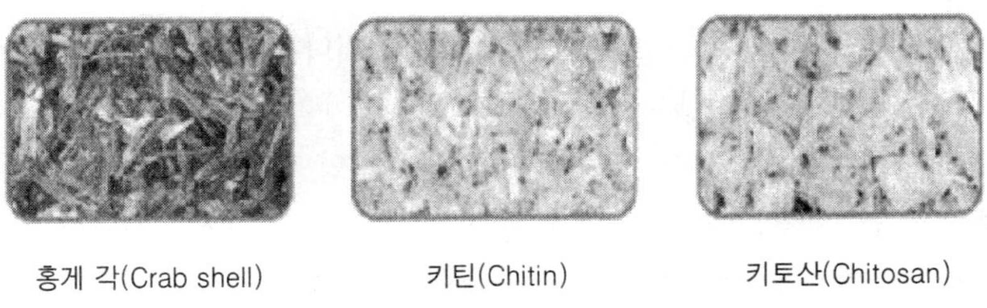

홍게 각(Crab shell) 키틴(Chitin) 키토산(Chitosan)

그림 2. 각 키틴, 키토산의 내부구조

시 건조 분말화하면 물에 녹게 되는데, 이것을 수용성 키토산이라 칭하는 경우가 있다. 이것은 순수한 키토산의 명칭은 아니다.

3. 기능성 화장품 분야로의 응용(피부병 및 미용관리)

보습성 및 인체 친화력이 우수한 키토산은 홍게 껍질에서 추출한 고분자 수용성 키토산은 보습성 및 친화력이 매우 우수하다. 또한 양이온성의 고분자로 플러스(+) 이온을 띠고 있기 때문에 이온성을 띠지 않은 고분자보다 점성이 뛰어나고 유화안정, 분산안정, 결합성 등이 우수해 화장품의 응용소재로서 큰 각광을 받고 있다.

따라서 화장수, 로션 같은 기초화장품 외에 샴푸, 린스, 목욕 재재, 치약 등에 널리 응용할 수가 있다. 특히 사춘기의 여드름은 호르몬과 깊은 관계가 있으며, 이 호르몬 조절도 고분자 수용성 키토산으로 조절이 잘 된다. 키토산의 점성은 겔화를 이루기 수월하며 유화, 분산시 안전하며 발포 개량 결합상태를 만드는 데 큰 역할을 하므로 화장품 제조에 빼놓을 수 없는 재료이다.

피부미용 효과는 피부 속에는 피부 진드기가 상존하고 있어 피부병과 피부의 아름다움을 빼앗아 가고 있다. 이 진드기는 유충에서 성충이 되기까지 피부 속에서 60~90일간 산다. 진드기가 죽으면 그 사체가 우리의 피부 속에 오랫동안 상존해 피부오염을 더욱 가속화 시킨다. 수용성 키토산은 천연의 기능성 다당류 복합제로 되어 있어 항 염증성, 항 세균성, 보온성은 물론 생체에 친화력이 뛰어나 얼굴 등 피부에 바르면 피부 속으로 스며들어 모공 깊이 쌓인 노폐물을 강하게 흡착하여 제거하는 데 효과적이다. 이때 노폐물이 완전히 빠져 나오게 하기 위하여 사우나 등 목욕탕에서 땀을 쭉 흘리면 키토산과 흡착한 지질 등 노폐물이 미끈미끈 거리며 잘 나온다. 그 후에는 피부의 탄력이 좋으며, 촉촉하게 습기를 머금고 살갗이 윤기가 나며, 아기 살 같이 보드랍게 된다.

인간의 피부는 육체가 외부 환경과 접하는 최전선이다. 피부에 난 상처가 빨리 회복되지 않으면 외부의 위험인자가 침입하게 된다. 이 경우 체력이나 면역력이 약화되면 기다렸다는 듯이 피부에 문제를 야기 시킨다. 그러나 인체는 이러한 외부 침입자를 그냥 두지 않고 대항하는 항체가 발동한다. 이 항체가 과잉반응을 일으켜서 자신의 육체를 공격하는 것으로 널리 알려져 있다. 이 과잉 면역반응으로 생기는 병으로는 아토피성 피부염, 천식, 화분증, 비염 등이 있다.

자기의 면역력이 자신을 공격하는 복잡한 병이 알레르기이다. 선진국에서는 알레르기 질환을 아주 골치 아픈 병으로 의사들도 치료를 꺼리는 병중의 하나다. 그런데 미국, 일본 등 선진국에서는 이 질병에 키토산을 폭넓게 이용하고 있다. 키토산의 강력한 항균작용과 면역력 증강작용을 이용, 상처를 회복시킴과 동시에 피부를 정상화시키고, 백선, 건선, 지루, 습진, 무좀, 알레르기 질환 등에 많은 효과를 얻고 있다.

또한 키토산은 화상이나 상처 입은 피부세포를 상당히 빠르게 재생시키고(아세포를 촉진) 피부의 노화방지, 화장독, 기미, 주근깨, 여드름 제거에도 효과가 높은 천연소재라 할 수 있다. 수용성이 큰 키토산은 피부세포와 친화력이 크므로 피부세포에 붙어 활성화 작용으로 새로운 세포를 내기 때문이다(세포 증식작용). 전신에 아토피성 피부염, 건선 피부병, 지루성 피부병, 여드름, 습진, 알레르기성 피부염, 무좀 등 모든 피부병에는 수용성 키토산 용액을 1주일에 수회 반복해서 바르거나 약하게 타서 목욕을 하면 몸 전체의 피부가 고와진다. 그리고 내복약으로 동시에 복용하면 더욱 효과가 크다. 특히 무좀의 경우 발을 깨끗하게 씻은 후 구연산으로 녹인 키토산 용액을 환부에 발라 준다. 이와 같은 작용이 우수한 것은 자연 상태대로의 고분자상으로 수용성이 높아야 그 성능이 우수하다고 학자들은 말하고 있다.

키토산으로 아토피성 피부염이 치료되는 예가 많지만 아직까지 많은 의사들은 의학적으로 볼 때 이는 기묘한 일이라고 말한다. 현대의학의 면역학 상식으로는 면역과잉으로 인해 생기는 병이 아토피성 피부염인데도 치료가 된다는 것은 납득하기 어렵다는 것이다. 그런데 키토산은 이러한 상식을 초월하고 있다. 문제는 여기에 있다. 면역력을 강화하는 키토산이 반대로 면역과잉 반응물을 몸 안에서 실제 억제한다는 사실이 속속 증명되고 있기 때문이다. 이것이 아토피성 피부염이라는 질병에 대해 키토산의 특이작용이다.

지금의 의학상식으로는 해명될 수 없지만 키토산을 먹었을 때 생체기능의 정상화작용이 일어나고 있는 것은 고분자성 수용성 키토산의 경우가 더욱 뚜렷하게 작용하고 있다는 연구결과가 나왔다. 예를 든다면 고혈압은 내리고, 저혈압은 올려주는 것은 키토산과 생체의 정상화 관계를 맺고 있다고 말할 수 있다.

키토산은 그 반응물 안에서 반대의 반응이 일어난다는 것이다. 불과 몇 해 전만 해도 정상화 작용에 대해 의학계가 반신반의했지만 지금은 키토산이 이 같은 최신 이론을 뒷받침하고 있다. 현재 키토산의 항균력, 육아 촉진력, 피부 재생력 등을 종합하여 응용 개발된 제품으로 수용성 키토산이 가장 우수한 것임이 입증되었다.

4. 화장품 분야

키토산을 최초로 화장품에 이용한 회사는 서독의 '웰라'회사이다. 화장품 원료로서의 구비조건은 안전성, 안정성, 유용성, 공급성, 단가, 마케팅 등이다. 이러한 조건을 가장 우수하게 구비하였다고 판정한 '웰라'사는 키토산으로 화장품 개발에 착수, 1979년경부터 유럽시장에 헤어케어 상품을 내 놓았다. 현재 '웰라'사는 샴푸, 린스, 트리트먼트, 헤어로션 등의 두발용 화장품에 보습제, 모발 보호제, 유연성 마무리용 스프레이 및 헤어세트용 보조제 등으로 배합하여 세계 여러 나라에 판매하고 있다. 이외에도 크림, 유액, 팩, 파운데이션, 입욕제, 비누, 치약 등의 수성 베이스 첨가제로도 널리 이용되고 있다.

모발 표면층은 물에 젖어 있는 경우 (-)전하를 띠기 때문에 키토산은 (+)전하를 띤 자신의 아미노기에 의해 모발에 단단히 결착하여 보호피막 역할을 한다. 특히 파마나 염색으로 인한 모발의 손상 치유에 더욱 효과적이다. 화장품 조제 시 혼입된 각종 금속이온들이 별도로 석출되지 않도록 EDTA 등의 물질을 첨가하는데, EDTA 대신 키토산을 첨가하면 보다 나은 효과를 얻을 수 있다. 히알우론산이 보습제로서 널리 알려져 있는 것으로부터 유사한 구조를 가지는 키틴, 키토산에 관해 그 유효성에 관한 연구가 최근 들어 활발해졌다.

일부 경우를 제외하고는 화장품 용도에 쓰이기 위해서는 수용성 또는 유용성이 필수적이다. 특히 히알우론산과 동등한 기능을 요구하는 경우 수용성이어야 한다.

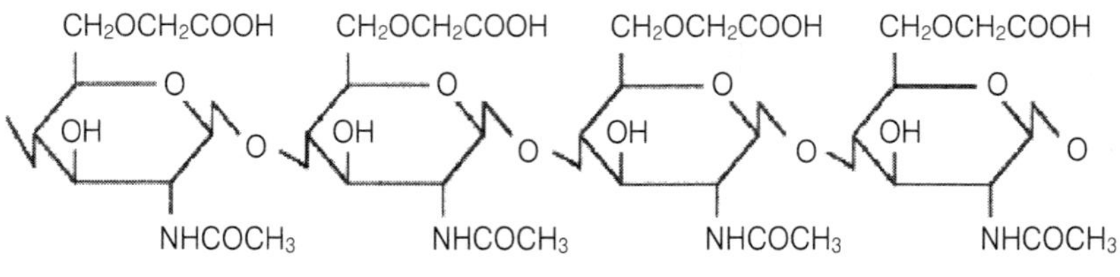

CM−Chitin

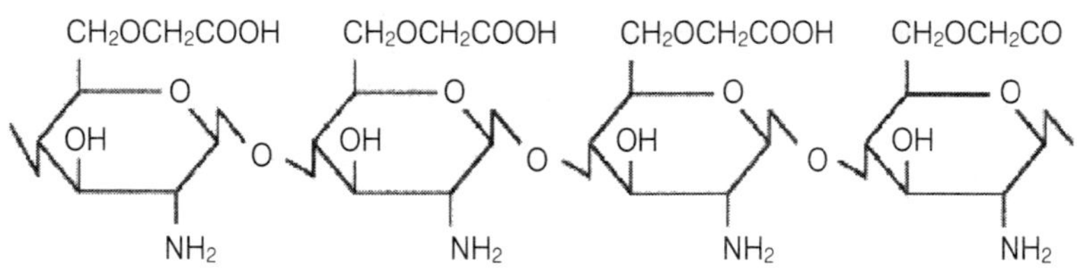

CM−Chitosan

그림 3. 수용성 키틴, 키토산의 화학구조

이러한 조건을 만족시키기 위해 키틴 및 키토산에 수용성기를 도입하는 카르복시메틸화가 행해지고 있다. 카르복시메틸 키틴(Carboxymethyl-Chitin), 카르복시메틸 키토산(Carboxymethyl-Chitosan)의 가장 큰 특징은 보수성에 있고, 키토산과는 달리 넓은 pH 영역에서 물에 용해시킬 수 있다.

또한 모발에 대한 보습, 모발보호, 대전 방지작용도 뛰어난 결과가 보고되어 있으며, 항균·항곰팡이 활성도 우수한 것으로 알려져 있다. 따라서 키틴 및 키토산에 카르복시 메틸화한 CM-키틴과 CM-키토산은 보습제, 린스제, 피막 형성제, 유화 안정제, 촉감 개량제 등의 두발 화장품 및 피부 화장품, 의약, 농업 등 폭넓은 분야에의 응용이 활발히 연구되고 있다. 그림 3은 CM-Chitin와 CM-Chitosan의 구조를 나타낸 것이다.

4.1 기 능

모발의 유연성이나 탄력성을 위해서는 어느 정도 수분이 필요하다. CM-키틴 및 CM-키토산의 보습효과는 히알 우론산과 유사하다. 보고된 바에 의하면 0.25% CM-키틴 수용액은 프로필렌 글리콜과 거의 동등한 보습작용을 가지는 것이 확인되고 있다.

모발의 수분함량을 일정하게 유지하는 것은 모발의 건강유지에 중요하고, 저습도인 상태에서 빗질을 하면 마찰에 의해 정전기가 발생되어 축적되고, 이것이 머리가 뜨고 먼지가 붙는 원인이 된다. 또 빗질도 나빠지기 때문에 모발이 손상된다. CM-키틴 및 CM-키토산은 모발에 흡착하여 피막을 형성함에 따라 모발 표면이 매끈해져 마찰저항이 감소하고, 높은 보습성 때문에 모발 표면의 도전성이 높아져 정전기가 축적되기 어렵다. 따라서 이러한 모발 친화성 때문에 좋은 모발 보호작용을 나타낸다.

양이온성 고분자로 인한 흡착성, 지속성이 강하고, 보습성이 우수하므로 정전하의 축적을 억제하고, 음이온을 제거한다. 대전방지 능력은 모발에 대한 헹굼처리에서 시판 린스의 10배 희석액에 조금 떨어지는 경향을 나타내고, 물로 세척 후 CM-키틴이 더 뛰어난 것으로 보고되고 있다. 이것은 CM-키틴 및 CM-키토산의 피막형성 능력에 의해 대전방지 효과가 지속되었다고 볼 수 있다.

키토산을 일상적인 피부병 치료에 사용하려면 용액을 피부 환부에 바르고 목욕물에 타서 목욕을 한다. 복용으로 면역력을 죽이고 전신의 생체 조절기능을 정비한다. 피부 노폐물 제거, 화장독, 중금속, 환경오염 등으로 거칠어진 피부, 투명한 피부로 가꾸어 준다. 탁월한 보습효과, 피부의 흡착성과 촉감이 좋고, 젊은 피부 유지의 생명이라 할 수 있는 보습성이 뛰어나다. 수없이 입증된 키토산의 항균효과는 피부를 세균, 오염물질의 감염으로부터 지켜주는 독특한 작용을 갖는다. 피부세포의 활성화로는 피부세포의 신진대사를 촉진시켜 세포를 활성화하며, 또한 피부에 탄력을 주고, 외부로부터의 오염물질에 대한 면역력을 증가시켜 준다.

4.2 수용성 키토산 유도체를 이용한 기능성 화장품의 개발

양이온성 천연 고분자인 키틴, 키토산은 여러 기능성(보습성, 항균성, 창상 피복작용, 약물 서방작용, 콜레스테롤 저하작용 등)을 가지고 있기 때문에 의료용 재료나 기능성 식품재료로 이용되고 있고, 다른 여러 가지 응용도 검토되고 있다. 화장품은 사용 부위나 목적에 따라 기초 화장품(스킨케어 화장품), 선크림, 메이크업 화장품, 모발화장품, 세정제품 등으로 분류된다.

화장품 분야에 있어서는 2001년에 도입된 화장품의 규제완화에 따라 제조자의 책임에 의한 충분한 안전성 확보와 과학적 근거를 바탕으로 한 기능성 화장품의 개발이 요구되고 있다. 현재 키틴, 키토산을 골력으로 한 유도체가 기능성 소재로서 실용화되고 있으나, 기존의 주된 기능성은 히아론산 등이 유사한 보습효과가 있고, 최근에는 새로운 기능성을 부여한 부가가치의 향상이 검토되고 있다.

스킨케어 화장품의 중요한 역할은 피부의 가장 바깥쪽인 각피의 기능을 정상으로 개선시키는 것이고, 피부 트러블을 예방, 경감시키는 것이다. 여기서는 화장품 원료로서 실용화되고 있는 키토산 유도체의 피부 각피를 타켓으로 하는 새로운 스킨케어 기능에 대하여 나타내고자 한다. 또한 양이온성 고분자 유화능력을 가진 신규 유도체를 활용한 내수성 O/W형 선크림제에 대하여 기술하고자 한다.

4.3 수용성 키토산 유도체의 스킨케어 효과

1) 각질층 장벽기능의 회복작용

SLS(Sodium Lauryl Sulfonate)는 각질 케라틴의 변성작용에 따른 각질층 파괴나 각질층 세포간 지질의 용출작용을 일으켜 각질층 장벽기능을 현저하게 저하시킨다. 키토산 유도체가 각질층 장벽기능에 미치는 영향을 검토한 결과, 하이드록시프로필 키토산이 특히 우수한 결과를 나타내었다.

2) 아토피성 피부염에 대한 스킨케어 효과

아토피성 피부염 환자의 피부에서는 황색 포도구균이 많이 검출되어 피부염의 악화와 만성화에 관여하는 것으로 지적되고 있다. 키토산 피로리돈카본산염은 황색 포도구균에 대한 항균성이 우수하여 질환 부위에 대한 패치테스트 결과 안전성이 높다는 것이 확인되었다.

5. 수용성 키토산의 효과

5.1 면역력 증강작용

고효율 고분자 키토산은 체내에서 흡수되어 인체 면역계(자연 치유력)를 활성화시켜 면역력을 증강시키는 작용이 강하다. 즉, 인체의 면역기능은 체액성과 세포성 면역으로 구성되어 인체를 바이러스 등의 이물질로부터 보호하고 있는데, 미생물 또는 바이러스를 인식, 항체생산을 돕는 T-임파구와 항체를 생산하는 B-임파구, 대식세포라는 마크로퍼지가 담당하고 있다. 이들 임파구의 활동은 체내의 환경조건이 매우 중요하다.

즉, 모든 면역계가 활발한 활동을 하기에는 수소이온농도(pH 7.2～7.4) 상태에서 가장 좋은 환경이 되는데, 질병을 가질 때 혈액의 수소이온농도는 (pH 6.8～6.9) 정도의 약산성으로 변화, 즉 혈액이 오염되어 만병의 근원이 된다. 이때 키토산은 체액의 pH를 0.5정도 약알칼리 쪽으로 변화시켜 혈액을 깨끗이 정화시켜 임파구를 활성화시키게 된다. 도후꾸 약학대학 스즈키 교수에 의하면 종양을 가진 마우스에 키토산을 투여했을 때 강한 종양억제 활성을 나타낸다는 연구결과가 나왔다. 사이다마껭 암센터에서 800명을 대상으로 한 연구조사 결과도 키토산이 NK세포의 활성을 4～5배 강화시켜 주는 것을 확인했다.

5.2 항균작용

체내의 세균, 바이러스 등의 미생물의 세포막과 결합하여 미생물 증식을 억제하는 각종 항균작용과 인체에 유익한 유산균의 생육을 돕는 작용을 한다. 이는 키토산이 유해세균의 (-)이온성의 세포 표면을 중화시킴으로써 생육을 저해하지만, 유산균은 유해세균보다 세포벽에 (-)이온이 더 많고 젖산을 생성하기에 키토산이 유산균의 생육에는 도움이 되는 것으로 알려지고 있다.

5.3 생리활성 작용

고효율 고분자 키토산은 인체에 흡수되어 생체기능을 활성화시키므로 신진대사를 원활하게 하는 중요한 물질이다

5.4 혈중 콜레스테롤 농도 제어

콜레스테롤은 원래 생명 유지에 필수 불가결한 요소로 혈중 지방이라 한다. 정상치(130～230 mg/dl)를 넘어서 과잉으로 되면 혈관 벽에 눌러 붙기 시작해 혈액의 흐름을 방해하며, 유해산소에 의해 동맥경화를 일으킨다. 콜레스테롤은 혈관 벽에 붙으면 동맥경화를 일으켜 고혈압의 원인이 되는 무서운 존재이다. 국립건강영양연구원 응용식품부 쓰지 게이쓰께 실장의 연구에 의하면 키토산이 소환관 내에서 담즙을 결합해 체외로 배출시키므로 콜레스테롤이 장에서 간장으로 되돌아가는 것을 막는다는 것이다.

키토산은 담즙산과 결합하는 성질이 있고, 간장에서 콜레스테롤로부터 만들어지는 담즙산은 '腸-肝순환'이라고 하는 간장-십이지장, 장-간장에서 순환하면서 키토산과 결합해 배설된다. 배설되는 양만큼 담즙산의 합성이 필요하게 되고, 담즙산을 합성하기 위해서 체내에서 축적되는 콜레스테롤이 사용되고, 그 결과 혈액 내 콜레스테롤 농도가 조절된다.

일본의 스가노 교수는 "키토산에는 강력한 플러스 전하 효과로 악성 콜레스테롤을 흡착 체외로 배출하고, 다른 한편으로는 양성 콜레스테롤을 늘려 활성화 된다."며 키토산은 콜레스테롤 강하작용이라기보다는 콜레스테롤이나 중성지방 등에 조절작용 또는 정상화 작용을 하는 물질이라고 결론을 지었다. 또 고분자 수용성 키토산은 전기적으로 (+)이온으로 되므로 체내에 마이너스(-) 전기를 띤 기름 주위에 집합해 막을 만들어 지방의 흡수를 방해한다. 그러므로 키토산과 지방을 같이 섭취하면 체내에 남아서 지방량은 극히 적어진다.

5.5 다이어트 효과

수용성 키토산은 양 전하를 띠고 있으므로 지방산과 잘 결합되어 지방산을 배설시킨다. 키토산은 식품의 셀룰로오스와 비슷하다. 인체는 키토산을 소화할 수 없어서 몸 밖으로 배출한다. 또 체내에 흡수되지 않기 때문에 칼로리에 포함되지 않는다. 뱃속에서 양 전하를 띤 키토산은 음전하를 띤 지방산, 콜레스테롤과 단단하게 결합하여 장에서 흡수되지 못하고 소장과 대장을 통해서 몸 밖으로 배출시킨다. 그러므로 키토산과 결합된 지방은 처음부터 먹지 않은 것과 같은 효과를 낸다. 1983년 미국의 연구가들에 의하면 키토산을 일정량 먹은 쥐들의 집단이 그렇지 않은 쥐들의 집단보다 4～5배 지방을 더 많이 배출해 낸 결과를 얻었다.

여기서 흥미로운 것은 키토산과 함께 몸 밖으로 배출된 지방이 그 동물이 먹은 지방이 아니라 체내 어딘가에 축적되어 있던 지방이 밀려나온 것이라는 결론을 얻었다. 최근 미국에서는 키토산이 다이어트 제품으로 사용되고 있는데, 키토산의 지방 흡착력을 더욱 높이기 위하여 비타민 C를 함께 복용하므로 더 놀라운 결과가 나온 보고도 있다(텍사스주 A&M대학 J. L Nauss, J. L Thompson, J Nagyvary).

다이어트를 시도했던 많은 사람들이 메스꺼움이나 구토 등의 부작용으로 고생하는 일이 많다. 이것은 다이어트의 부작용으로 대부분의 다이어트 제품은 체내로 흡수되어 혈액에서 작용하지만, 키토산은 체내로 흡수되지 않기 때문에 간이나 신장 등에 전혀 영향을 주지 않고 다이어트를 즐길 수 있다. 그래서 자연스럽게 다이어트를 할 수 있다는 것이 큰 장점이다.

이러한 연구 결과는 다이어트를 위해 엄격한 식단의 선택을 강요받아야 했던 많은 비만인들의 고통을 크게 덜어 줄 것이며, 미주나 유럽 등에서는 키토산을 다이어트 분야에서 많이 애용하고 있다.

5.6 중금속, 다이옥신 등 오염물질 배설

고분자 수용성 키토산은 중금속과 다이옥신을 체외로 배출하는 기능이 있다. 키토산은 인간에게 유용한 칼슘이나 마그네슘 등과 같은 미네랄과 산소, 아미노산, 비타민 등을 흡착하지 않고 수은이나 카드뮴 같은 유해한 중금속과 결합해 이들 금속만 선별해서 흡착, 배출시킨다. 이것은 키토산이 소화기관에서 아미노기(NH_2)에 중금속, 키토산의 입체 구조(3차 구조) 독성물질을 흡착시켜 체외로 배출되는 것이다. 구소련에서는 키토산으로 우라늄이나 플루토늄을 흡착처리 할 수 있다고 한다. 키토산이 유해한 중금속을 흡착, 배출시키는 기능이 탁월하다는 것을 증명하는 결과라 볼 수 있다.

따라서 고분자 수용성 키토산은 신부전증 환자에게 '경구 흡착제'로 주목받고 있다. 키토산은 소화기관에서 혈액으로 이행되는 물질을 흡착해 배설함으로써 인공 투석 기간을 단축시키고, 투석 주기를 길게 한다. 또한 투석 후의 후유증을 크게 경감하여 정상적인 생활에 크게 도움이 되고 있다.

키토산이 중금속을 흡착시키는 부분은 아미노기이다. 키토산은 위장 내에서는 용해되어 중금속, 다이옥신 등을 흡착시키지 못하지만 소장으로 넘어가면 아미노기에 중금속이 결합된다. 그러나 미량 금속류 중 칼슘, 마그네슘 등은 전혀 결합되지 않는다. 다이옥신은 소수성 물질이다. 키토산은 꼬인 구조인 헬릭스 구조 속에서도 소수성이고 물을 싫어하는 부분이다. 그래서 다이옥신이 체내에 들어오면 소수성 물질과 잘 결합된다. 이 원리에 의해 키토산의 내부에 다이옥신이 흡착된다. 이렇게 흡착 및 결합된 중금속과 다이옥신은 변을 통하여 배설된다. 키토산은 다이옥신과 중금속의 공포로부터 해방시켜 준다.

5.7 숙취해소

술은 에탄올(C_2H_5OH)이 주성분으로 체내에 들어가 위, 소장, 대장 등에서 혈액으로 흡수되어 간에서 아세트알데히드(CH_3CHO)로 전환된다. 바로 이 아세트알데히드가 숙취의 주요인이 되는 것이다. 아세트알데히드 분해효소가 부족하면 아세트알데히드는 그대로 혈액으로 떠다니며 갖가지 숙취 증상들을 일으킨다. 피부 알레르기, 피부 반점, 속 쓰림, 갈증 등은 숙취 증상의 대표적인 반응이다.

숙취 제거가 되는 이유는 키토산을 복용하면 소화기관 내에 유입된 알코올을 흡착해 배설하는 기능이 있고, 이로 인해 술이 혈관으로 들어가는 양이 조절된다. 이에 따라 갑자기 혈중 알코올 농도가 높아지는 것을 막아 준다. 또한 키토산으로 체내 모든 장기 세포가 활성화되기 때문에 키토산으로 아침에 속 쓰림으로 고생하는 숙취 증상이 없어지고, 뱃속이 편해짐은 물론 머리까지 밝아지는 상쾌한 아침을 맞이할 수 있는 것이다.

시중에서 판매되고 있는 수용성 키토산은 대부분 물에 녹기 쉬운 형태로 수식기를 붙여 화학합성하거나, 아니면 산성용액에 키토산을 녹인 후 그대로 건조시킨 산성염 상태의 것들이 대부분이다. 이들은 위에서 제시하고 있는 수용성 키토산의 기능을 충분히 발휘하지 못하며, 특히 키토산 산성염은 심각한 세포독성이나 인체독성을 나타낸다(LS화장품 제공).

수용성 키토산으로의 향장류 실험

(1) 지난 1990년대 초부터 chitosan을 화장품에 응용하려는 시도가 계속되었다.

(2) Chitosan은 중성의 물에 용해될 수 없기 때문에 산성 수용액으로 첨가되었고, 결과는 실패로 판명되었다.

(3) 중성의 물에 용해되는 chitin이나 chitosan이 없이 향장류에서의 응용이 불가능한 것으로 판명되었다.

(4) 최근 중성의 물에 용해될 뿐만 아니라 용액의 액성이 중성으로 유지되는 수용성 chitin의 개발에 성공하였다.

(5) Chitin은 생분해성, 뛰어난 보습력이 있으며, 세포의 활성화에 효과적이므로 향장류에 사용되는 경우 치유용 화장품으로 전망이 밝다.

(6) 마스크 팩, 세럼, 샴프, 필링제, 크림 등 여러 종류의 화장품에서 우수한 효과가 입증되고 있다.

1) 필링 팩 사용효과(모낭충)

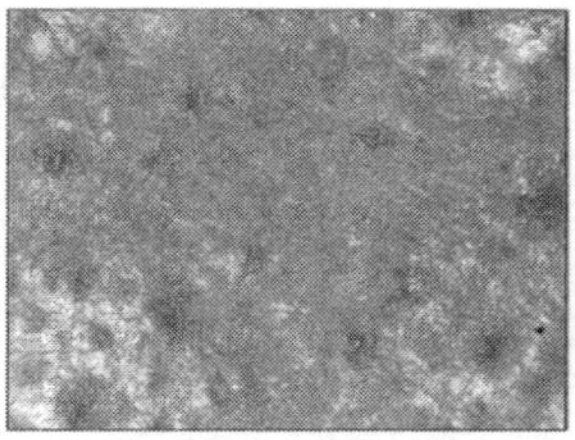

사용 전

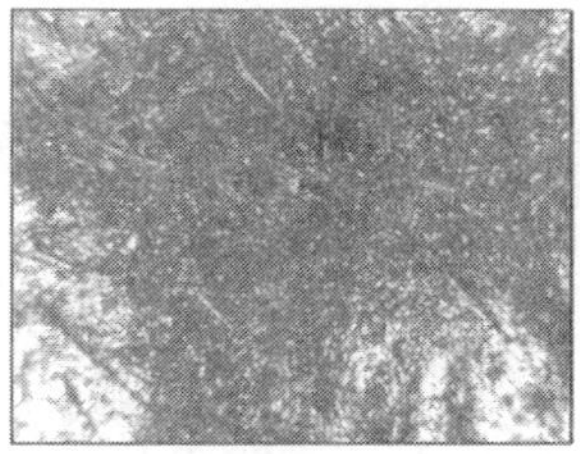

필링팩 3회 사용 후

2) 햇빛 노출

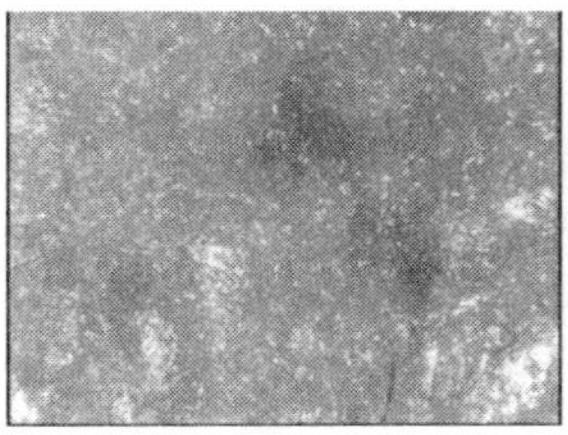

사용 전

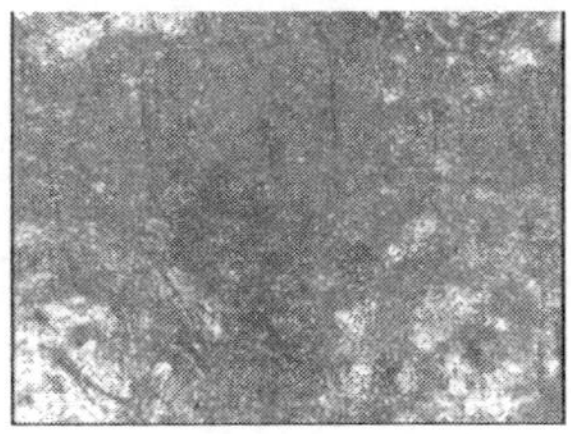

필링 3회 후

3) 피부 각질화

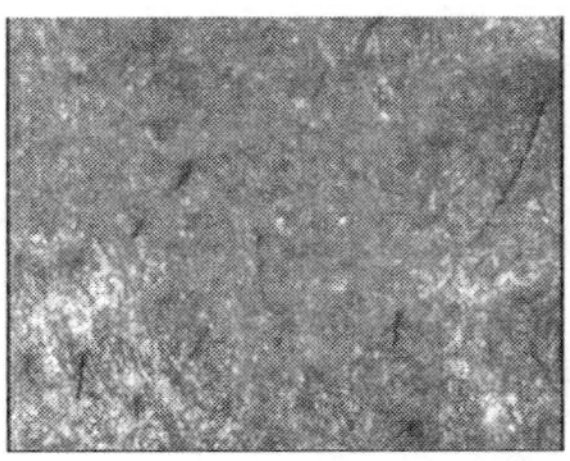

필링 전

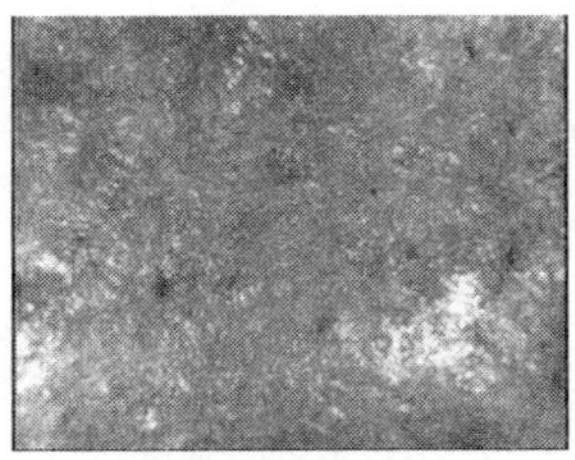

필링 3회 후

4) 아토피

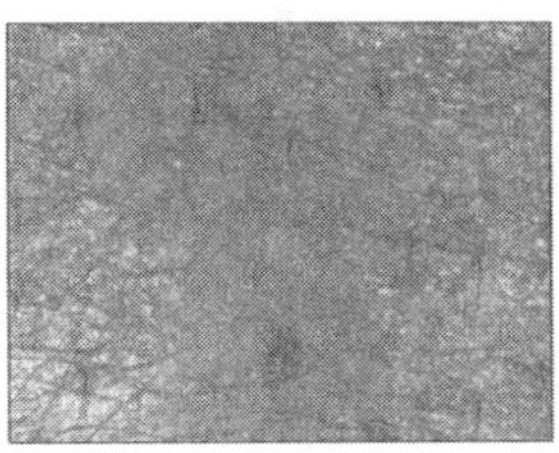

사용 전

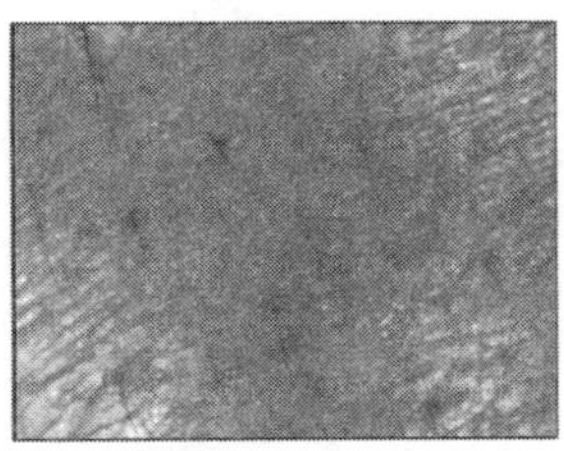

일반 팩 1회 후

5) 일반 펄

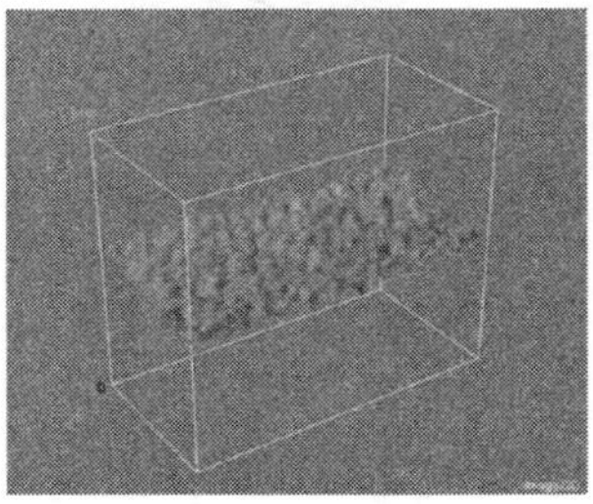

처리 전

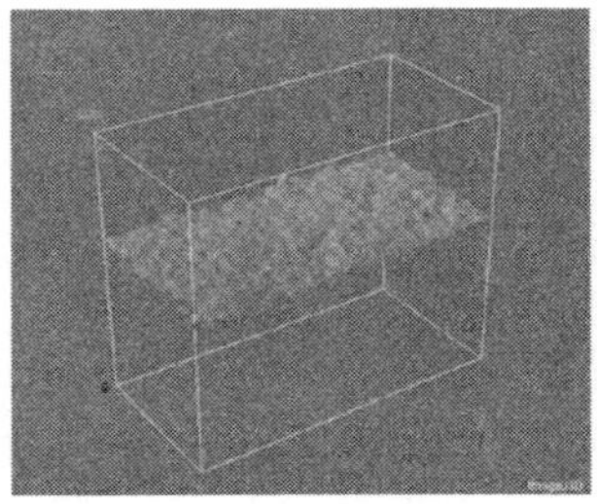

처리 2일 후

부 록 2

1. 피부미용과 레이저 이용 시술법

1.1 레이저 광선과 조직의 상호작용

1) 레이저 광선(Laser Light)

원자(또는 분자)는 회전하는 전자로 둘러싸인 핵들로 구성되어 있다. 안정된 상태에서 전자는 가장 낮은 에너지 상태에 있게 된다. 광자의 형태로 에너지를 흡수하면 전자는 핵에서 더 멀리 떨어진 궤도로 이동한다. 이것은 흥분되고, 불안정한 상태를 의미하며, 원래 궤도로 되돌아가 안정 상태를 유지하려는 경향을 갖게 되는데, 여기서 나오는 광자에너지를 자발성 방출 방사선이라 한다.

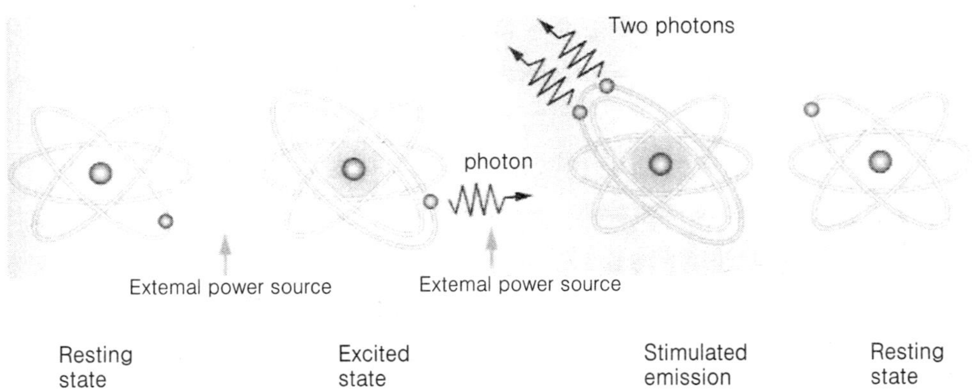

그림 1-1. 원자궤도와 포톤

2) 레이저 장치 도형

공진기(reasonator cavity) 안의 활성매질, 완전 또는 부분 반사경에 표시되어 있다. 레이저의 구성 매질에 따라 기체(아르곤, CO_2, excimer 레이저), 액체(pulsed dye 레

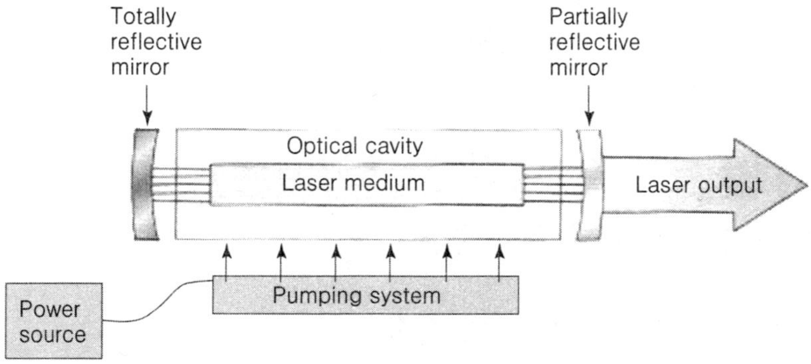

그림 1-2. 레이저의 부분반사

이저), 고체(루비 레이저)로 나눌 수 있고, 레이저 매질은 광학기(혹은 공진기) 안에 있으면서 자극으로 인해 방출되는 방사선 빛의 파장을 결정한다.

3) 펄스타입에 따른 표시 그래프

레이저는 광선 펄스 특성을 지속성, 펄스성, 질 변환성으로 분류한다.

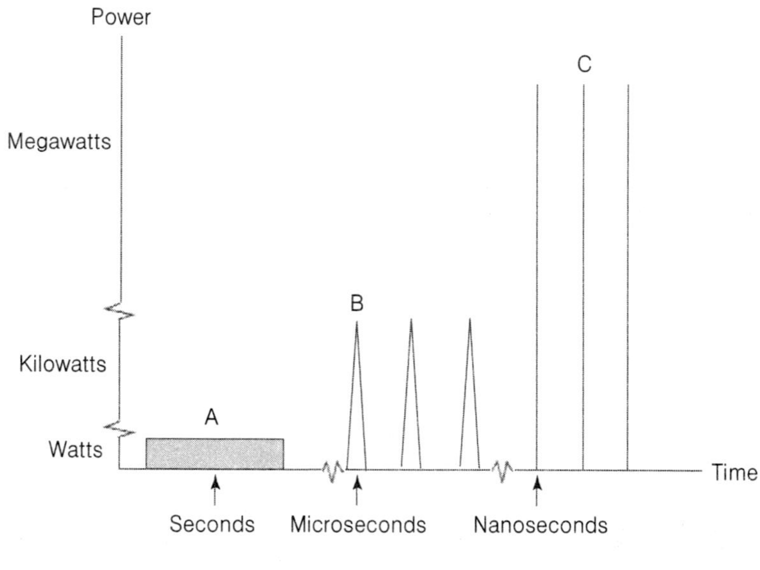

그림 1-3. 지속성 빛은 CO_2 레이저

4) 피부에 조사되는 광선

① 반사: 4~6%는 각질층에서 반사
② 흡수: 빛의 세기는 소실질에 따라 결정
③ 산란: 피부 진피층의 콜라겐에 의해 일어난다. 600~1200 nm가 피부 치료에 적당하다.
④ 투과: 나머지 빛은 피하조직으로 투과된다(파장이 짧은 경우 300~400 nm에서 산란된다).

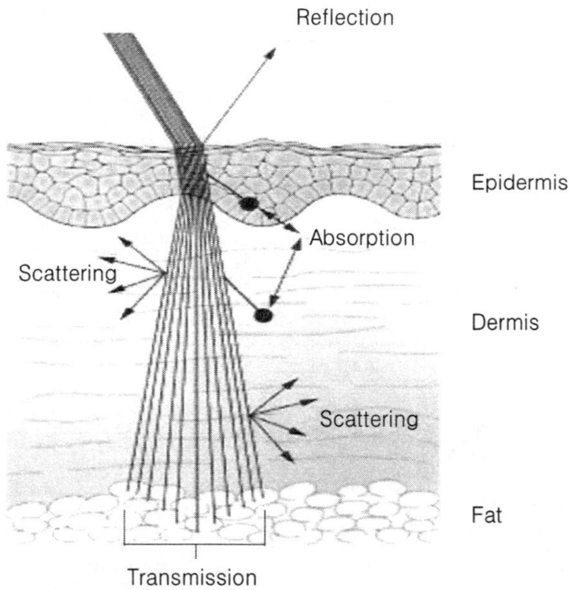

그림 1-4. 피부에 조사되는 레이저 광선

5) 중요 조직 반색단의 흡수스펙트럼

인체 내의 중요한 발색단으로는 멜라닌, 혈색소, 물, 콜라겐 등이 있다. 멜라닌은 정상적으로 피부 상피와 모낭에 존재하고, 태양광으로부터 인체를 보호하며, 자외선과 가시광선은 흡수하나 적외선 근접 광선은 흡수하지 못한다.

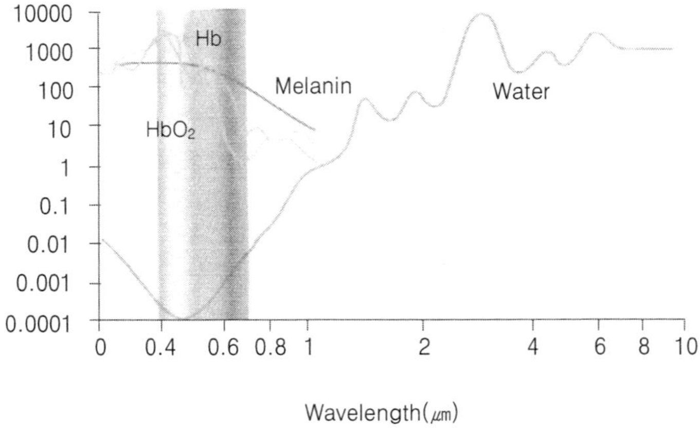

그림 1-5. 조직 반색단의 스펙트럼

6) 혈관 병변

안면 모세혈관 확장증은 병변 혈관은 암면부, 홍반, 홍조가 있는 환자들은 0.45~0.40 ms의 펄스를 갖는 Pulsed dye 레이저를 사용한다.

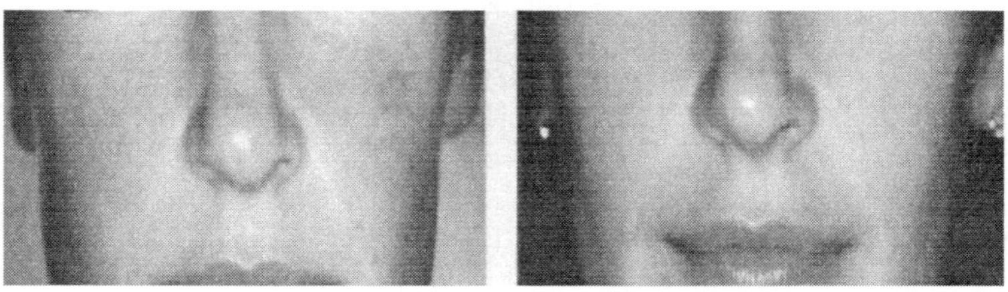

A B

그림 1-6. 안면 홍반 피질 모세 혈관 확장증 치료

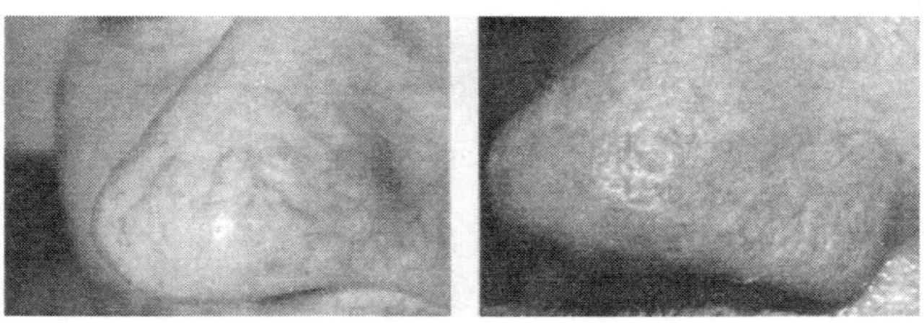

A B

그림 1-7. 안면 홍반피질 모세혈관 확장증 치료

7) 하지정맥

레이저 치료는 광열 분해원리를 기초로 한다.

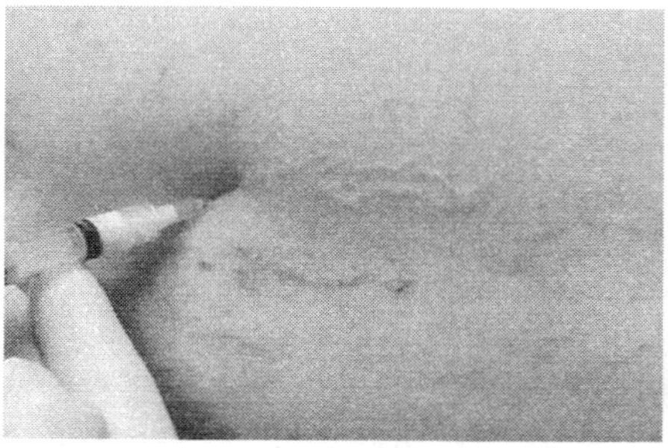

그림 1-8. 경화제 주입 직후 사진

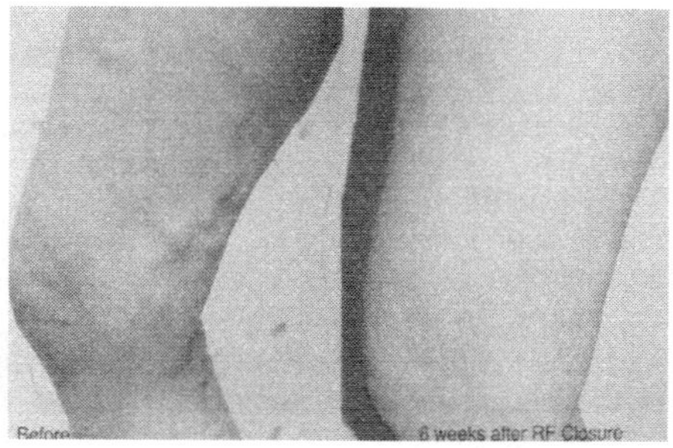

그림 1-9. 정맥내 RF ablation을 통한 치료
(고주파를 이용한 혈관 내 응고술 시술)

8) 색소 병변

흑색종이나 다른 악성 병변에 생긴 흑자로 자외선에 만성적으로 노출된 이후 발생된 흑자는 완치 후 3~4년 뒤 병변 유발성 가능성 크다.

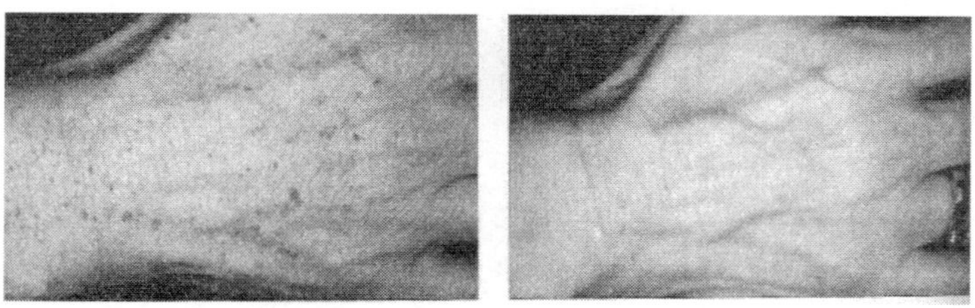

A B

그림 1-10. 갈색 흑자

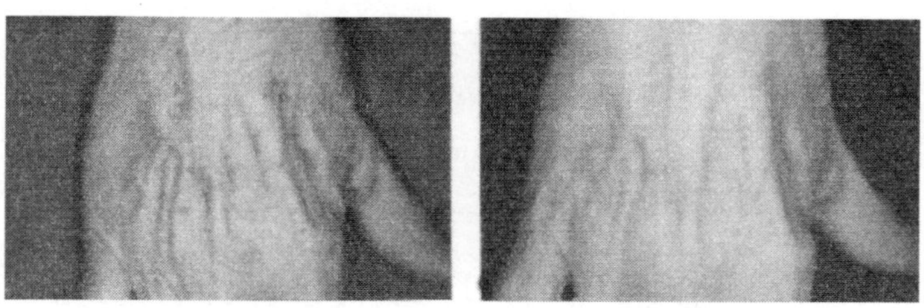

A B

그림 1-11. 색소 병변

9) 레이저 흉터 치료

Pulsed dye 레이저 사용한다. 스테로이드 주입에 의한 방법과 병행한다.

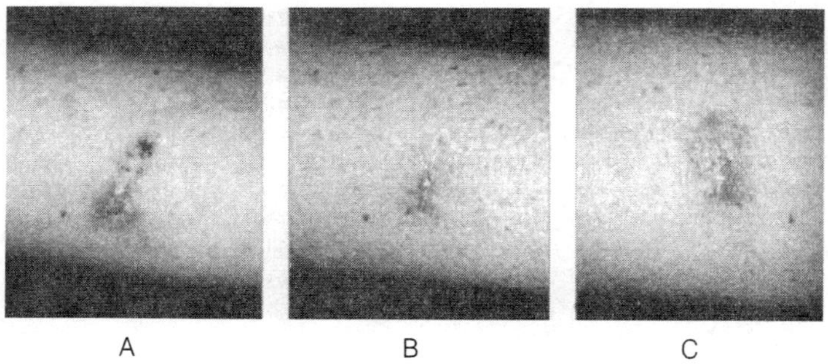

그림 1-12. 3 cm의 선상 흉터 치료

10) 여드름(레이저 치료)

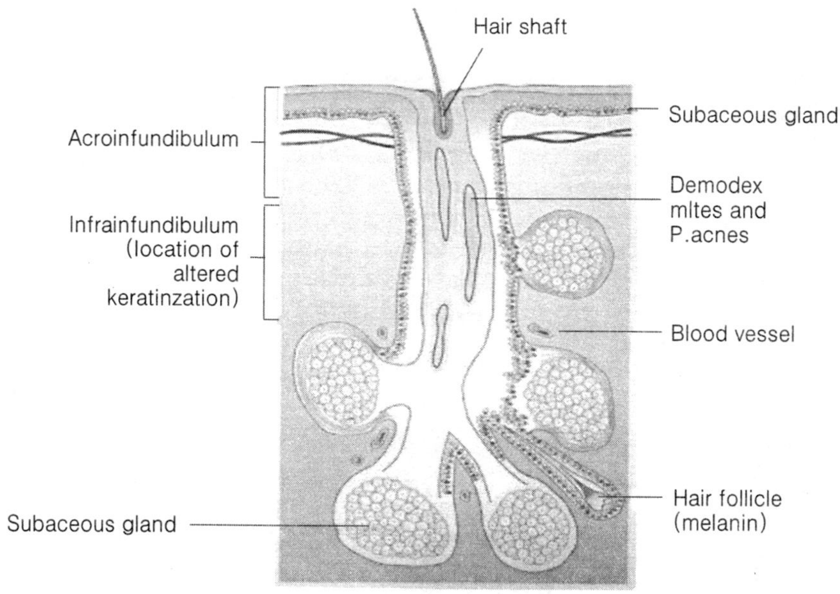

그림 1-13. 광선에 기초한 여드름 치료의 조직학적 모식도
(피지선 낭포모양의 여드름)

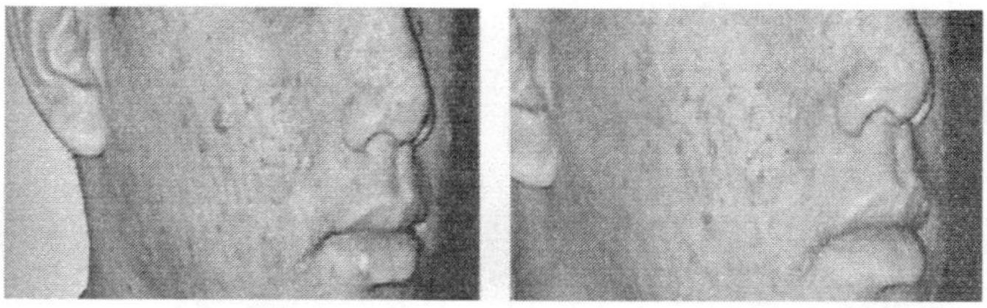

A B

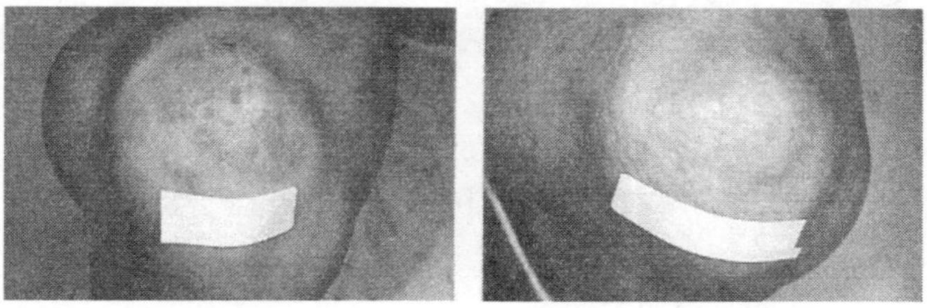

A B

그림 1-14. IPL 사용 시술(Intense pulsed light)
(낮은 에너지를 사용하여 보라색-청색, 녹색-황색-적색 관사하는 기계사용)

2. 레이저 피부 재생술

1) CO_2 레이저 재생술

안면 주름, 여드름 흉터, 광노화에 호전적이다. 즉 외부의 손상된 피부층을 제거하여 표피에서 새로운 콜라겐의 생성을 촉진한다.

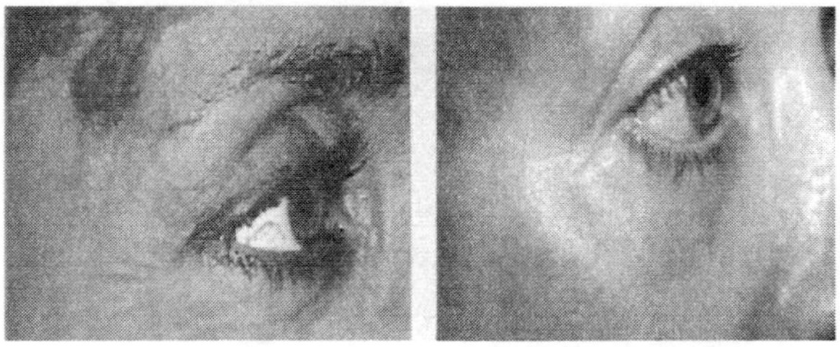

A B

그림 2-1. 눈가 주름 CO_2 재생술

2) 박피성 피부 재생술

광노화된 피부에 적절하다.

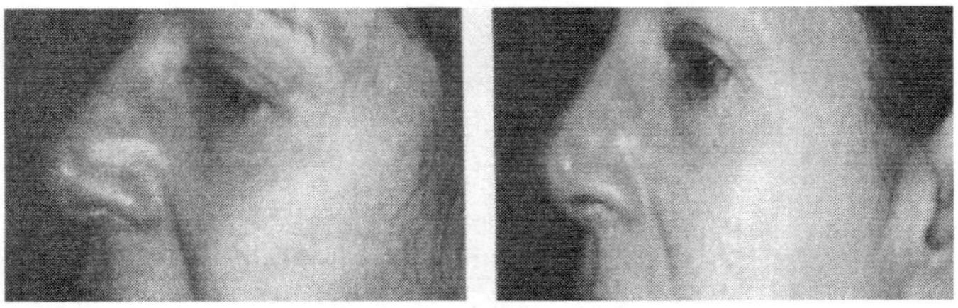

A B

그림 2-2. 사람 피부의 변화

3) 고주파를 이용한 피부 치료

에너지가 낮아 피부 표면을 개선하는 미용적 목적에 이용하고 노화, 처진 피부 개선에 효과적이다. 사람 피부의 변화는 섬유화의 증가와 콜라겐 생성의 증가는 유두 진피에서 보이고, 망상 진피에서는 흔하지 않다. 표피와 유두 진피가 두꺼워지면 피지선이 줄어든다.

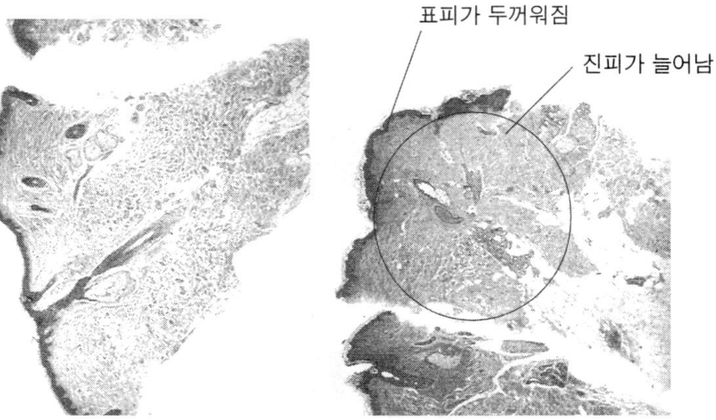

A B

그림 2-3. 고주파 치료 후 조직의 변화

4) 레이저를 이용한 제모술

광선을 이용하여 모낭을 잠재적으로 파괴하는 방법이다.

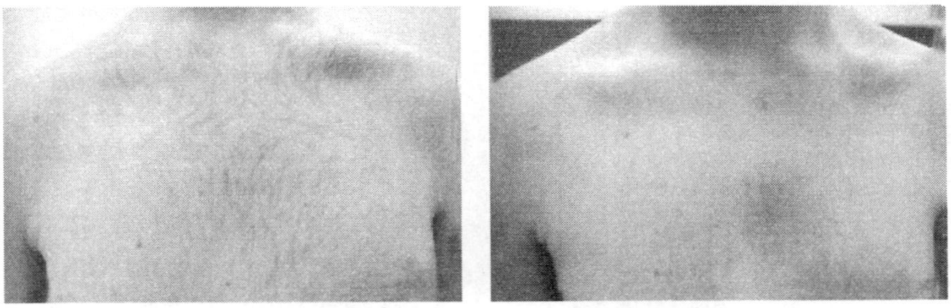

A B

그림 2-4. 레이저 제모 치료효과

5) 레이저를 이용한 안검 미용 수술

안전한 안면 레이저 박피술로 위험성이 적다.

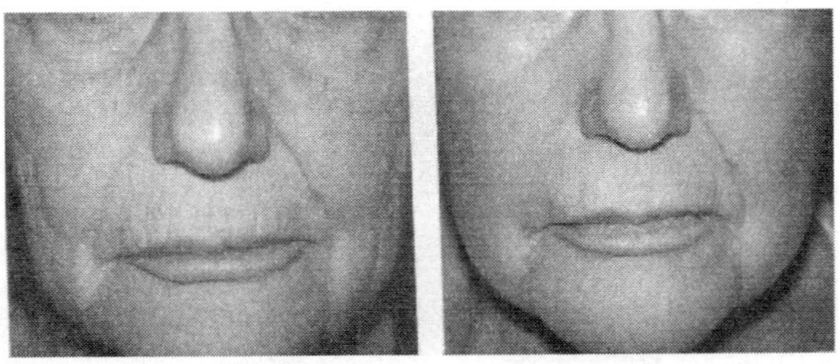

A B

그림 2-5. Endo scopic browlitt 안면 레이저 박피술과
안검성 미용술 시술

6) 레이저를 이용한 인종별 피부치료

Diode 레이저 chill tip에 의한 모반에 의한 화상 염려 및 색소침착 방지술을 이용한다.

3. 화학 박피술

1) TCA의 병용요법

작용 기전은 산성도, 독성, 대사 간섭에 의한 약물을 이용한 박피술을 말한다.

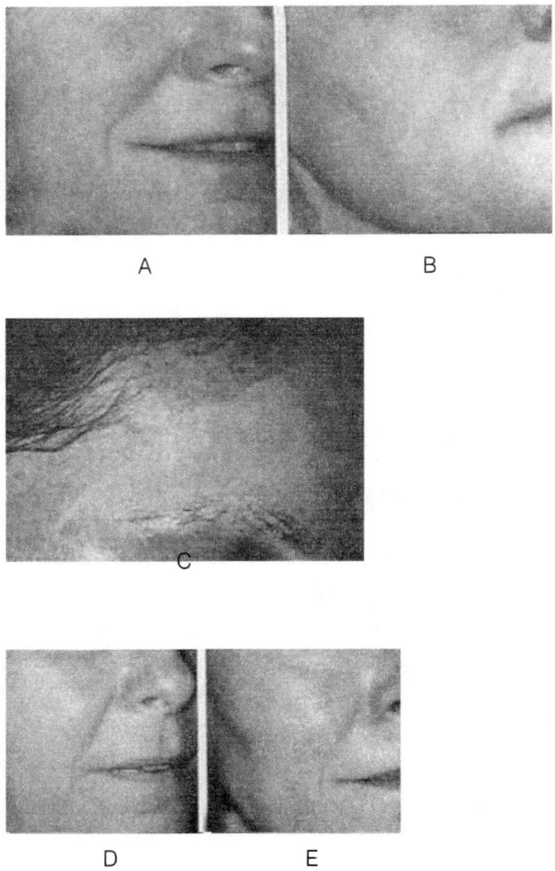

그림 3-1. 70% GAP와 20% TCA의 병용요법

잔주름 개선, 광노화 피부에 효과적으로 작용한다.

2) 살리실산 박피술

살리실산 결정을 나타내는 침전물이 시술 후 30초, 1분 생긴다. 서리 내림으로 피부의 백화와 혼돈해서는 안 된다. 이 현상은 단백질의 응집 때문에 일어난다.

3) 트리클로로 아세트산 박피(TCA)

광노화 분화, 각화 과다증, 이상각화증 등 얼굴의 얼룩과 패인 상처의 치료법에 효과적이다.

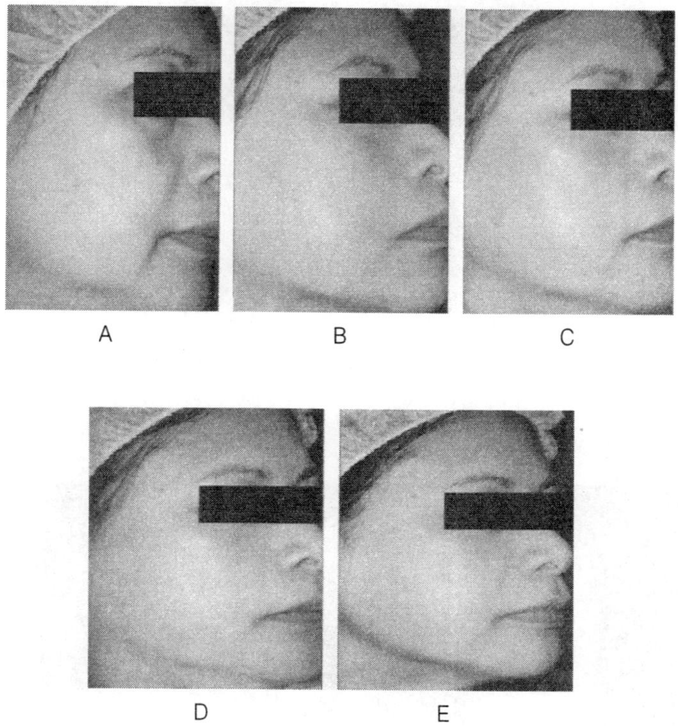

그림 3-2. 살리실산에 의한 박피술 진행과정

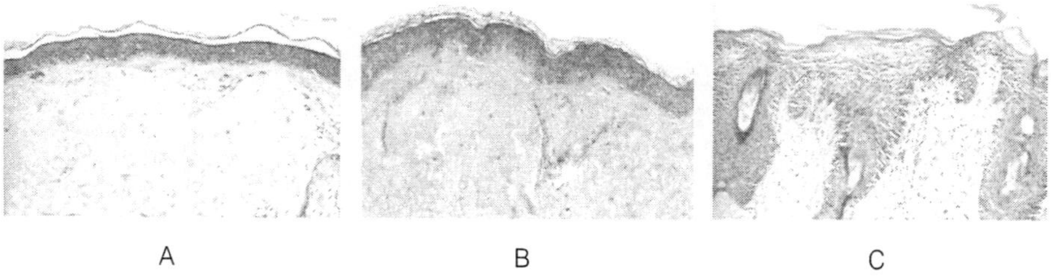

그림 3-3. 피부 조직 소견

4) 페놀 박피

과다 색소침착, 가벼운 주름, 초기 광선 각화증에 효과적이다.

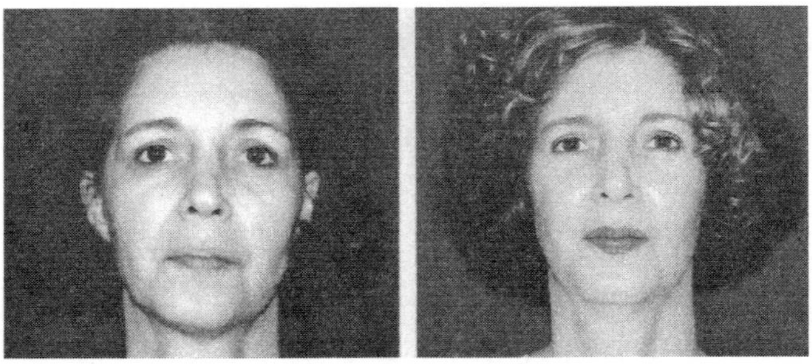

A B

그림 3-4. 페놀 박피 시술 후

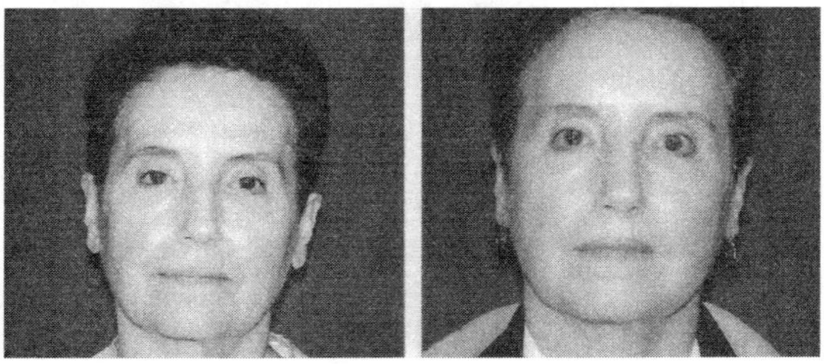

A B

그림 3-5. 중간 정도의 주름살 갖고 있는 60세 백인 타입

(PROCEDURES IN COSMETIC DERMATOLOGY. Jeffrey S. Dover 원고참조)

찾아보기

ㅂ

ㅅ

ㅇ

ㅈ

Index

P

Q

R

S

T

U

X

(신전개) **피부과학**

2010년 9월 1일 초판 인쇄
2010년 9월 5일 초판 발행

저 자 : 천병수 · 허정록 · 손은선 · 이용행 · 이선옥
펴낸이 : 천승배
펴낸곳 : 도서출판 유한문화사

주소 : (157-801) 서울시 강서구 가양동 146-63
전화 : 2668-2055~6
팩스 : 2668-2565
http://www.yuhansa.com
E-mail : yuhansa@hanmail.net
등록 : 제 5-31호. 1979. 3. 6.

값 22,000 원

ISBN : 978-89-7722-412-4 93510